Haug

Heilpraktiker-Kolleg

Lernmodul 2:

Biologie, Pathologie, Infektiologie

Gitam M. Gekeler

61 Abbildungen

Karl F. Haug Verlag · Stuttgart

Bibliografische Information der Deutschen Nationalbibliothek
Die Deutsche Nationalbibliothek verzeichnet diese Publikation in der Deutschen Nationalbibliografie; detaillierte bibliografische Daten sind im Internet über http://dnb.d-nb.de abrufbar.

Ihre Meinung ist uns wichtig! Bitte schreiben Sie uns unter:
www.thieme.de/service/feedback.html

Wichtiger Hinweis: Wie jede Wissenschaft ist die Medizin ständigen Entwicklungen unterworfen. Forschung und klinische Erfahrung erweitern unsere Erkenntnisse, insbesondere was Behandlung und medikamentöse Therapie anbelangt. Soweit in diesem Werk eine Dosierung oder eine Applikation erwähnt wird, darf der Leser zwar darauf vertrauen, dass Autoren, Herausgeber und Verlag große Sorgfalt darauf verwandt haben, dass diese Angabe **dem Wissensstand bei Fertigstellung des Werkes** entspricht.
Für Angaben über Dosierungsanweisungen und Applikationsformen kann vom Verlag jedoch keine Gewähr übernommen werden. **Jeder Benutzer ist angehalten**, durch sorgfältige Prüfung der Beipackzettel der verwendeten Präparate und gegebenenfalls nach Konsultation eines Spezialisten festzustellen, ob die dort gegebene Empfehlung für Dosierungen oder die Beachtung von Kontraindikationen gegenüber der Angabe in diesem Buch abweicht. Eine solche Prüfung ist besonders wichtig bei selten verwendeten Präparaten oder solchen, die neu auf den Markt gebracht worden sind. **Jede Dosierung oder Applikation erfolgt auf eigene Gefahr des Benutzers.** Autoren und Verlag appellieren an jeden Benutzer, ihm etwa auffallende Ungenauigkeiten dem Verlag mitzuteilen.

Karl F. Haug Verlag in Georg Thieme Verlag KG
Rüdigerstraße 14, 70469 Stuttgart, Germany
www.thieme.de

Printed in Germany

Zeichnungen: anchin mabel, Stuttgart/Zürich; Christine Lackner, Ittlingen
Covergestaltung: © Thieme
Layout: J. Böger/Thieme
Satz: L42 AG, Berlin
Druck: AZ Druck und Datentechnik GmbH, Kempten

DOI 10.1055/b000000687

ISBN 978-3-13-243971-9 1 2 3 4 5 6

Auch erhältlich als E-Book:
eISBN (PDF) 978-3-13-244118-7
eISBN (epub) 978-3-13-244119-4

Wo datenschutzrechtlich erforderlich, wurden die Namen und weitere Daten von Personen redaktionell verändert (Tarnnamen). Dies ist grundsätzlich der Fall bei Patienten, ihren Angehörigen und Freunden, z. T. auch bei weiteren Personen, die z. B. in die Behandlung von Patienten eingebunden sind. Eventuelle, personenbezogene Daten in den Fallbeispielen, Prüfungsdialogen, Vertiefungsfragen sind fiktiv. Die jeweilige Handlung ist frei erfunden.

Die abgebildeten Personen haben in keiner Weise etwas mit der Krankheit zu tun.

Thieme Publikationen streben nach einer fachlich korrekten und unmissverständlichen Sprache. Dabei lehnt Thieme jeden Sprachgebrauch ab, der Menschen beleidigt oder diskriminiert, beispielsweise aufgrund einer Herkunft, Behinderung oder eines Geschlechts. Thieme wendet sich zudem gleichermaßen an Menschen jeder Geschlechtsidentität. Die Thieme Rechtschreibkonvention nennt Autor*innen mittlerweile konkrete Beispiele, wie sie alle Lesenden gleichberechtigt ansprechen können. Die Ansprache aller Menschen ist ausdrücklich auch dort intendiert, wo im Text (etwa aus Gründen der Leseleichtigkeit, des Text-Umfangs oder des situativen Stil-Empfindens) z. B. nur ein generisches Maskulinum verwendet wird.

Herzlich Willkommen!

Ihr Ziel ist die Erlaubnis zum Ausüben der Heilkunde. Wir möchten Sie auf diesem Weg begleiten. Die Lernmodule des **Heilpraktiker-Kollegs** vermitteln Ihnen alle Kenntnisse, die Sie als Grundlage für diesen Beruf und für das Bestehen der amtsärztlichen Überprüfung benötigen.
Auf dieser Seite geben wir Ihnen eine Einführung in die didaktischen Elemente der einzelnen Lernmodule, damit Sie mit dem HP-Kolleg optimal lernen können. **Viel Erfolg!**

EFFIZIENTES UND NACHHALTIGES LERNEN

ORIENTIEREN – VERSTEHEN – MERKEN – TRAINIEREN

MINDMAPS

Zum Einstieg in jedes Kapitel: Die wichtigsten Schlagworte und Zusammenhänge des Themas im Überblick.

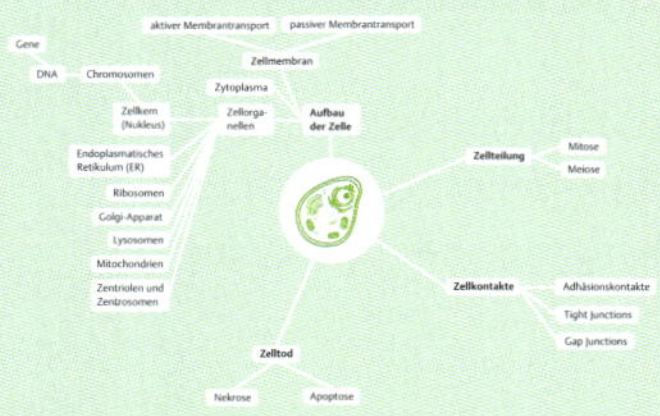

WISSEN

Leicht verständliche Lerneinheiten.

Definition *Merke*

Cave = Diese Aspekte sind für die Sicherheit Ihrer Patienten besonders wichtig.

Fazit – Das müssen Sie wissen = Alle prüfungsrelevanten Fakten nochmals kurz und prägnant zusammengefasst am Ende jeder thematischen Einheit.

GEZIELTE LERNHILFEN

Konkrete Lerntipps zur mündlichen und schriftlichen Prüfung und Stoff, der in der Vergangenheit abgefragt wurde.

Lerntipps – Mündliche Prüfung

Lerntipps – Schriftliche Prüfung

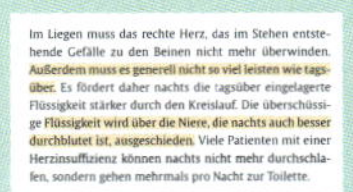

= In vergangenen schriftlichen Prüfungen bereits abgefragte Inhalte sind farbig markiert.

= Abwechslung beim Lernen mit Videos und Audios

PRAXISTRANSFER

Anhand realistischer Fallbeispiele aus Prüfung und Praxis lernen Sie, wie die theoretischen Inhalte im Alltag in praktisches Handeln übersetzt werden.

Transferbeispiel

HP-Praxis

LERNTRANSFER

Offene Vertiefungsfragen zum Stoff mit ausführlichen Musterlösungen verankern das Gelernte nachhaltig im Gedächtnis.

Vertiefungsfragen

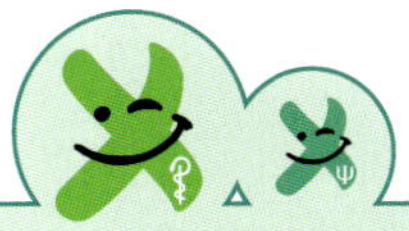

Die perfekte Ergänzung: intensives Prüfungstraining anhand originalgetreuer Fragen der letzten Jahre unter: *hp-trainer.thieme.de* (69,99 € für 12 Monate – oder gratis bei Erwerb des HP-Kolleg SETs mit 18 Lermodulen)

UND

Mehr Lernhilfen, z. B. Fallgeschichten und Prüfungsdialoge, finden Sie unter: *https://hp-kolleg.haug-verlag.de*

Diese Infos finden Sie auch in der App "HP-Kolleg WISSEN TO GO" - zum Download im *Google Playstore* oder *Appstore* (gratis).

Der Autor

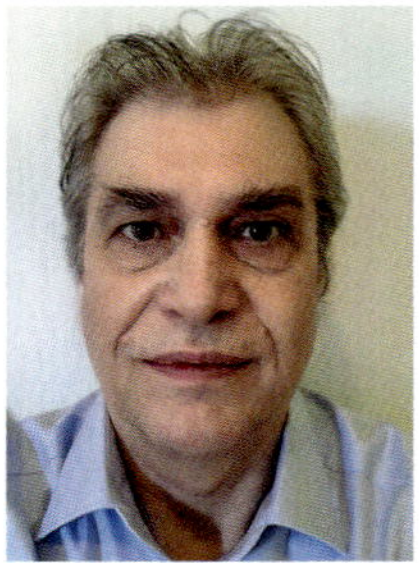

Gitam M. Gekeler

- Studium der Mathematik und Physik (Gymnasiallehramt)
- Heilpraktikererlaubnis 1999
- Über 20 Jahre Fachdozent in der Heilpraktikerausbildung und Prüfungsvorbereitung in der Thalamus-Heilpraktikerschule Stuttgart und im Osteopathie-Studiengang der Fresenius Hochschule Idstein

Gitam M. **Gekeler**
Friedrich-Ebert-Straße 55
70191 Stuttgart
Deutschland

Vorwort

Der Beruf Heilpraktiker ist in Deutschland ein staatlich anerkannter Beruf. Als Voraussetzung wird u. a. das Bestehen einer schriftlichen und mündlichen Überprüfung der medizinischen Kenntnisse verlangt. Ein Nachweis einer bestimmten Ausbildung wird nicht verlangt. Deshalb ist es von besonderer Bedeutung, auch wegen der Verantwortlichkeit in diesem Beruf, sich selbstständig gut und diszipliniert auszubilden. Entweder durch den Besuch einer guten Heilpraktikerschule, oder im Selbststudium. Die Anforderungen der Prüfung sind hoch, und der komplette Stoff („Grundlagen der Medizin“) muss an den Prüfungstagen abrufbereit sein. Die in diesem Modul vorliegenden Kapitel gehen auf die Grundlagen in der Medizin ein: Zelle, Gewebe, Allgemeine Pathologie, Onkologie, Grundlagen der Infektiologie. Es sind also die „Basics“, um Organsysteme sowie das Funktionieren des Körpers und dessen Krankheiten zu verstehen. Damit ist dieses Modul auch wesentliche Grundlage für die weiteren Module. Viel Spaß und Erfolg beim Lernen und bei der Prüfung zum Heilpraktiker.

Stuttgart, im September 2020
Gitam M. Gekeler

Inhaltsverzeichnis

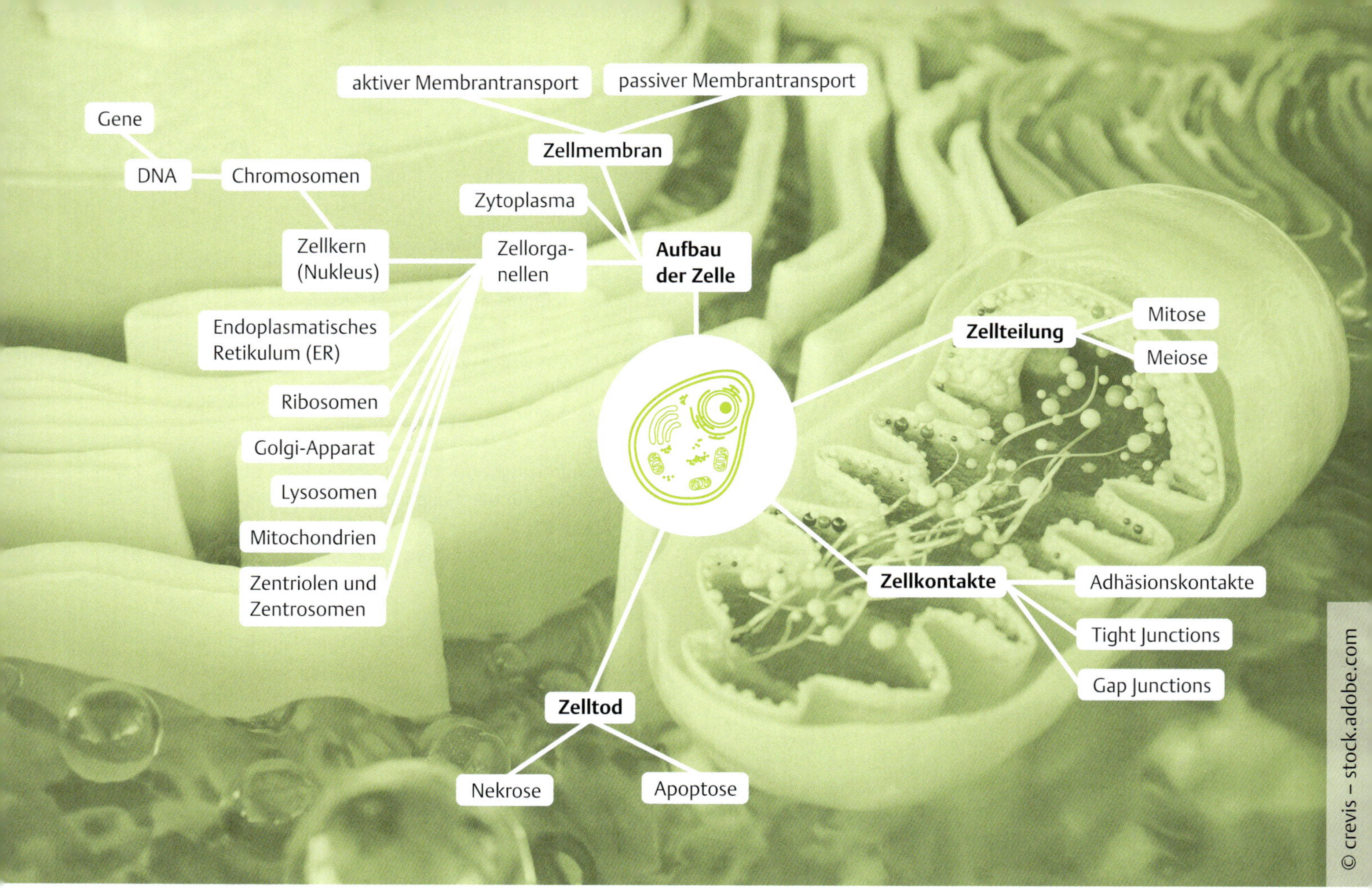

1 Zellbiologie und -physiologie

1.1 Aufbau der Zelle

1.1.1 Einführung

Es gibt „Kennzeichen des Lebendigen", die vorhanden sein sollten, damit ein Organismus als Lebewesen angesehen wird. Dazu gehören: **Stoffwechsel, Wachstum, Vermehrung, Beweglichkeit, Reiz-Aufnahme/-Verarbeitung/-Antwort** (Kommunikation mit der Außenwelt) und **Anpassungsfähigkeit** (Entwicklung, Evolution).

1.1.2 Zellmembran

Die Zellmembran (Plasmalemm) begrenzt die Zelle und bildet eine Barriere zwischen dem Zellinneren (Intrazellularraum) und dem Raum außerhalb der Zelle (Extrazellularraum) und schützt die Zelle vor mechanischer und chemischer Schädigung. Die Zellmembran ist ca. 10 nm (10^{-9} m = Millionstel Millimeter) dünn und besteht meist aus einer **doppelten Phospholipidschicht** (▶ **Abb. 1.1**). Über die Zellmembran findet ein Stoffaustausch zwischen dem Extra- und dem Intrazellularraum statt.

Phospholipide haben eine polare Anordnung: auf einer Seite ist 1 wasserliebendes (hydrophiles) Köpfchen, auf der anderen Seite sind 2 wasserabweisende bzw. fettliebende (hydrophobe oder lipophile) „Schwänzchen". Die Phospholipide stehen sich jeweils paarweise so gegenüber, dass die Köpfchen jeweils nach außen zum Extrazellularraum und zum Intrazellularraum gerichtet und die „Schwänzchen" im Inneren der Membran liegen. In die Phospholipidschicht sind **Proteine und Kohlenhydrate** mosaikartig **eingelagert**. Sie dienen als Kontakt zu anderen Zellen, als „Türen" oder Transporter zwischen Innen und Außen oder als Rezeptoren (z. B. für Hormone) sowie zur Eigen- und Fremderkennung für das Immunsystem (MHC = Major Histocompatibility Complex). Zusätzlich kann die Zellmembran Fortsätze haben: Zilien oder Mikrovilli, z. B. in den Atemwegen, im Dünndarm oder in den Eileitern.

Fazit – Das müssen Sie wissen

Zellmembran

Die **Zellmembran** (Plasmalemm) dient als **Grenze und Schutz** und besteht aus einer **doppelten (Phospho-)Lipidschicht**. Die wasserliebenden (hydrophilen) Köpfchen der Lipide zeigen dabei zur Membranaußenseite, die fettliebenden (lipophilen) Schwänze zur Membranmitte. In die Lipiddoppelschicht sind Moleküle eingelagert, die zum Transport oder zur Kommunikation dienen.

Abb. 1.1 Aufbau der Zellmembran.

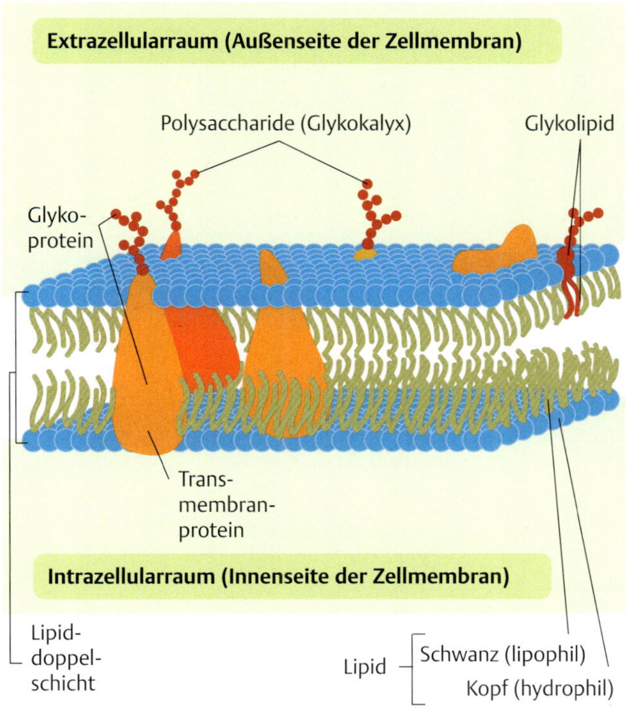

Die Zellmembran (Plasmalemm) besteht aus einer Lipiddoppelschicht. Die hydrophilen Köpfe der Lipide liegen an den Oberflächen der Membran, die lipophilen Schwänze begegnen sich in der Mitte. Auf der Außenseite der Membran befindet sich die Glykokalyx. Sie besteht aus Polysacchariden, die als Glykolipide entweder direkt an den Membranlipiden oder als Glykoproteine an Transmembranproteinen befestigt sind. *Abb. aus: I care Anatomie, Physiologie. 2., aktualisierte Auflage. Thieme; 2020*

1.1.3 Zytoplasma

Das Innere der Zelle wird durch das **Zytoplasma** ausgefüllt. Es besteht aus der Zellflüssigkeit (Zytosol oder Hyaloplasma), dem Zellskelett (Zytoskelett) und den Zellorganellen.

Das **Zytosol** besteht zu 80–85 % aus Wasser. Der Rest sind v. a. Proteine, Lipide, Zuckermoleküle, Ionen und DNA/RNA-Bestandteile (DNA = Desoxyribonukleinsäure, RNA = Ribonukleinsäure). Der pH-Wert ist meistens neutral (7) und wird durch Puffersysteme in diesem Bereich gehalten.

Das **Zytoskelett** ist ein komplexes veränderbares Gerüst, das ständig neu auf- und abgebaut wird. Es dient der mechanischen Stabilisierung der Zelle und gibt ihr die äußere Form. Das Zytoskelett besteht aus verschiedenen Proteinfasern (Filamenten), die miteinander in Kontakt stehen. Wie ein Netz ziehen sich die Filamente durch die gesamte Zelle, halten sie in Form, machen Bewegungen möglich und sind verantwortlich für intrazelluläre Transporte. Sie arbeiten häufig mit sog. Motorproteinen zusammen. Darunter versteht man funktionelle Einheiten des Zytoskeletts, die zelluläre Komponenten unter Energieverbrauch bewegen. Das Zytoskelett ist zudem für die Zellteilung verantwortlich.

Man unterscheidet 3 Arten von Filamenten:

- **Aktin-/Mikrofilamente** sind u. a. für die Form der Zelle verantwortlich und bilden die Mikrotubuli. In Muskelzellen können Aktinfilamente mit Myosinfilamenten interagieren und ermöglichen so die Kontraktion einer Muskelzelle.
- **Intermediärfilamente**: dienen v. a. der mechanischen Stabilität.
- **Mikrotubuli**: sind röhrenförmigen Gebilde und dienen v. a. als Transportschienen für die Fracht der Zellorganellen, z. B. für Motorproteine.

Die **Zellorganellen** werden im Folgenden besprochen.

Fazit – Das müssen Sie wissen

Zytoplasma

Das **Zytoplasma** füllt das Innere der Zelle aus. Es besteht aus dem **Zytoplasma** (80–85 % Wasser) und dem **Zytoskelett**. Das Zytoskelett bildet das Stützgerüst der Zelle und ist an Transportprozessen innerhalb der Zelle, an Zellbewegungen und an der Zellteilung beteiligt. Es besteht aus verschiedenen Arten von Proteinfasern (Filamenten). Im Zytoplasma liegen die Zellorganellen.

1.1.4 Zellorganellen

Die Zellorganellen sind quasi die Organe der Zellen (▶ **Abb. 1.2**). Jedes Organell übt eine bestimmte Funktion innerhalb der Zelle aus, auf die es spezialisiert ist. Zu den Zellorganellen zählen: der Zellkern (**Nukleus**), das **endoplasmatische Retikulum** (ER), die **Ribosomen**, der **Golgi-Apparat**, die **Lysosomen**, die **Mitochondrien** und die **Zentrosomen**.

Zellkern (Nukleus)

Alle Zellen des menschlichen Körpers außer den reifen roten Blutkörperchen, den Blutplättchen und den Hornzellen der Haut haben einen Zellkern. Einige menschliche Zellen besitzen mehrere Zellkerne, z. B. Leberzellen und Skelettmuskelzellen, die bis zu 500 Zellkerne enthalten.

Der **Zellkern** ist die Kommendozentrale der Zelle (▶ **Abb. 1.3**). Er enthält die Erbinformation in Form von DNA (deoxyribonucleic acid; deutsch: Desoxyribonukleinsäure) und ist u. a. für die Zellteilung unentbehrlich. Die DNA ist in Form von Chromosomen organisiert (s. u.). Der Kern wird durch die Kernmembran vom Zytoplasma abgegrenzt. In seinem Inneren befinden sich die Kernflüssigkeit (Karyoplasma), das Kernkörperchen und die Chromosomen.

Kernmembran. Die Kernmembran ist eine Doppelmembran. Ihre Innenseite ist mit Aktinfilamenten ausgekleidet, die äußere Seite ist teilweise mit Ribosomen besetzt und geht an einigen Stellen in das endoplasmatischen Retikulum über. Durch **Kernporen** in der Kernmembran findet der Stoffaustausch zwischen dem Kerninneren und dem Zytosol statt.

Abb. 1.2 Aufbau einer Körperzelle.

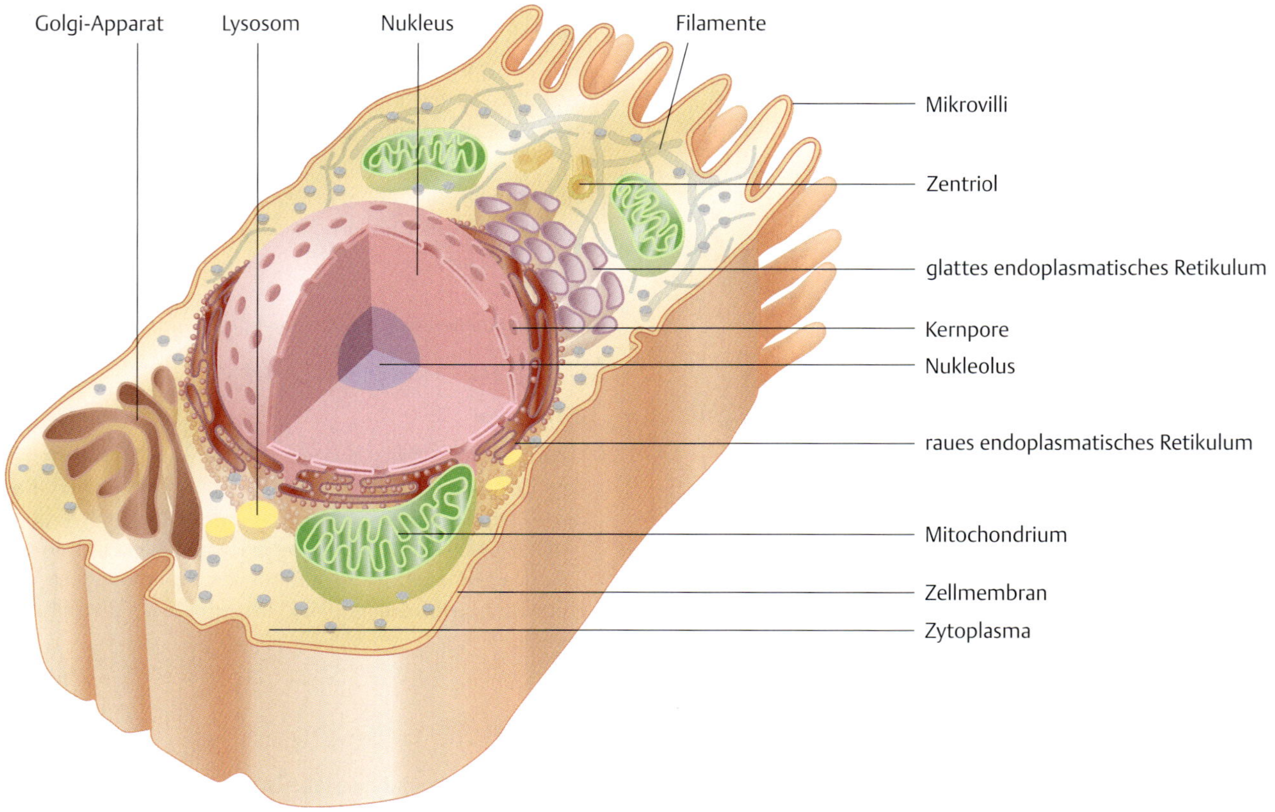

Zu den wichtigsten Zellstrukturen zählen der Zellkern (Nukleus) mit dem Kernkörperchen (Nukleolus), das raue und das glatte endoplasmatische Retikulum, der Golgi-Apparat und die Mitochondrien. *Abb. aus: Spanel-Borowski K, Mayerhofer A. Zytologie und Histologie – Grundlagen. In: Aumüller G, Aust G, Conrad A, Engele J, Kirsch J, Maio G, Mayerhofer A, Mense S, Reißig D et al., Hrsg. Duale Reihe Anatomie. 5., korrigierte Auflage. Thieme; 2020*

Abb. 1.3 Zellkern (Nukleus).

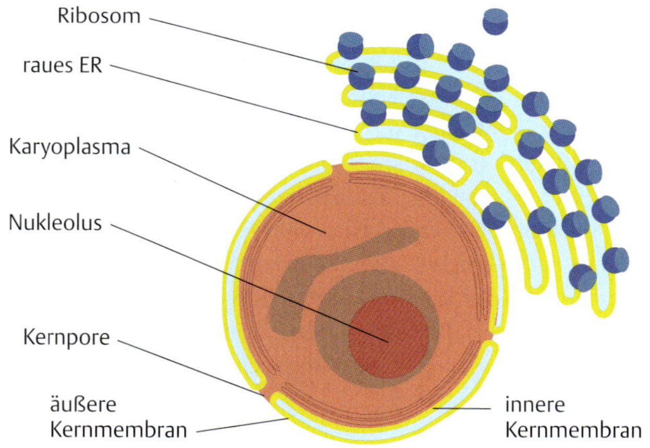

Der Nukleus ist von einer äußeren und einer inneren Kernmembran (Doppelmembran) umgeben, wobei die äußere mit dem rauen endoplasmatischen Retikulum in Verbindung steht. Der Nukleolus liegt im Inneren des Zellkerns. Über die Kernporen steht das Karyoplasma mit dem Zytosol in Verbindung. Das endoplasmatische Retikulum schließt sich an den Zellkern an und durchzieht das Zytoplasma. *Abb. aus: I care Anatomie, Physiologie. 2., aktualisierte Auflage. Thieme; 2020. Nach: Poeggel G. Aufbau. In: Poeggel G, Hrsg. Kurzlehrbuch Biologie. 3. überarbeitete Auflage. Thieme; 2013*

Karyoplasma. Wie das Zytoplasma besteht auch das Karyoplasma aus flüssigen (Karyolymphe) und aus festen (Kernmatrix) Bestandteilen. Es enthält das Chromatin und ein oder mehrere Kernkörperchen.

Kernkörperchen. Das Kernkörperchen (Nukleolus [Plural Nukleoli]) enthält einen speziellen Teil der DNA, die ribosomale RNA (rRNA). Hieraus entstehen die Vorstufen der Ribosomen, die dann über die Kernporen ins Zytoplasma transportiert und dort zu fertigen Ribosomen zusammengesetzt werden. Man kann es also als Ribosomen-Fabrik bezeichnen.

Fazit – Das müssen Sie wissen

Zellkern

Der **Zellkern** ist die **Kommandozentrale der Zelle** und enthält die Erbinformation der Zelle. Er besitzt eine Doppelmembran mit Poren. Das Innere des Kerns besteht aus Karyoplasma und enthält die Karyolymphe, das Chromatin und das bzw. die Kernkörperchen.

Kernlose Zellen sind die roten Blutkörperchen, die Blutplättchen und die Hornzellen der Haut.

Abb. 1.4 DNA als Doppelhelix.

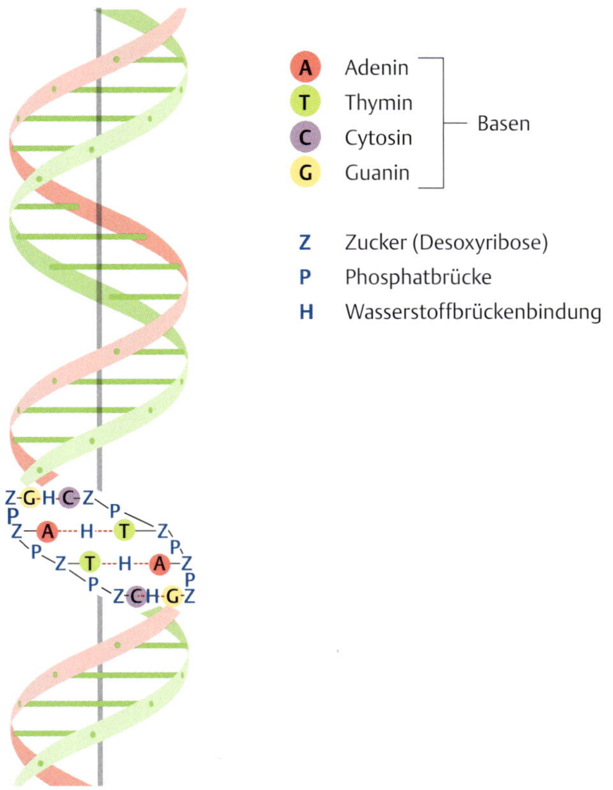

Struktur der DNA mit Basen. *Abb. aus: I care Anatomie, Physiologie. 2., aktualisierte Auflage. Thieme; 2020. Nach: Schünke M, Schünke G. Chromosomen und Gene. In: Schünke M, Faller A, Hrsg. Der Körper des Menschen. 18., unveränderte Auflage. Thieme; 2020*

DNA

Die **DNA** (Desoxyribonukleinsäure) ist der **Träger der Erbinformation**. Bei Zellen, die einen Zellkern besitzen (Eukaryoten), liegt die DNA im Zellkern. Bei Zellen ohne Zellkern (Prokaryoten, z. B. Bakterien) befindet sich die DNA frei im Zytoplasma.

Die DNA liegt in Form eines Doppelstrangs (DNA-Doppelhelix; vorstellbar als eine sich rechtsumdrehende Leiter) vor (▶ **Abb. 1.4**). Die „Ketten" der Leiter bestehen aus Zucker- und Phosphatmolekülen Die Sprossen der Leiter bestehen aus 4 Nukleinbasen

- Adenin (A),
- Thymin (T),
- Guanin (G) und
- Cytosin (C)

von denen jeweils 2 Basen zusammen eine Sprosse bilden. Dabei passen nur Adenin und Thymin sowie Cytosin und Guanin zusammen.

Gene

Gene sind die **Funktionseinheiten der Erbinformation.** Ein Gen ist **ein Abschnitt der DNA,** der z. B. für einen bestimmten Proteinbaustein codiert oder eine bestimmte Regulationsfunktion hat. Gene bestimmen (zusammen mit Umwelteinflüssen) die charakteristischen Merkmale eines Organismus.

Die Gesamtheit der genetischen Information einer Zelle wird **Genom** genannt.

Chromosomen

Die Chromosomen sind die Organisationsform der DNA im Zellkern und enthalten die Erbinformation eines Organismus. Die DNA im Zellkern liegt außerhalb der Zellteilungsphase nicht in Form von Chromosomen (▶ **Abb. 1.5**), sondern in Form langer, doppelsträngiger Fäden vor. Die Chromosomen werden erst während der Zellteilung als solche sichtbar. Sie bestehen aus 2 Hälften (Chromatiden), die über das Zentromer miteinander verbunden sind. Chromatiden bestehen aus DNA und Proteinen (Histone), um die sich die DNA wickelt, um Platz zu sparen. Bis auf die reifen Geschlechtszellen (Eizelle, Spermium) enthält jede Zelle einen kompletten **diploiden Chromosomensatz,** der aus 23 Chromosomenpaaren besteht, also 46 Chromosomen (▶ **Abb. 1.6**). Die ersten 22 Paare sind echte Paare und werden als **Autosomen** bezeichnet. Das 23. Paar sind die Geschlechtschromosomen: **Gonosomen/Heterosomen.** Bei Frauen ist dies ebenfalls ein echtes Paar: XX, bei Männern sind die beiden Chromosomen unpaarig: XY. Die reifen Geschlechtszellen enthalten nur einen **haploiden Chromosomensatz** mit 23 unpaarigen Chromosomen. Eizelle und Spermien vereinigen sich dann zu einer Zelle mit diploidem Chromosomensatz.

Fazit – Das müssen Sie wissen

Erbinformation

Die Erbinformation besteht aus DNA und liegt in der Zelle in Form von Chromatin vor. Dieses besteht aus der DNA und Proteinen (u. a. Histonen, um die sich die DNA wickelt). Die **DNA** hat die Form einer Doppelhelix mit den Basen Adenin, Thymin, Guanin und Cytosin. Ein **Gen** ist ein Abschnitt der DNA, der für Proteinbausteine codiert oder Regulationsfunktion hat.
Normalerweise hat jede Zelle (bis auf die haploiden reifen Eizellen und Spermien) einen kompletten **diploiden Chromosomensatz** mit **46 Chromosomen**. Jeweils die Hälfte davon stammt von der Mutter bzw. vom Vater, daher kommt jedes Chromosom doppelt vor. Das 23. Chromosomenpaar besteht bei Frauen aus XX, bei Männern aus XY. In den reifen Geschlechtszellen kommt jedes Chromosom nur einfach vor, sie enthalten einen haploiden Chromosomensatz mit 23 Chromosomen.
Jedes Chromosom besteht entweder aus 1 Chromatid (ruhende Zellen) oder aus 2 Chromatiden (Zellen kurz vor der Zellteilung).

Abb. 1.5 Aufbau eines Chromosoms.

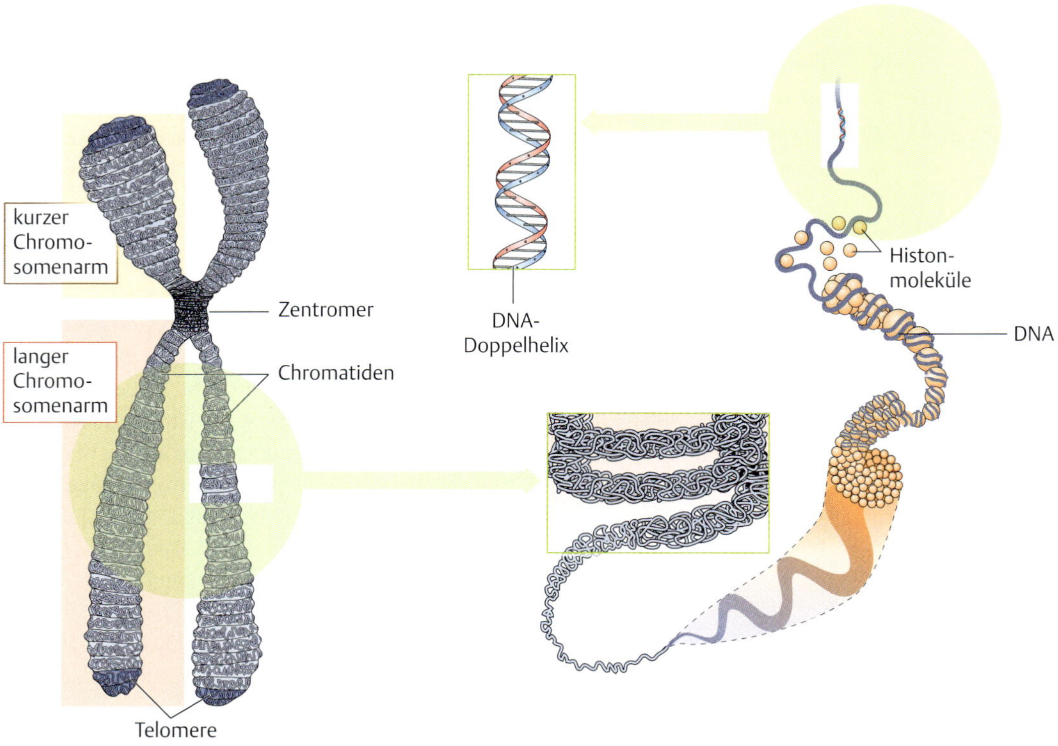

Kurz vor der Zellteilung bestehen die Chromosomen aus jeweils 2 Chromatiden. Diese sind über das Zentromer miteinander verbunden. Das Zentromer unterteilt die Chromatiden außerdem in einen langen und einen kurzen Chromosomenarm. Ein Chromatid besteht hauptsächlich aus der DNA-Doppelhelix und den Histonen, um die sich die Doppelhelix wickelt. *Abb. aus: I care Anatomie, Physiologie. 2., aktualisierte Auflage. Thieme; 2020. Nach: Schünke M, Faller A, Hrsg. Der Körper des Menschen. 18., unveränderte Auflage. Thieme; 2020*

Abb. 1.6 Chromosomensatz einer menschlichen Zelle.

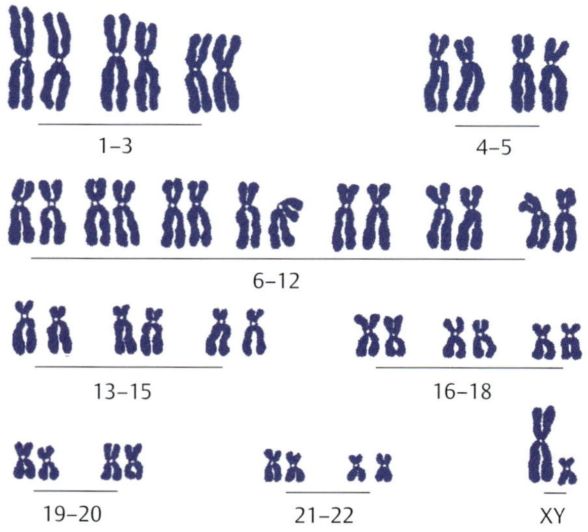

Dargestellt ist ein diploider Chromosomensatz, die Chromosomen sind nach ihrer Größe und nach Lage ihres Zentromers geordnet. Jedes Chromosom liegt doppelt vor, wobei eines vom Vater und eines von der Mutter stammt. Die Chromosomen 23 bestimmen das Geschlecht, hier ist ein männlicher Chromosomensatz mit XY-Chromosomen gezeigt. *Abb. aus: I care Anatomie, Physiologie. 2., aktualisierte Auflage. Thieme; 2020. Nach: Schünke M, Faller A, Hrsg. Der Körper des Menschen. 18., unveränderte Auflage. Thieme; 2020*

Genetische Krankheiten. Genetische Krankheiten (▶ **Tab. 1.1**) entstehen durch eine oder mehrere Veränderungen im Genom. Sie werden unterschieden in:

- **chromosomal bedingte Krankheiten**: Veränderungen des normalen Chromosomensatzes lösen die Krankheit aus.
- **monogen vererbte Krankheiten**: selten, durch Mutation eines Gens ausgelöst, vererbbar.
- **multifaktoriell verursachte Krankheiten** (auch polygene Vererbung): ungünstiges Zusammenspiel mehrerer Gene mit Umwelteinflüssen, können vererbt werden.
- **mitochondriale Erbkrankheiten**: seltene Erbkrankheiten, die durch Mutation der mitochondrialen DNA entstehen. Keine Übertragung durch Männer.

Genetische Prädisposition. Genetische Prädisposition, oft auch genetische Disposition genannt, ist die erblich bedingte Anlage bzw. Empfänglichkeit eines Organismus für bestimmte Erkrankungen. Eine genetische Disposition ist bei sehr vielen Krankheiten vorhanden.

Tab. 1.1 Beispiele genetischer Krankheiten.

Mutation/Erbgang	Krankheit	DNA/Physiologie	Auswirkung u. a.
Chromosomenaberrationen	Down-Syndrom/Trisomie 21	Chromosom 21 ist 3-mal vorhanden	Fehlbildung innerer Organe (häufig), geminderte Intelligenz (verschiedene Schweregrade), Skelettveränderungen
	Ullrich-Turner-Syndrom	XO (nur 1 X)	u. a. Kleinwuchs, kurzer Hals, primäre Amenorrhö (Ausbleiben der Menstruation), tiefer Haaransatz im Nacken, ggf. Herzfehler
	Klinefelter-Syndrom	XXY (Mann mit zusätzlichem X)	u. a. Infertilität, kleine Hoden, weibliche Brustentwicklung (Gynäkomastie), eunuchoide Züge, Hochwuchs
X-chromosomal rezessiv	Hämophilie	Mangel an Gerinnungsfaktor VIII oder IX	erhöhte Blutungsneigung durch gestörte Blutgerinnung
	Rot-Grün-Farbsinnstörung	veränderte Proteine in den Zapfen (Photorezeptorzellen der Retina)	bestimmte Rot- oder Grüntöne werden nur schwer oder nicht erkannt.
Y-chromosomal	nur bei Männern, selten		führt häufig zur Zeugungsunfähigkeit
autosomal rezessiv	Albinismus	Mangel an dem Pigment (Farbstoff) Melanin	helle bis weiße Haut und Haare, erhöhte Blendempfindlichkeit, hellere Augenfarbe
	Hämochromatose	Stoffwechselerkrankung, pathologisch erhöhte Eisenspeicherung im Gewebe	Leberzirrhose, Diabetes mellitus durch Pankreasinsuffizienz, vermehrte Hautpigmentierung, Arthritis, Kardiomyopathie
	Mukoviszidose	Stoffwechselerkrankung mit zähen Sekreten	Multisystemerkrankung, u. a.: chronischer Husten, Dyspnoe, chronische Pankreatitis, mit der Gefahr von Lungenfibrose, Leberzirrhose, Pankreasinsuffizienz,
	Sichelzellanämie	Hämoglobindefekt: Unter O_2-Mangel werden Erythrozyten sichelförmig.	angeborene hämolytische Anämie (v. a. in Malariagebieten Afrikas und Asiens), Organinfarkte in Milz, Nieren, Knochen, Gehirn und Lunge
	Adrenogenitales Syndrom (AGS)	Bildungsstörung der Steroidhormone der Nebennierenrinde (NNR)	zu viel Androgene, Männer meist asymptomatisch, bei Frauen vermännlichtes äußeres Genitale, verminderte Aldosteronsynthese, Kleinwuchs
autosomal dominant	Zystenniere	Entstehung vieler Zysten in der Niere	ggf. später Niereninsuffizienz
	Chorea Huntington (Chorea Major)	Untergang hemmender Neurone in Zwischenhirnkernen und im Kortex	Hyperkinese: unwillkürliche Bewegungen der Extremitäten und der Gesichtsmuskulatur, später Demenz

autosomal = die ersten 22 Chromosomen, gonosomal/heterosomal = X- oder Y-Chromosom

Endoplasmatisches Retikulum (ER)

Das endoplasmatische Retikulum (ER) ist ein verzweigtes Kanalsystem flächiger Hohlräume, die von Membranen umschlossen sind (▶ **Abb. 1.3**). Es schließt sich an den Zellkern an und durchzieht das Zytoplasma. Man unterscheidet raues und glattes ER:

- Das **raue endoplasmatisches Retikulum** (rER) ist mit Ribosomen (s. u.) besetzt. In diesen findet die Proteinsynthese statt. Im rER werden zudem Proteine während oder nach ihrer Synthese modifiziert.
- Das **glatte endoplasmatisches Retikulum** (sER) (s von engl. „smooth") bildet v. a. Steroidhormone, Fettsäuren und Membranlipide. In der quergestreiften Muskulatur ist das sER ein Kalziumspeicher (und heißt sarkoplasmatisches Retikulum).

Darüber hinaus ist das ER Teil der intrazellulären Stofftransportwege.

Ribosomen

Ribosomen sind kleine, aus rRNA (s. o. Kernkörperchen (S. 10), ▶ **Abb. 1.3**) und Proteinen bestehende Zellorganellen, in denen die Proteinsynthese stattfindet. Ribosomen sind nicht von einer Membran umgeben.

Sie liegen entweder frei im Zytoplasma und bilden zelleigene Proteine (z. B. Zellenzyme) oder sind mit der Membran des rauen endoplasmatischen Retikulums (rER) verbunden und bilden v. a. Proteine, die aus der Zelle hinaustransportiert werden (z. B. Pankreasenzyme).

Fazit – Das müssen Sie wissen

Endoplasmatisches Retikulum und Ribosomen

Das endoplasmatische Retikulum (ER) bildet ein membranumschlossenes **Hohlraumsystem**. Das **raue ER** (rER, mit Ribosomen besetzte Membranen) ist für die Proteinsynthese zuständig. Das **glatte ER** (sER) bildet Fettsäuren, Membranlipide, Steroidhormone.
Ribosomen bestehen aus RNA und Proteinen. Sie sitzen entweder auf der Membran des rER oder liegen frei im Zytoplasma. Die freien Ribosomen bilden Proteine, die für die Zelle selbst benötigt werden, die Ribosomen der rERs stellen Exportproteine her.

Golgi-Apparat

Der **Golgi-Apparat** (gesprochen Goldji) besteht aus mehreren, untereinander verbundenen, gebogenen und membranumschlossenen Hohlräumen (▶ **Abb. 1.7**). Er befindet sich in unmittelbarer Nähe des rERs und des Zellkerns. Der Golgi-Apparat nimmt die Proteine und Lipide auf, die ihm in Vesikel verpackt vom rER geschickt werden. In seinen Zisternen versieht er sie v. a. mit unterschiedlich langen Zuckerketten, was als Glykosylierung bezeichnet wird. Diese Veränderung macht die Proteine stabiler, schützt sie vor Abbau und verändert ihre Reaktionsfreudigkeit. Die modifizierten Proteine werden auf neue Transportvesikel (Golgi-Vesikel) verteilt, mit Signalproteinen (bestimmen das Ziel des Vesikels) versehen und über die zellinternen Transportsysteme zum Ort ihrer Bestimmung gebracht (Extrazellularraum, Zellmembran etc.). Außerdem bildet der Golgi-Apparat die Enzyme für die Lysosomen (s. u.).

Abb. 1.7 Golgi-Apparat.

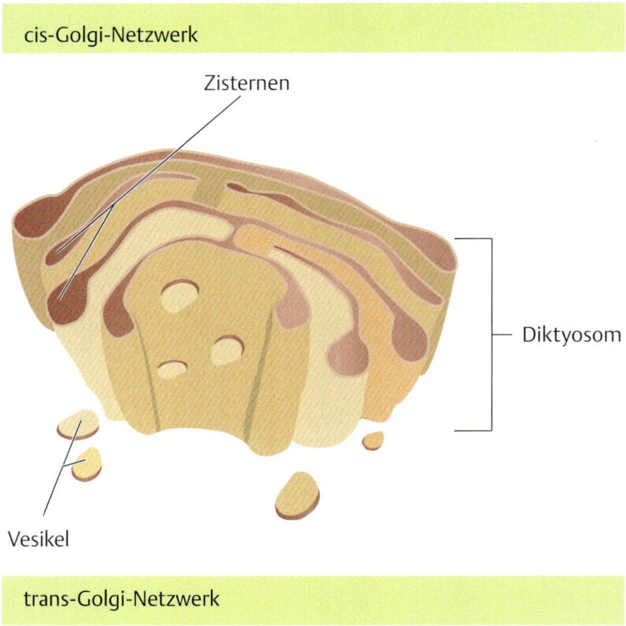

Der Golgi-Apparat besteht aus membranumschlossenen flachen Hohlräumen, den Zisternen. Ein Stapel aus mehreren Zisternen bildet ein Diktyosom. Über das cis-Golgi-Netzwerk werden Proteine aufgenommen. Im Inneren des Golgi-Apparates werden sie verändert und am trans-Golgi-Netzwerk in Vesikel verpackt wieder ausgeschleust. *Abb. aus: I care Anatomie, Physiologie. 2., aktualisierte Auflage. Thieme; 2020*

Fazit – Das müssen Sie wissen

Golgi-Apparat

Der Golgi-Apparat besteht aus flachen membranumschlossenen Hohlräumen und ist hauptsächlich die **Verpackungsmaschine** der Zelle. Er modifiziert und verpackt die vom rER hergestellten Proteine und Lipide in Golgi-Vesikel (Transportbläschen) für den weiteren Transport an andere Orte in oder außerhalb der Zelle.

Lysosomen

Lysosomen sind von einer Membran umgebene Vesikel mit saurem pH-Wert. In ihnen befinden sich große Mengen Verdauungsenzyme, die vom rER gebildet, zum Golgi-Apparat transportiert und dort in Vesikel gepackt wurden.

Die Lysosomen **verdauen** zellfremde, aber auch zelleigene Partikel und Stoffe, die von der Zelle nicht mehr benötigt werden, z. B. gealterte Zellorganellen oder Mikroorganismen, die über Vesikel in die Zelle aufgenommen wurden.

Zusatzinfo

Schädigung der Lysosomenmembran

Die Lysosomenmembran verhindert, dass intakte Zellen von den lysosomalen Enzymen angegriffen werden. Bei einer Schädigung der Membran, z. B. durch eine hohe Dosis an **Röntgen- oder UV-Strahlung**, können die Enzyme allerdings ins Zytoplasma gelangen und das umliegende Gewebe auflösen (Gewebeautolyse). Bei **Gicht** oder **Silikose** wird die Lysosomenmembran geschädigt, die lysosomalen Enzyme gelangen in das Zytoplasma und es kommt zu entzündlichen Reaktionen. **Kortison** stabilisiert die Lysosomenmembran und wirkt damit entzündungshemmend.

Mitochondrien

Die **Mitochondrien** sind die Energiefabriken der Zelle. Sie haben 2 Membranen, eine Außen- und eine stark gefaltete Innenmembran (▶ **Abb. 1.8**). Im Inneren der Mitochondrien findet die sogenannte **Zellatmung** statt: Hierbei wird v. a. Glukose mit Sauerstoff in mehreren Schritten (Glykolyse, Citratzyklus, Atmungskette) zu Kohlenstoffdioxid und Wasser verarbeitet. Dieser Vorgang setzt Energie frei. Das Endergebnis lautet: $C_6H_{12}O_6 + 6\,O_2 \rightarrow 6\,CO_2 + 6\,H_2O$ **+ Energie**

Diese freiwerdende Energie wird in den Mitochondrien hauptsächlich dazu genutzt, an 1 Molekül ADP (Adenosin-**Di**-Phosphat) 1 weiteres Phosphoratom anzuhängen. Dabei entsteht **ATP** (Adenosin-**Tri**-Phosphat). Dieses ATP ist das Energiespeichermolekül. Bei Bedarf wird ein Phosphatrest abgehängt und die Energie wird wieder frei und kann von der Zelle genutzt werden.

Mitochondrien haben eine eigene DNA (mtDNA), die ausschließlich von mütterlicher Seite vererbt wird. Mitochondrien vermehren sich ähnlich wie Bakterien durch Teilung.

Fazit – Das müssen Sie wissen

Lysosomen und Mitochondrien

Lysosomen sind Vesikel mit sauren Verdauungsenzymen. Sie verdauen zellfremde und zelleigene Stoffe.
Mitochondrien sind die **Energiefabriken** der Zelle. Sie verarbeiten unter Energiefreisetzung v. a. Glukose mit Sauerstoff zu Kohlenstoffdioxid und Wasser und erzeugen das Energiespeichermolekül **ATP**. Mitochondrien werden von einer Außen- und einer Innenmembran umschlossen. Die Innenmembran bildet zahlreiche Einstülpungen (Cristae und Tubuli), die in den Innenraum des Mitochondriums ragen. Als einziges Zellorganell verfügen die Mitochondrien über eine eigene DNA (mtDNA), die mütterlicherseits vererbt wird.

Zentriolen und Zentrosomen

Zentriolen bestehen aus Mikrotubuli und lagern sich als Paar zu einem rechtwinklig angeordneten **Zentrosom** zusammen. Jede Zelle besitzt erst einmal nur 1 Zentrosom. Zu Beginn der Zellteilung verdoppelt sich das Zentrosom. Die Zentrosomen wandern zu entgegengesetzten Polen und bilden den sogenannten Spindelapparat aus (s. Kap. 1.2 und ▶ **Abb. 1.9**).

Daneben spielen Zentriolen auch eine Rolle bei der Organisation und Stabilisierung der Zelle.

Abb. 1.8 Aufbau eines Mitochondriums.

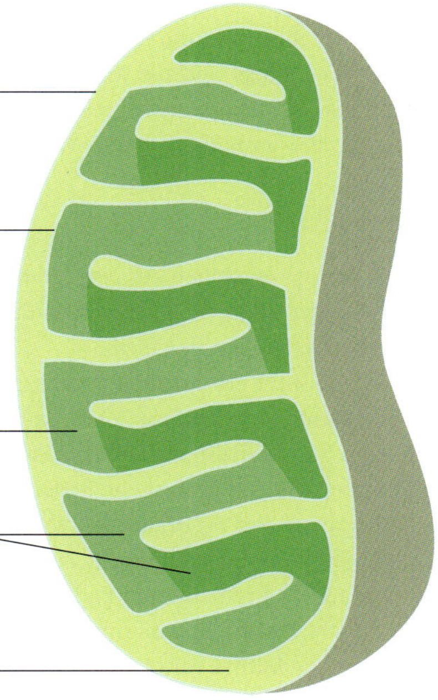

Durch die 2 Membranen entstehen 2 Räume: der Intermembranraum und der Matrixraum. In der Matrix finden sich Proteine, Enzyme, Lipide und Granula. *Abb. aus: I care Anatomie, Physiologie. 2., aktualisierte Auflage. Thieme; 2020*

Abb. 1.9 Zentrosomen und Spindelapparat.

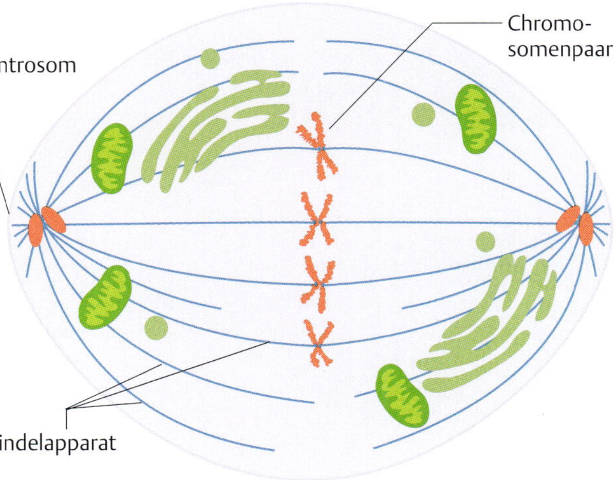

Fazit – Das müssen Sie wissen

Zentriolen und Zentrosom

Zentriolen sind u. a. für die **Zellteilung** wichtig. Sie lagern sich zu 2 **Zentrosomen** zusammen und bilden den Spindelapparat.

1.2 Zellteilung

Zellen vermehren sich durch Zellteilung. Es gibt 2 Arten der Zellteilung, die Mitose und die Meiose. Die Mitose ist die normale Zellteilung, die Meiose die sogenannte „Reifeteilung". Die Meiose findet nur bei der Bildung der Spermien und Eizellen statt.

1.2.1 Mitose

Bei der Mitose entstehen aus einer Mutterzelle 2 genetisch identische Tochterzellen. Die Mitose verläuft bei allen eukaryoten Zellen (Zellen mit Zellkern) gleich.

Während ihrer eigentlichen Lebenszeit befinden sich Zellen in der **G_0-Phase** („Arbeitsphase"). Werden neue Zellen benötigt, treten die Zellen zuerst in die **„Interphase"** ein, die der eigentlichen Zellteilung (Mitose) vorausgeht. In der Interphase wächst die Zelle, Zytoplasma und Zellorganellen vermehren sich und das genetische Material wird verdoppelt: Zu Beginn besteht jedes Chromosom aus 1 Chromatid, am Ende aus 2 identischen Chromatiden, die am Zentromer miteinander verbunden sind. Anschließend folgt die **Mitose mit 4 Abschnitten** (▸ **Abb. 1.10**):

- **Prophase:** Die Zentrosomen trennen sich, wandern zu den Polen und beginnen, den **Spindelapparat** auszubilden. Die Chromosomen kondensieren (ziehen sich zusammen). Der Zellkern, die Kernmembran und das Zytoskelett, sowie die meisten Zellorganellen, zerfallen in Untereinheiten und werden in kleine Vesikel verpackt. Andere Zellorganellen, z. B. die Mitochondrien, bleiben intakt und werden bei der späteren Zellteilung auf die 2 neuen Tochterzellen verteilt.
- **Metaphase:** Die Chromosomen ordnen sich mittig auf der Äquatorialebene an. Die Teilungsspindel verbindet sich mit den Chromosomen.
- **Anaphase:** Die Chromosomen werden durch die Spindelfasern auseinandergezogen und die beiden Chromatiden gelangen zu den entgegengesetzten Polen. Somit wird das genetische Material gleichmäßig aufgeteilt.
- **Telophase:** Der Spindelapparat löst sich auf. Um die Chromatiden entstehen neue Zellkerne. Die Chromatiden dekondensieren zum Chromatin. Es bildet sich ein Ring aus Aktin- und Myosinfasern für die nachfolgende Einschnürung der Zelle.

Auf die Telophase folgt in den meisten Fällen die **Zytokinese**, die streng genommen nicht mehr zu den Mitosephasen gezählt wird: Die Zelle schnürt sich ein und es entstehen 2 Tochterzellen. Die Zellorganellen werden neu gebildet. Damit ist die Zellteilung abgeschlossen. Aus einer Mutterzelle sind **2 identische Tochterzellen** mit diploidem Chromosomensatz entstanden, dessen Chromosomen aus jeweils 1 Chromatid bestehen.

Abb. 1.10 Mitosephasen.

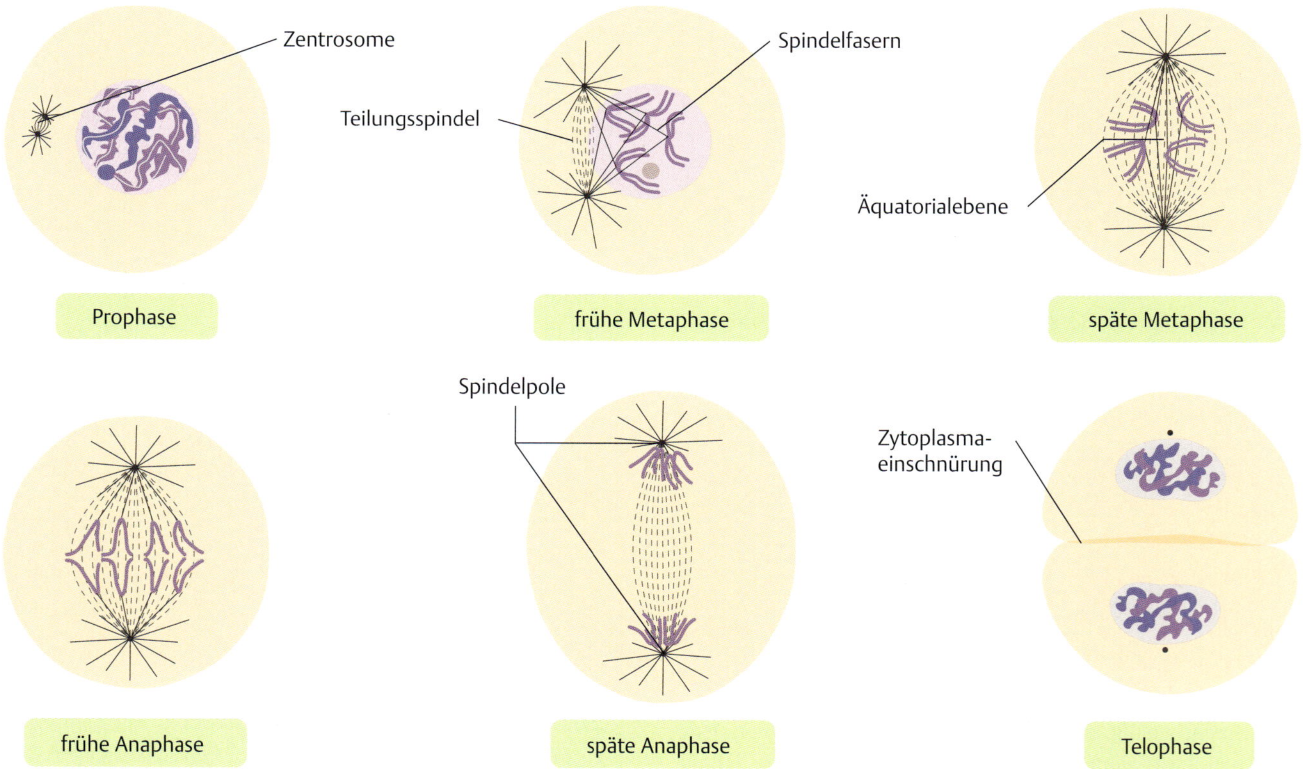

In der Prophase werden die Chromosomen durch Kondensation lichtmikroskopisch sichtbar. In der Metaphase ist der Mitoseapparat ausgebildet und die Chromosomen richten sich an der Äquatorialebene aus. In der Anaphase zieht die Teilungsspindel die Chromosomen zu den Polen des Mitoseapparats, wodurch sich das genetische Material gleichmäßig verteilt. In der Telophase findet die Vorbereitung auf die Einschnürung und Trennung in 2 Tochterzellen statt. *Abb. aus: I care Anatomie, Physiologie. 2., aktualisierte Auflage. Thieme; 2020. Nach: Schünke M, Faller A, Hrsg. Der Körper des Menschen. 18., unveränderte Auflage. Thieme; 2020*

Fazit – Das müssen Sie wissen

Mitose

Bei der **Mitose** entstehen durch Zellteilung aus einer Mutterzelle **2 Tochterzellen**, die mit der Mutterzelle **genetisch identisch** sind. Die Tochterzellen besitzen wie die Mutterzelle **diploide Chromosomensätze**, deren Chromosomen aus je **1 Chromatid** bestehen.
Während der normalen Lebenszeit befindet sich die Zelle in der **G_0-Phase**, der Arbeitsphase. Vor der eigentlichen Mitose beginnt die **Interphase**, während deren sich die Chromatiden eines Chromosoms verdoppeln und die Zelle wächst. Die eigentliche **Mitose** besteht aus 4 Phasen:

1. In der **Prophase** kondensieren die Chromosomen, und die **Teilungsspindel** bildet sich.
2. In der **Metaphase** richten sich die Chromosomen in der Äquatorialebene aus.
3. In der **Anaphase** gelangen die Chromatiden an die entgegengesetzten Pole.
4. In der **Telophase** werden neue Zellkerne gebildet und die Zelle bereitet sich auf die Einschnürung vor.

Danach kommt es meist zur **Zytokinese**, in der sich die Zellmembran in der Äquatorialebene einschnürt und 2 neue Zellen entstehen. Neue Zellorganellen werden gebildet.

1.2.2 Meiose

Die Meiose (Reifeteilung) ist eine spezielle Form der Zellteilung, die nur in unreifen Keimzellen abläuft. Je nachdem, um welche Art von Keimzelle es sich handelt, trägt der Vorgang einen anderen Namen: Bei der Spermatogenese entstehen männliche Samenzellen (Spermien), bei der Oogenese weibliche Eizellen (Oozyten). Bei der Meiose entstehen aus einer diploiden Mutterzelle 4 haploide Tochterzellen.

Bei der Befruchtung vereinigen sich eine Samenzelle und eine Eizelle mit jeweils einem haploiden Chromosomensatz, sodass die dadurch entstehende Zelle wieder einen ganzen diploiden Chromosomensatz aufweist. Die Unterschiede zwischen Meiose und Mitose zeigt ▶ **Tab. 1.2**.

Auch der Meiose geht eine **Interphase** mit DNA-Replikation voraus, während deren sich die Chromatiden verdoppeln. Nach Abschluss der Interphase besteht jedes der 46 Chromosomen der noch unreifen diploiden Geschlechtszelle aus **2 Chromatiden**.

Die eigentliche **Meiose verläuft in 2 Schritten** (▶ **Abb. 1.11**):

1. Reifeteilung. Die 1. Reifeteilung (Meiose I) wird auch **Reduktionsteilung** genannt. Hier finden sich einander entsprechende mütterliche und väterliche Chromosomen zu Paaren zusammen, und es kommt zum Austausch von DNA-Segmenten zwischen den Chromosomen (**Crossing-over**). Anschließend werden die Chromosomenpaare wieder aufgetrennt und die Chromosomen zufällig auf 2 Tochterzellen verteilt. Es entstehen 2 Zellen mit **haploidem Chromosomensatz**, dessen Chromosomen aber noch aus **2 Chromatiden** bestehen. Deshalb müssen nun in einem 2. Schritt die Chromatiden getrennt werden.

2. Reifeteilung. Die 2. Reifeteilung (Meiose II) entspricht weitestgehend einer normalen Mitose. Die Chromosomen werden in ihre Chromatiden aufgeteilt. Aus jeder der beiden Zellen der 1. Reifeteilung entstehen 2 Tochterzellen. Aus 1 diploiden Mutterzelle sind damit **4 Tochterzellen mit haploidem Chromosomensatz** entstanden, dessen Chromosomen nur noch aus jeweils 1 Chromatid bestehen und die mit der Mutterzelle nicht mehr genetisch identisch sind. Diese Spermien und Eizellen warten nun auf die Befruchtung.

Tab. 1.2 Die wichtigsten Unterschiede zwischen Mitose und Meiose.

	Mitose	Meiose
Ort	alle wachsenden und sich regenerierenden Gewebe	Keimepithel der Geschlechtsorgane (Eierstock und Hoden)
Ergebnis	2 diploide Tochterzellen, deren genetische Ausstattung mit derjenigen der Mutterzelle identisch ist	4 haploide Tochterzellen (Keimzellen), die sich genetisch von der Mutterzelle unterscheiden
Ziel	Neubildung von Körperzellen (Zellvermehrung)	Bildung von Keimzellen (Reduktion auf haploiden Chromosomensatz und Neukombination des Erbguts der Eltern)
Ablauf	1 Teilungsschritt	2 Teilungsschritte (1. und 2. Reifeteilung)
Phasen	Prophase, Metaphase, Anaphase, Telophase	Reduktionsteilung + mitotische Teilung (jeweils mit Prophase, Metaphase, Anaphase und Telophase)
Chromosomensatz der Tochterzellen	diploid (46 Chromosomen), jedes Chromosom besteht aus 1 Chromatid	1. Reifeteilung: haploid (23 Chromosomen), jedes Chromosom besteht aus 2 Chromatiden; 2. Reifeteilung: haploid, jedes Chromosom besteht aus 1 Chromatid
Crossing-over	nein	ja

Abb. 1.11 1. und 2. Reifeteilung der Meiose.

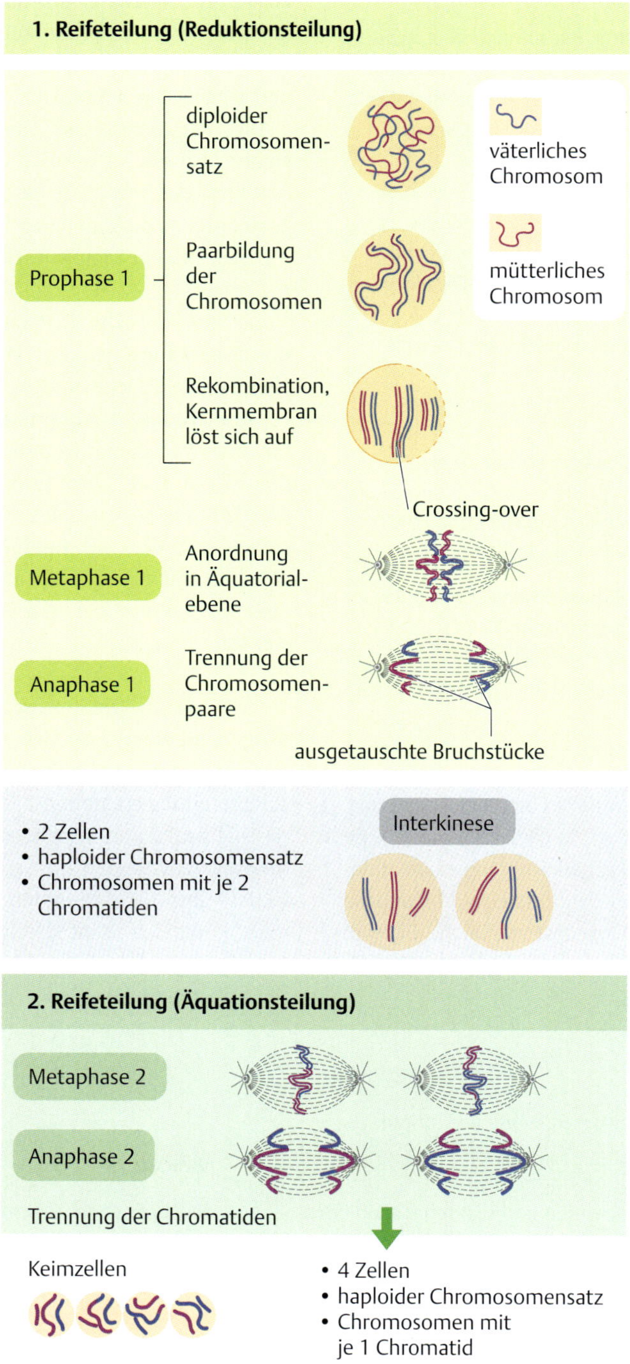

Bei der 1. Reifeteilung der Meiose kommt es unter Rekombination des genetischen Materials zur Reduzierung vom diploiden auf den haploiden Chromosomensatz. Jedes Chromosom besteht dabei aus 2 Chromatiden. Zur besseren Übersicht sind nur 3 anstatt der 46 Chromosomen dargestellt. Bei der 2. Reifeteilung, die wie eine Mitose verläuft, werden die Chromatiden getrennt. Es entstehen insgesamt 4 Keimzellen mit haploidem Chromosomensatz, dessen Chromosomen aus je 1 Chromatid bestehen. Prophase 2 und Telophase 1 und 2 sind nicht dargestellt. *Abb. aus: I care Anatomie, Physiologie. 2., aktualisierte Auflage. Thieme; 2020. Nach: Schünke M, Faller A, Hrsg. Der Körper des Menschen. 18., unveränderte Auflage. Thieme; 2020*

Zwischen Spermien und Eizellen gibt es noch einen kleinen Unterschied: Bei den Spermien entstehen bei der Meiose aus 1 unreifen Keimzelle 4 haploide Spermien. Bei den Eizellen entstehen aus 1 unreifen Keimzelle 4 haploide Eizellen, von denen allerdings nur 1 Tochterzelle als vollwertige Eizelle ausgeprägt ist. Die anderen 3 haben deutlich weniger Zytoplasma und haften als sogenannte **Polkörperchen** an der vollwertigen Eizelle und werden i. d. R. abgebaut.

Fazit – Das müssen Sie wissen

Meiose

Die Meiose ist eine spezielle Form der Zellteilung bei den unreifen Keimzellen. Aus einer Mutterzelle entstehen **4 Tochterzellen**, die mit der Mutterzelle nicht mehr genetisch identisch sind. Die Tochterzellen besitzen **haploide Chromosomensätze**, deren Chromosomen nur noch aus jeweils **1 Chromatid** bestehen. Auch der Meiose geht eine **Interphase** mit DNA-Replikation voraus, während deren sich die Chromatiden verdoppeln. Die eigentliche **Meiose** besteht aus 2 Schritten:

- **1. Reifeteilung (Meiose I)**: Hier werden Chromosomenteile ausgetauscht (Crossing-over), wodurch das Erbgut neu kombiniert wird. Anschließend wird der diploide Chromosomensatz halbiert (haploid).
- **2. Reifeteilung (Meiose II)**: Ist weitestgehend eine normale mitotische Teilung, bei der insgesamt 4 Zellen mit haploidem Chromosomensatz entstehen, dessen Chromosomen aus nur noch 1 Chromatid bestehen.

1.3 Zellkontakte

Viele Zellen kommen in Zellverbänden vor und sind dauerhaft oder vorübergehend über **Zellverbindungen** oder **Zellkontakte** verbunden (▶ **Abb. 1.12**). Zellkontakte bestehen im Wesentlichen aus **Zelladhäsionsproteinen**, die zu den Membranproteinen zählen. Nach ihrer Funktion werden 3 Gruppen von Zellkontakten unterschieden:

- **Adhäsionskontakte** sind **haftende Verbindungen**. Sie verbinden Zellen mit Nachbarzellen oder extrazellulären Strukturen. Sie kommen häufig im Epithelgewebe vor.
- **Tight Junctions** (auch Schlussleiste oder Zonula occludens) sind **verschließende Verbindungen**. Sie kommen fast ausschließlich im Epithelgewebe vor. Sie verschließen den Interzellularspalt zwischen den Epithelzellen und verhindern, dass Moleküle zwischen den Zellen hindurch von einer Seite des Epithels auf die andere Seite gelangen.
- **Gap Junctions** sind **kommunizierende Verbindungen**. Sie bilden tunnelartige Kanäle zwischen Nachbarzellen und ermöglichen den freien Durchfluss von elektrischen (Ionen) oder chemischen Signalen (kleine Moleküle).

Fazit – Das müssen Sie wissen

Zellkontakte

Zellkontakte verbinden Zellen untereinander und können nach ihrer Funktion unterschieden werden. **Adhäsionsverbindungen** befestigen Zellen an Nachbarzellen oder extrazellulären Strukturen, **Tight Junctions** verschließen den Zwischenraum zwischen 2 Zellen. Sie dichten v. a. Epithelgewebe ab. **Gap Junctions** ermöglichen durch ihren kanalartigen Aufbau die Übertragung von Ionen oder kleinen Molekülen zwischen den Zellen und dienen der Weiterleitung von elektrischen oder chemischen Signalen.

Abb. 1.12 Zellkontakte.

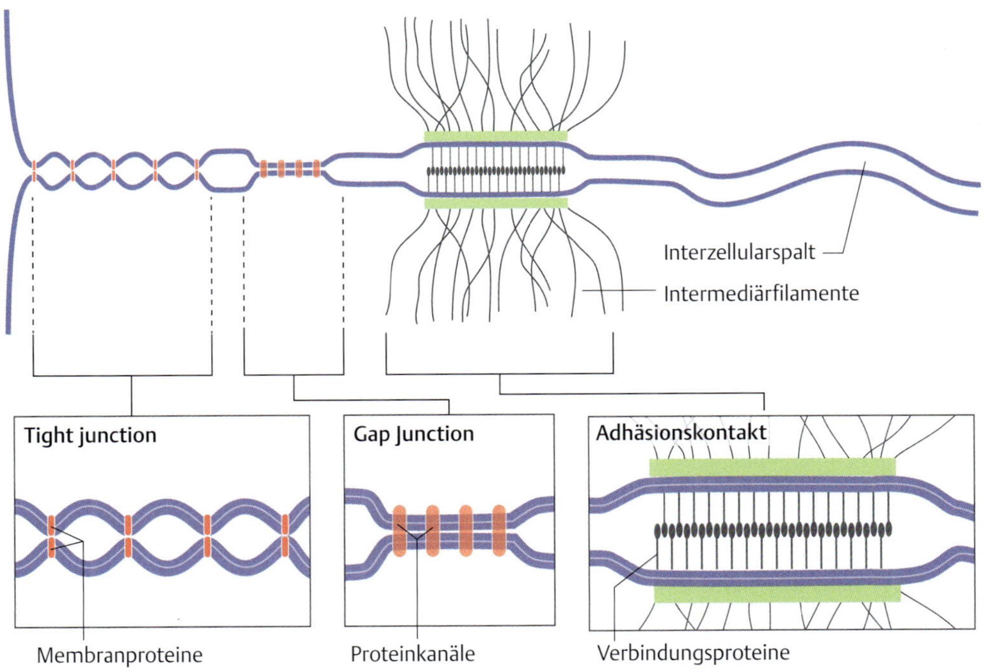

Adhäsionskontakte = haftende Verbindungen, Tight Junctions = verschließende Verbindungen, Gap Junctions = Kommunikationsverbindungen.

1.4 Membrantransport

Zwischen den Zellen und ihrer Umgebung, aber auch zwischen den einzelnen Zellbestandteilen werden ständig Stoffe ausgetauscht. Meist besteht eine Membran als Barriere. Beim Transport von kleineren Molekülen oder Ionen über eine Membran unterscheidet man zwischen passivem und aktivem Transport:

- **passiver Transport**: ohne Energieverbrauch. Treibende Kraft dieser Transportart ist die **Diffusion** entlang eines Konzentrationsgefälles, z. B. Übertritt von O_2 aus den Alveolen ins Blut und vom Blut in die Zellen. Teilweise werden spezielle Kanalproteine für die Diffusion genutzt.
- **aktiver Transport**: mit Energieverbrauch (ATP). Ein aktiver Transport findet meist gegen ein Konzentrationsgefälle statt. Hierbei werden die Substanzen mithilfe spezieller Transport-Proteine unter Energieverbrauch durch die Membran transportiert, z.B durch die Natrium-Kalium-Pumpen (Natrium-Kalium-ATPase) in der Niere oder in den Neuronen.

Fazit – Das müssen Sie wissen

Membrantransport

Kleinere Moleküle oder Ionen können auf 2 Arten durch die Zellmembran transportiert werden. Beim **passiven Transport ohne Energieverbrauch** wandern die Stoffe durch Diffusion von der Seite der höheren auf die Seite der niedrigeren Konzentration. Beim **aktiven Transport** werden die Stoffe mithilfe von Transport-Proteinen **unter Energieverbrauch** transportiert, meist entgegen dem Konzentrationsgefälle.

1.5 Zelltod

Zellen können auf 2 Arten zugrunde gehen: durch programmierten Zelltod oder durch Nekrose.

1.5.1 Apoptose

Der programmierte Zelltod wird auch als **Apoptose** bezeichnet (▶ **Abb. 1.13**). Er ist genetisch festgelegt und läuft nach festen Regeln und damit kontrolliert ab, ist also **physiologisch** und vom Körper vorgesehen. Bei der Apoptose läuft ein zellinternes Programm (programmierter Zelltod) ab, das durch verschiedene Faktoren ausgelöst werden kann. Dazu gehören u. a.

- das **Alter der Zelle** (bestimmte Anzahl mitotischer Teilungen ist überschritten),
- **Signale von außerhalb** der Zelle (Mangel an Überlebenssignalen wie Hormonen, Wachstumsfaktoren oder anderen Botenstoffen, aber auch Vorhandensein von Todessignalen),
- **Defekte** wie z. B. bedrohliche Spontanmutationen oder
- **Noxen** (Schäden an der Zelle), z. B. durch eine Virusinfektion.

Beim programmierten Zelltod können z. B. Proteine und Enzyme innerhalb der Zelle aktiviert werden, die sich selbst und andere Proteine zerstören. Dabei schrumpft der Zellkern und zerfällt allmählich. Die entstehenden Kern- und Zytoplasmastücke werden als Zelltrümmer (Apoptosekörper) abgeschnürt und von Fresszellen (Phagozyten) abgebaut. Im Gegensatz zur Nekrose laufen bei der Apoptose **keine Entzündungsprozesse** ab.

Die Apoptose ermöglicht nicht nur, dass sich Gewebe durch Zellabbau und -neubildung regenerieren kann, sondern auch, dass z. B. Zellen mit beschädigter DNA beseitigt werden.

1.5.2 Nekrose

Im Gegensatz zur Apoptose wird die **Nekrose** nicht vom Körper selbst ausgelöst, sondern ist **pathologisch** und damit „erzwungen". Sie wird durch Noxen innerhalb oder außerhalb der Zelle verursacht (▶ **Abb. 1.13**). Dazu gehören beispielsweise physikalische Einflüsse wie Hitze oder Kälte oder chemische Einflüsse wie Verätzungen durch Säuren oder Laugen. Aber auch Sauerstoffmangel oder Toxine oder Infektionen können zum Zelltod führen. Bei der Nekrose wird die Zellmembran geschädigt. Die freigesetzten Zellbestandteile führen zu einer **Entzündungsreaktion.**

Fazit – Das müssen Sie wissen

Zelltod

Die **Apoptose** ist der **physiologische Zelltod ohne Entzündungsreaktion**. Die Apoptose ist **genetisch festgelegt** und kann durch das **Alter einer Zelle**, durch **Signale von außerhalb**, durch **Defekte** (z. B. Spontanmutation) oder **Noxen** (z. B. Virusinfektion) ausgelöst werden. Dann läuft ein zellinternes Programm ab (programmierter Zelltod): Der Zellkern schrumpft und zerfällt. Es entstehen Zelltrümmer, die von Fresszellen abgebaut werden.

Die **Nekrose** ist der „erzwungene" und damit **pathologische Zelluntergang**. Er kann durch innere oder äußere Schäden an der Zelle ausgelöst werden. Bei der Nekrose kommt es zu einer Entzündungsreaktion.

Transferbeispiel

Überprüfungssituation

Prüfer: „Erzählen Sie mir mal, wie eine Zelle logischerweise gebaut sein muss."

Prüfling: „Eine Zelle erfüllt normalerweise die sog. „Kennzeichen des Lebens". Dazu gehört auch der Stoffwechsel. Die Organe der Zelle sind die Zellorganellen. Die Zellorganellen, die Stoffe herstellen, sind die Ribosomen. Die Stoffe sind körpereigene Eiweiße, die aus den Grundbausteinen der Eiweiße, den Aminosäuren, zusammengebaut sind. Damit die Ribosomen die richtigen Eiweiße aus den Aminosäuren zusammenbauen können, brauchen sie eine Bauanleitung. Die Bauanleitung liefert die DNA, das ist das Erbgut. Die DNA liegt im Zellkern der Zelle."

Prüfer: „Ja, sehr gut. Aber haben alle Zellen einen Zellkern und betreiben Proteinsynthese?"

Prüfling: „Nein. Zum einen gibt es Zellen, die zwar eine DNA besitzen, aber keinen Zellkern. Hier liegt die DNA im Zytoplasma. Zum anderen gibt es auch menschliche Zellen, die keinen Zellkern besitzen und sogar keine DNA, also auch nicht zur Proteinsynthese fähig sind."

Prüfer: „Und welche sind das?"

Abb. 1.13 Apoptose und Nekrose.

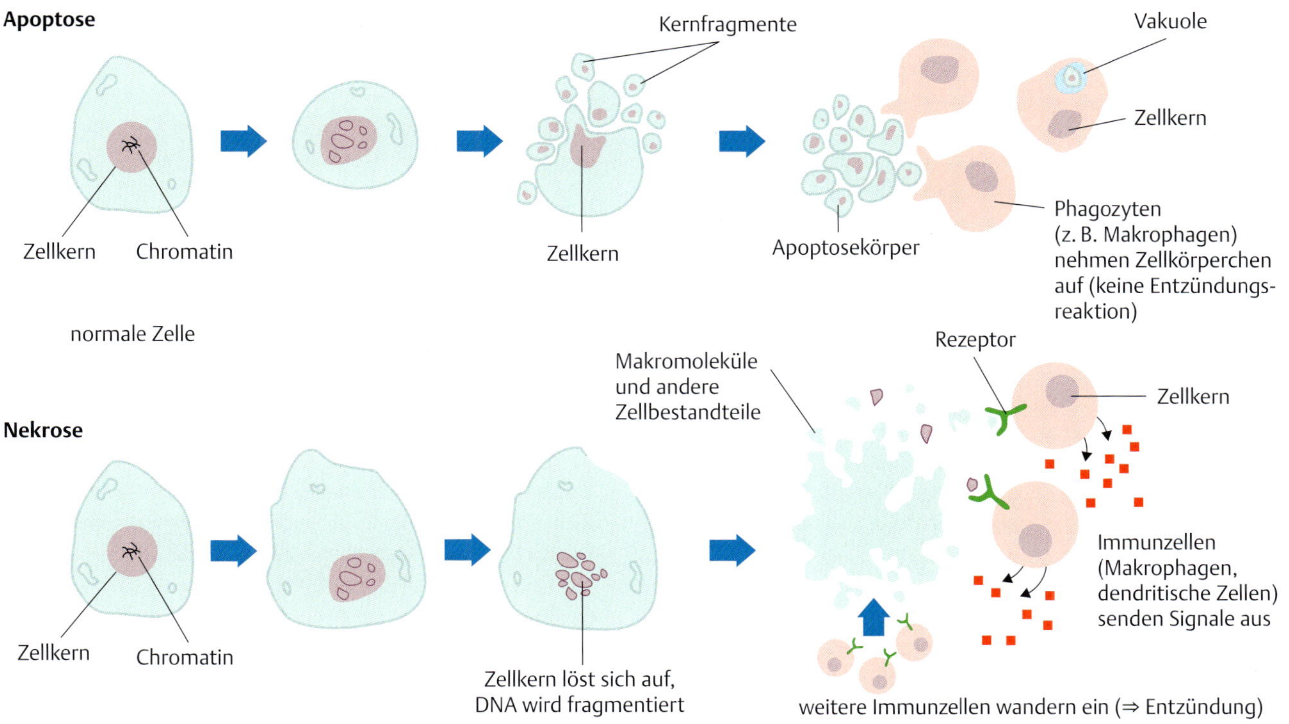

Bei der **Apoptose** löst sich die Zelle auf und wird ohne Entzündungsreaktion phagozytiert. Bei der **Nekrose** wird die Zellmembran geschädigt und die freiwerdenden Zellbestandteile führen zu einer Entzündungsreaktion des Körpers. *Abb. aus: I care Anatomie, Physiologie. 2., aktualisierte Auflage. Thieme; 2020*

Prüfling: „Das sind z. B. die Erythrozyten oder auch die Thrombozyten, die eigentlich gar keine Zellen mehr sind, sondern Bruchstücke einer Riesenzelle. Und dann kenne ich noch die Hornhautzellen der Epidermis, die keinen Zellkern mehr besitzen."

Prüfer: „Gibt es noch andere Strukturen der Zelle?"

Prüfling: „Jetzt stehe ich gerade auf dem Schlauch. Ach ja, natürlich. Da wären z. B. noch die Mitochondrien, die Energie gewinnen, indem sie Glukose und Sauerstoff in Kohlenstoffdioxid und Wasser umwandeln. Dabei wird Energie frei, die von den Mitochondrien genutzt wird, um aus ADP ATP zu machen. ATP sind die Energiemoleküle."

Prüfer: „Gut. Nennen Sie mir jetzt nur noch, ohne zu sehr in die Details zu gehen, weitere Zellorganellen."

Prüfling: „Da gibt es noch die Lysosomen als ‚Verdauungsorgane' der Zelle, den Golgi-Apparat als ‚Poststation', das ‚endoplasmatische Retikulum', das die Zelle in Räume einteilt … Ach ja, die Zentriolen für die Zellteilung."

Prüfer: „Sehr gut. Das haben Sie gut gelernt. Die Frage war, wie eine Zelle gebaut sein muss. Sie haben bisher die Zellorganellen erwähnt. Gibt es noch mehr außer Zellorganellen?"

Prüfling: „Ach ja, natürlich, die Zellmembran habe ich vergessen. Diese Zellmembran wird durch eine doppelte Phospholipidschicht gebildet."

Prüfer: „Noch eine abschließende Frage zum Thema Zelle: Gibt es Krankheiten innerhalb der Zelle? Und können Sie mir ein Beispiel nennen?"

Prüfling: „Es gibt Erbkrankheiten, bei denen die Krankheitsursache in den Genen liegt. Ein Beispiel ist das Down-Syndrom, Trisomie 21, bei der das Gen Nummer 21 nicht 2-mal, sondern 3-mal vorhanden ist. Oder die Bluterkrankheit, die X-chromosomal rezessiv übertragen wird."

Prüfer: „Und gibt es noch andere Krankheiten, bei denen die Krankheitsursache mit dem Zellinneren zu tun hat?"

Prüfling: „Viruserkrankungen finden innerhalb der Zelle statt, da ein Virus eine Wirts-DNA braucht, um sich zu vervielfältigen. Außerdem gibt es auch Spontanmutationen die – ach ja, jetzt fällt mir noch was Wichtiges ein: Tumoren. Tumoren entstehen durch eine sogenannte Entartung der DNA, bei der das Zellteilungsprogramm verändert wird, sodass die Zelle ihre Spezialisierung meistens verliert und sich nur noch teilt, ohne Rücksicht auf Nachbarstrukturen zu nehmen."

Prüfer: „Gut. Dann sind wir mit dieser Frage fertig. Ich stelle Ihnen nun eine weitere Frage …"

Prüfung frei erfunden.

1.6 Vertiefungsfragen zur Zellbiologie und -physiologie

Vertiefungsfragen

Frage 1

Welches Zellorganell wird auch „Energiefabrik“ genannt und warum?

Musterlösung:

Das Mitochondrium. In ihm findet die sogenannte Zellatmung statt, bei der das Energiespeichermolekül ATP entsteht. Ein Energieträger – meist Glukose – und Sauerstoff werden bei der Zellatmung in mehreren Schritten zu Kohlenstoffdioxid und Wasser verarbeitet: $C_6H_{12}O_6 + 6\ O_2 \rightarrow 6\ CO_2 + 6\ H_2O$ **+ Energie.** *Die dabei freiwerdende Energie wird dazu genutzt, eine 3. Phosphatgruppe an ADP zu binden. Bei Bedarf zerfällt das entstehende ATP in seine Bestandteile ADP und P und gibt die Energie wieder frei.*

Frage 2

Wie lange leben Zellen?

Musterlösung:

Das ist von Zelltyp zu Zelltyp unterschiedlich: Erythrozyten leben z. B. 120 Tage, danach werden sie in der Milz abgebaut; Thrombozyten 1–2 Wochen. Granulozyten werden nur wenige Tage alt, Monozyten und manche Lymphozyten leben ggf. jahrelang. Skelettmuskelzellen, Herzmuskelzellen und Neurone können sich nicht erneuern und werden so alt wie der zugehörige Mensch.

Frage 3

Was geschieht, wenn eine Zelle durch Säure stark beschädigt wird?

Musterlösung:

Sie stirbt einen ungeplanten Zelltod. Diesen nennt man Nekrose. Da dabei die Zellmembran beschädigt wird, kommt es zu einer Entzündungsreaktion. Diese gibt es beim programmierten Zelltod, der Apoptose, nicht.

Frage 4

Welche Zellorganellen sind bei Eukaryoten an der Herstellung körpereigener Proteine beteiligt?

Musterlösung:

Die Baupläne körpereigener Proteine tragen die Gene. Das sind Abschnitte der DNA, die wiederum Träger der Erbinformation ist und bei Eukaryoten im Zellkern liegt. Die Proteinbiosynthese, also das Aneinanderreihen verschiedener Aminosäuren, findet in den Ribosomen des endoplasmatischen Retikulums statt. Anschließend können noch Modifikationen, wie eine Glykosylierung, im Golgi-Apparat stattfinden.

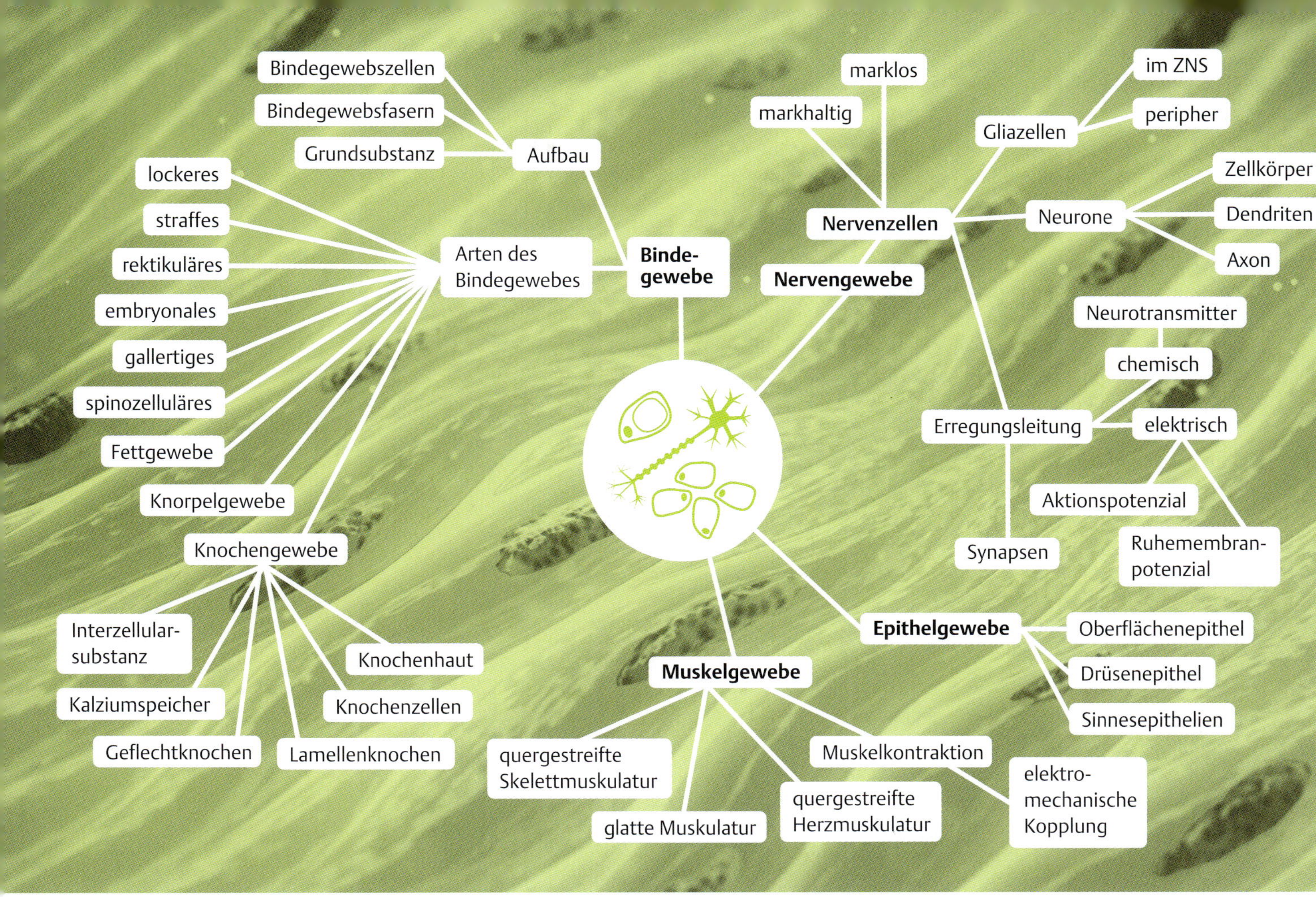

2 Gewebebiologie und -physiologie

Nur wenige Zellen im Körper sind frei beweglich, wie z. B. die Blut- oder die Immunzellen. Die meisten Zellen sind in Zellverbänden organisiert und durch Kontakte mit Nachbarzellen oder umgebenden Strukturen mehr oder weniger fest an ihrem Platz. Der Raum zwischen den Zellen wird **Interstitium** (auch Interzellularraum, Extrazellularraum, Zellzwischenraum) genannt. In diesem liegt die **extrazelluläre Matrix** (Gesamtheit aller Strukturen im Interzellularraum). Ein Verband gleichartiger differenzierter Zellen zusammen mit der extrazellulären Matrix wird **Gewebe** genannt. Diese Zellen erfüllen eine gemeinsame Aufgabe.

Organaufbau. **Organe** setzen sich aus unterschiedlichen Gewebearten zusammen. Das Gewebe, das für das Organ spezifisch und für dessen Funktion verantwortlich ist, wird in seiner Gesamtheit als **Parenchym** bezeichnet. Das Parenchym wird bei den meisten Organen von einem Stützgewebe durchzogen, dem **Stroma**. Hier verlaufen die Blut- und Lymphgefäße und die Nerven. Das Stroma trägt nicht zur Funktion des Organs bei, sondern sorgt für Form, Halt und Versorgung.

Es werden 4 Grundgewebearten unterschieden: **Epithelgewebe, Bindegewebe, Muskelgewebe** und **Nervengewebe.**

Fazit – Das müssen Sie wissen

Gewebe

Ein Gewebe ist ein Verband gleichartiger spezialisierter Zellen zusammen mit der extrazellulären Matrix. Man unterscheidet 4 Grundgewebearten: **Epithelgewebe**, **Bindegewebe**, **Muskelgewebe** und **Nervengewebe**. Organe bestehen meist aus allen Gewebearten. Das eigentliche Funktionsgewebe in einem Organ ist das **Parenchym**, durchzogen vom **Stroma** (Stützgewebe).

2.1 Epithelgewebe

2.1.1 Aufgaben und Aufbau

Epithelgewebe sind Verbände eng aneinanderliegender Zellen. Sie können u. a. nach ihrer Funktion unterschieden werden:

- **Oberflächenepithel** ist v. a. ein Schutzepithel und bildet die Grenzen von inneren und äußeren Körperoberflächen (z. B. Haut, Schleimhaut, Schutz vor Bakterien und Austrocknung)
- **Drüsenepithel** produziert Sekrete und Hormone.
- **Sinnesepithelien** sind spezielle Epithelzellen, die Sinnesreize aufnehmen und an das zentrale Nervensystem weiterleiten können.

Bei einigen Organen, wie z. B. der Leber und anderen Drüsen oder der Lunge (Alveolen), ist das Epithelgewebe für die Organfunktion hauptverantwortlich und stellt damit das Parenchym dar.

Epithelzellen liegen normalerweise **eng beieinander** und sind über Zellkontakte (v.a. Tight Junctions (S. 19)) verbunden. Es gibt kaum Interzellularsubstanz und auch **keine Blutgefäße**, die Versorgung erfolgt durch Diffusion. Epithelzellen liegen auf einer Basalmembran auf, die das Epithel am darunterliegenden Bindegewebe befestigt. Epithelgewebe ist **„polarisiert“**, d. h., es besitzt eine nach außen gerichtete Seite und eine zur Basalmembran gerichtete Seite.

Epithelgewebe besitzt prinzipiell eine **gute Regenerationsfähigkeit**. Die Neubildung und das Absterben von Epithelzellen halten einander die Waage. Je nach Epithel sind die Erneuerungszyklen aber unterschiedlich. Die Regeneration des Dünndarmepithels dauert z. B. 2 bis 5 Tage, während die oberste Hautschicht innerhalb von 30 Tagen erneuert wird.

Fazit – Das müssen Sie wissen

Epithelgewebe

Epithelgewebe schützt und begrenzt als **Oberflächenepithel** innere und äußere Körperoberflächen (z. B. Haut, Schleimhaut). Als **Drüsenepithel** produziert es Sekrete und Hormone und als **Sinnesepithel** ist es an der Reizaufnahme und -weiterleitung beteiligt. Die Zellen des Gewebes liegen normalerweise eng aneinander. Im Epithelgewebe gibt es keine Blutgefäße, die Versorgung erfolgt durch Diffusion. Epithelgewebe ist normalerweise polarisiert und hat eine gute Regenerationsfähigkeit.

2.1.2 Oberflächenepithel

Oberflächenepithel oder **Deckgewebe** bedeckt äußere und innere Körperoberflächen und kleidet Hohlräume aus. Es schützt die darunterliegenden Strukturen vor mechanischen Schäden und erschwert Mikroorganismen den Eintritt in den Körper. Außerdem sind viele Oberflächenepithelien an wichtigen Transportprozessen, z. B. dem Ionentransport, beteiligt.

Aus Oberflächenepithelien bestehen die äußere Schicht der **Schleimhäute** und der **äußeren Haut** (Epidermis) sowie die obere Schicht der **serösen Häute**, wie z. B. Bauch-, Herz-, Lungenfell oder Gelenk(kapsel)haut.

Nach der Form der Epithelzellen und der Anzahl der Zellschichten unterscheidet man mehrere Oberflächenepithelarten (▶ **Abb. 2.1**):

Abb. 2.1 Einteilung der Oberflächenepithelien.

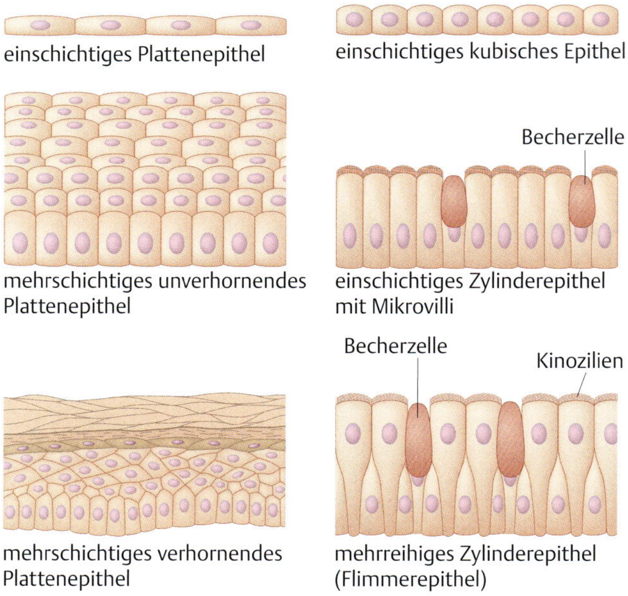

Die Oberflächenepithelien werden nach der Form ihrer Zellen und der Anzahl ihrer Zellschichten eingeteilt. *Abb. aus: I care Anatomie, Physiologie. 2., aktualisierte Auflage. Thieme; 2020. Nach: Spanel-Borowski K, Mayerhofer A. Das Gewebe. In: Aumüller G, Aust G, Conrad A, Engele J, Kirsch J, Maio G, Mayerhofer A, Mense S, Reißig D et al., Hrsg. Duale Reihe Anatomie. 5., korrigierte Auflage. Thieme; 2020*

Abb. 2.2 Einschichtiges kubisches Epithel.

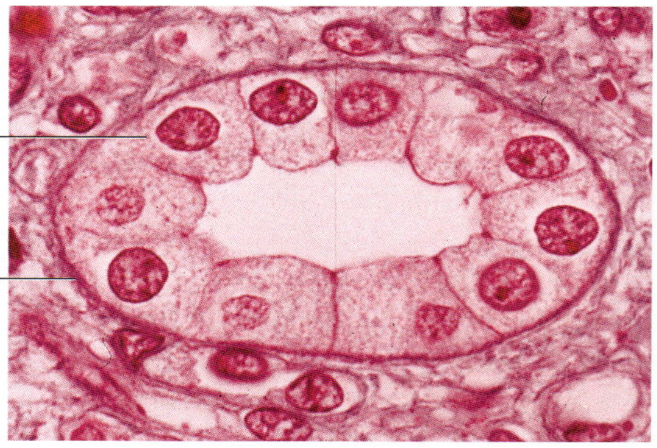

Die Zellen des kubischen Epithels sind nahezu quadratisch. Zu sehen ist ein Querschnitt durch das Sammelrohr einer Niere (gefärbt, 400-fach vergrößert). *Abb. aus: I care Anatomie, Physiologie. 2., aktualisierte Auflage. Thieme; 2020. Nach: Kühnel W, Hrsg. Taschenatlas Histologie. 13. Auflage. Thieme; 2014*

Einschichtiges Plattenepithel. Die Zellen sind flach und das Gewebe besteht nur aus 1 Zellschicht (▶ **Abb. 2.2**). Es findet sich an Stellen geringer Beanspruchung: Es bildet z. B. es die innerste Schicht der Blut- und Lymphgefäße (Endothel), des Herzens (Endokard), der Alveolen und der serösen Häute.

Mehrschichtiges Plattenepithel. Hier besteht nur die oberste Zellschicht aus Plattenepithelzellen, die darunterliegenden Zellen können eine andere Form haben. Die unterste Zellschicht sitzt der Basalmembran auf, hier finden auch die Zellteilungen für die Zellerneuerung statt. Bei den mehrschichtigen Plattenepithelien unterscheidet man unverhorntes und verhornendes Epithel:

- Mehrschichtiges **unverhorntes** Plattenepithel besteht aus mehreren Zelllagen, die von der Basalmembran nach oben wachsen und abgestoßen werden. Es ist stärker beanspruchbar als einschichtiges Plattenepithel und bildet z. B. die Schleimhäute des Verdauungstraktes und der Atemwege.
- Mehrschichtiges **verhornendes** Plattenepithel besteht ebenfalls aus mehreren Zelllagen, wobei die äußersten Zellen (obere Zellschichten) keinen Zellkern mehr besitzen (= „tote“ Zellen) und stattdessen Keratin (Horn) eingelagert haben. Es bildet die

äußerste Hautschicht, die Epidermis. Es schützt insbesondere vor mechanischer Beanspruchung, Sonne, Mikroorganismen und Austrocknung.

Kubisches Epithel. Die Zellen des kubischen Epithels besitzen eine annähernd quadratische Form und werden auch als **würfelförmiges** oder **isoprismatisches Epithel** bezeichnet. Das kubische Epithel ist meist einschichtig und befindet sich z. B. in den Nierentubuli, den Gallengängen oder in Drüsenausführungsgängen.

Zylinderepithel. Die Zellen des Zylinderepithels sind höher als breit und werden auch als **hochprismatisches** Epithel bezeichnet (▶ **Abb. 2.3**). Auch dieses ist meist einschichtig und kommt z. B. in Magen, Darm, Gallenblase, Eileiter und Uterus vor. Oft ist das Zylinderepithel mit einem **Bürstensaum** ausgestattet oder als **Flimmerepithel** angelegt.

Mehrreihiges Epithel. Das mehrreihige Epithel sieht zwar aus, als lägen mehrere Zelllagen übereinander, ist aber eine Sonderform des einschichtigen Epithels. Beim mehrreihigen Epithel berühren alle Zellen die Basalmembran, sind aber unterschiedlich hoch und erreichen nicht alle die freie Oberfläche. Ein Beispiel für ein mehrreihiges Epithel ist das Flimmerepithel der Atemwege oder der Samenleiter.

Übergangsepithel. Eine besondere Art des Epithelgewebes ist das Übergangsepithel (▶ **Abb. 2.4**). Es kleidet die harnableitenden Wege aus und wird deshalb auch als **Urothel** bezeichnet. Es besteht aus einer Basalschicht, mehreren Zwischenzellschichten und einer **Deckzellschicht**. Das Urothel ist dehnbar: Ist die Harnblase ungefüllt, sind die Zwischenzellen hochprismatisch. Mit zunehmender Füllung der Harnblase flachen sie ab und das Epithel dehnt sich. Die Deckzellen haben eine besondere Membran, die eine Barriere zwischen dem Körper und dem Urin bildet.

Fazit – Das müssen Sie wissen

Oberflächenepithel

Oberflächenepithelien (**Deckepithelien**) bilden die äußere Schicht der Schleimhäute, der äußeren Haut und der serösen Häute. Sie **schützen** die darunterliegenden Strukturen und sind am Ionentransport beteiligt. Nach der Form der Zellen unterscheidet man:

- **Plattenepithel**: Es kann ein- oder mehrschichtig sein, die Zellen sind platt. Bei mehrschichtigen Plattenepithelien können die oberen Schichten verhornen, wie z. B. bei der äußeren Hautschicht, oder auch nicht, wie bei den Schleimhäuten.
- **kubisches Epithel**: Es ist meist einschichtig, die Zellen sind nahezu quadratisch.
- **Zylinderepithel**: Es ist meist einschichtig, die Zellen sind höher als breit. Häufig sind sie mit einem Bürstensaum oder Flimmerhärchen ausgestattet.
- **Übergangsepithel:** Es besitzt eine gewisse Dehnbarkeit. Es kommt v. a. in der Harnblase vor und wird auch als **Urothel** bezeichnet.

Abb. 2.3 Einschichtiges Zylinderepithel.

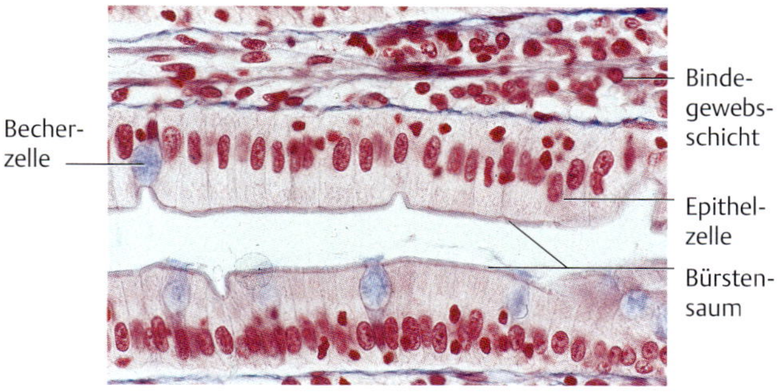

Die Zellen des Zylinderepithels sind höher als breit. Dargestellt ist das Epithel des Zwölffingerdarms. Es besitzt einen Bürstensaum und eingelagerte Becherzellen (gefärbt, 400-fach vergrößert). *Abb. aus: I care Anatomie, Physiologie. 2., aktualisierte Auflage. Stuttgart: Thieme; 2020. Nach: Epithelgewebe. In: Kühnel W, Hrsg. Taschenatlas Histologie. 13. Auflage. Thieme; 2014*

Abb. 2.4 Übergangsepithel.

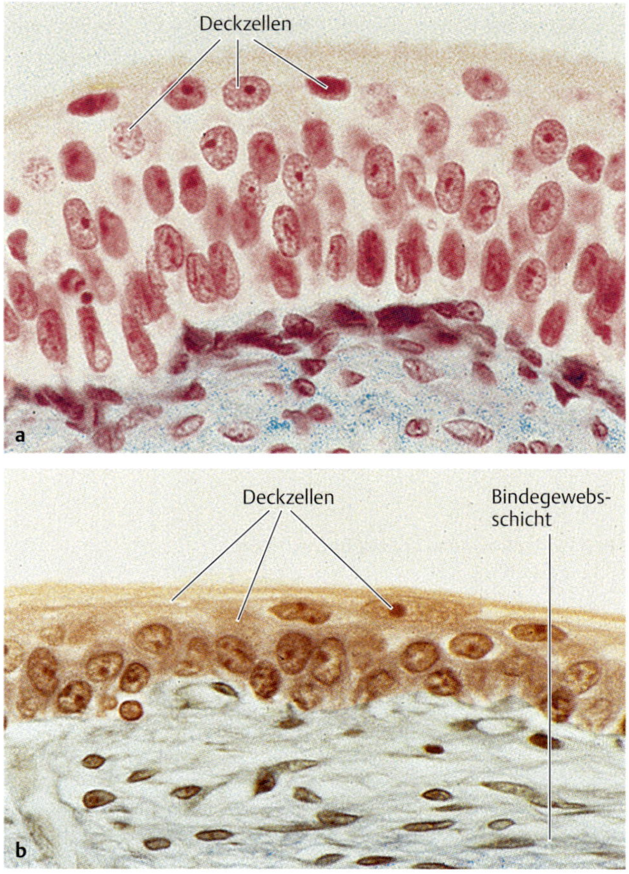

Übergangsepithel in ungedehntem (a) und in gedehntem (b) Zustand. Durch die Dehnung verlieren die Deckzellen ihre kubische Form und werden platt, das gesamte Epithel nimmt an Dicke ab. Dargestellt ist ein Schnitt durch die Harnblase einer Katze (gefärbt, 400-fach vergrößert). *Abb. aus: I care Anatomie, Physiologie. 2., aktualisierte Auflage. Thieme; 2020. Nach: Lüllmann-Rauch R, Asan E. Urothel (Übergangsepithel). In: Lüllmann-Rauch R, Asan E, Hrsg. Taschenlehrbuch Histologie. 6., vollständig überarbeitete Auflage. Thieme; 2019*

2.1.3 Drüsenepithel

Drüsen sind aus besonders differenziertem Epithelgewebe (Drüsenepithel) aufgebaut. Drüsenepithel besteht aus Drüsenzellen, die einen Stoff mit biologischer Funktion (Sekret) herstellen und in den Extrazellulärraum abgeben. Man unterscheidet folgende Drüsen:

Exokrine Drüsen. Exokrine Drüsen bestehen oft aus vielen organisierten Drüsenzellen mit einem oder mehreren **Ausführungsgängen**, die ihr **Sekret** an eine **Oberfläche** abgeben (▶ **Abb. 2.5**). Es gibt aber (z. B. im Magen-Darm-Trakt oder in den Atemwegen) einzelne sog. Becherzellen, die Muzin (Schleim) produzieren. Zu den exokrinen Drüsen zählen beispielsweise die Speicheldrüsen, 99 % der Zellen der Bauchspeicheldrüse, die Schweiß- und Talgdrüsen, die Milchdrüsen, die Tränendrüsen oder die Duftdrüsen. Je nach Zusammensetzung des Sekrets unterscheidet man zwischen **serösen** (mehr wässrig, dünnflüssig), **mukösen** (mehr schleimig, dickflüssig) und **seromukösen** (gemischte) Drüsen.

Endokrine Drüsen. Die Sekrete der endokrinen Drüsen sind die **Hormone**, daher werden diese Drüsen auch als Hormondrüsen bezeichnet. Hormone werden durch Drüsen in das umgebende Bindegewebe (parakrine Sekretion) oder ins Blut (endokrine Sekretion) abgegeben. Zu den endokrinen Drüsen zählen z. B. das Inselorgan der Bauchspeicheldrüse, die Schilddrüse, der Hypophysenvorderlappen oder die Nebennieren.

2.1.4 Sinnesepithelien

Sinnesepithelien sind spezielle Epithelzellen, die Sinnesreize aufnehmen und an das zentrale Nervensystem weiterleiten können. Zu diesen Sinneszellen gehören die Stäbchen und Zapfen der Retina im **Auge**, die Hörsinneszellen im Corti-Organ des **Ohrs**, die Zellen der Geschmacksknospen der **Zunge** und die Riechfäden in der **Nase**.

Abb. 2.5 Exokrine und endokrine Sekretion.

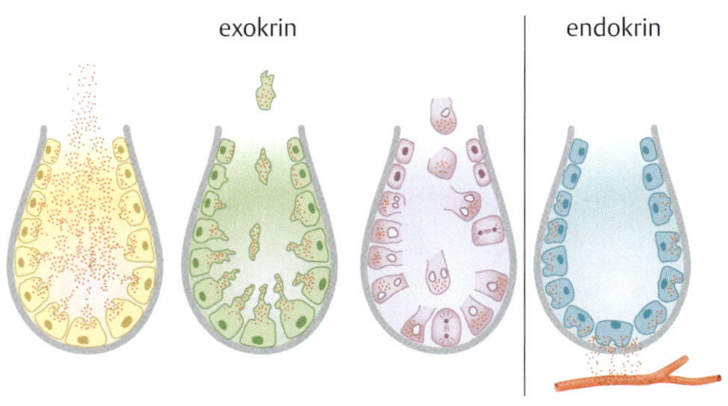

Bei der exokrinen Sekretion wird das Sekret an eine Oberfläche, also nach außen, abgegeben. Bei der endokrinen Sekretion gelangt das Sekret in das umliegende Bindegewebe und wird über die Blutbahn weitertransportiert. *Abb. aus: I care Anatomie, Physiologie. 2., aktualisierte Auflage. Thieme; 2020. Nach: Aumüller G, Aust G, Conrad A, Engele J, Kirsch J, Maio G, Mayerhofer A, Mense S, Reißig D et al., Hrsg. Duale Reihe Anatomie. 5., korrigierte Auflage. Thieme; 2020*

Fazit – Das müssen Sie wissen

Drüsenepithel und Sinnesepithelien

Drüsenepithel besteht aus sekretbildenden **Drüsenzellen**. Man unterscheidet **exokrine Drüsen**, die ihr Sekret über einen Ausführungsgang an eine Oberfläche abgeben, **endokrine Drüsen**, die ihr Sekret (**Hormon**) in die Blutbahn abgeben und **parakrine Drüsen**, bei denen das Sekret in die unmittelbare Umgebung (Bindegewebe) diffundiert.
Nach der Beschaffenheit ihres Sekrets teilt man die Drüsen in **seröse Drüsen** mit einem dünnflüssigen Sekret, **muköse Drüsen** mit einem zähflüssigen Sekret und **seromuköse Drüsen** mit einem gemischten Sekret ein.
Zu den **Sinnesepithelien** zählen die Sinneszellen in **Auge, Ohr, Nase** und **Zunge.**

2.2 Bindegewebe

2.2.1 Einleitung

Das Bindegewebe (auch Binde- und Stützgewebe genannt) erfüllt vielfältige Aufgaben, z. B. füllt es das Interstitium, umhüllt und verbindet Organe und gibt dem Körper Form und Halt.

Zum Bindegewebe (▶ **Abb. 2.6**) gehören das **Bindegewebe** im engeren Sinne wie auch **Knochen, Knorpel und Fettgewebe**. Teilweise wird auch das **Blut** zum Bindewebe gezählt. Bis auf den Knorpel hat das Bindegewebe eine **hohe Regenerationsfähigkeit.**

2.2.2 Aufbau

Das Bindegewebe besteht aus den **Bindegewebszellen**, die aber nicht mehr dicht beieinanderliegen, sondern locker verstreut. Die **Interzellularsubstanz** besteht aus **Fasern** und formloser **Grundsubstanz**.

Bindegewebszellen

Im Bindegewebe gibt es fixe (ortsansässige) und mobile Bindegewebszellen.

Abb. 2.6 Schematischer Aufbau des Bindegewebes.

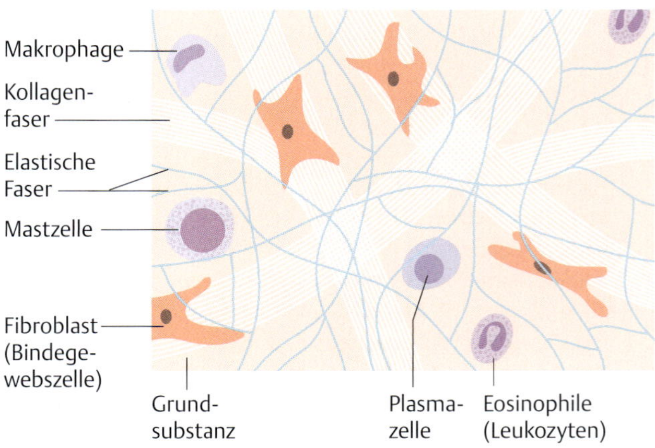

Bindegewebe besteht aus den Bindegewebszellen, einer Grundsubstanz und Fasern.

Fixe Bindegewebszellen. Sie sind die eigentlichen Bindegewebszellen und heißen **Fibrozyten**. Sie haben lange Zellfortsätze, die z. T. mit anderen Zellen in Verbindung stehen und ein dreidimensionales Netz bilden. In ihrer aktiven Form heißen die Fibrozyten **Fibroblasten**; diese produzieren die Bindegewebsfasern der Interzellularsubstanz.

Mobile Bindegewebszellen. Sie sind Zellen des Immunsystems, die ins Bindegewebe einwandern: Granulozyten, Lymphozyten, Makrophagen. Sie sind beweglich und wandern zwischen den anderen Zellen umher. Makrophagen, die sich im Bindegewebe aufhalten, werden **Histiozyten** genannt.

Bindegewebsfasern

Bei den Bindegewebsfasern werden 3 Arten unterschieden:

Kollagene Fasern. Sie sind durch ihre Scherengitterstruktur besonders **zugfest,** aber kaum dehnbar. Sie bestehen aus Kollagen, sind oft in Bündeln zusammengefasst und kommen z. B. in Bändern, Sehnen, Muskelfaszien, Faserknorpeln, Knochen, im Stroma vieler Organe und in der Haut vor. Das Protein **Kollagen** ist im Körper stark vertreten und macht etwa 25 % der gesamten Proteinmasse aus.

Elastische Fasern. Sie sind **zugelastisch**. Sie lassen sich um ein Vielfaches ihrer Ausgangslänge dehnen und kehren danach wieder in ihre Ausgangslänge zurück. Sie kommen vor in elastischem Knorpel, in elastischen Bändern und in anderen Geweben wie im Lungenstroma und in herznahen Arterien. Elastische Fasern bestehen aus den Proteinen Elastin und Fibrillin.

Retikuläre Fasern. Sie sind **dehnbar** und **biegungselastisch** und bilden netzartige Strukturen. Sie umhüllen und stützen kleinere Blutgefäße, Muskel- und Nervenfasern, kommen im retikulären Bindegewebe vor und sind Bestandteil der Basalmembran des Epithelgewebes.

Grundsubstanz

Die **Grundsubstanz** besteht hauptsächlich aus interstitieller Flüssigkeit, Nährstoffen und Abfallprodukten sowie anderen Makromolekülen, die viel Wasser binden können (Glykoproteine, Proteoglykane, Glykosaminoglykane).

Fazit – Das müssen Sie wissen

Aufbau des Bindegewebes

Bindegewebe ist das am häufigsten im Körper vorkommende Gewebe. Es erfüllt vielfältige Aufgaben. Das Bindegewebe besteht aus Bindegewebszellen, Fasern und der Grundsubstanz.

Bindegewebszellen werden unterschieden in fixe und mobile Zellen:

- **Fixe Bindegewebszellen** heißen in ihrer ruhenden Form **Fibrozyten** und in ihrer aktiven Form **Fibroblasten**. Die Fibroblasten produzieren die Bindegewebsfasern.
- **Mobile Bindegewebszellen** sind aus dem Blut ins Bindegewebe eingewanderte Zellen des Immunsystems; u. a. Granulozyten, Lymphozyten, Makrophagen.

Bindegewebsfasern werden in 3 Arten unterschieden:

- **Kollagene Fasern** sind zugfest und kaum dehnbar.
- **Elastische Fasern** sind dehnbar und ziehen sich nach Belastung wieder zusammen.
- **Retikuläre Fasern** sind dehnbar, biegungselastisch und bilden netzartige Strukturen.

Die **Grundsubstanz** besteht aus interstitieller Flüssigkeit, Nährstoffen und Molekülen, die viel Wasser binden können.

Zum Bindegewebe gehören das **Bindegewebe im engeren Sinne**, aber auch **Knochen, Knorpel, Blut und Fettgewebe**. Bis auf den Knorpel hat das Bindegewebe ebenfalls eine **hohe Regenerationsfähigkeit.**

2.2.3 Arten des Bindegewebes

Das Bindegewebe wird nach dem Verhältnis seiner Zellen zur Interzellularsubstanz, nach der Art der Fasern und nach seinen jeweiligen Aufgaben eingeteilt.

Lockeres Bindegewebe

Das lockere Bindegewebe kommt im Körper am häufigsten vor. Hier **überwiegt die meist flüssige Grundsubstanz**, in der elastische und kollagene Fasern in lockerer Anordnung zu finden sind. Bindegewebszellen sind nur spärlich vorhanden. Funktionell dient das lockere Bindegewebe nicht nur als Füllmaterial, sondern auch als **Wasserspeicher**, **Verschiebeschicht** und Aufenthaltsraum für zahlreiche mobile Zellen des Immunsystems. Es bildet das **Stroma** vieler Organe. Hier verlaufen auch **Blut-** und **Lymphgefäße** sowie **Nerven**.

Straffes Bindegewebe

Es zeichnet sich durch einen **sehr hohen Anteil von Kollagenfaserbündeln** aus. Es besitzt noch weniger Zellen und Grundsubstanz als das lockere Bindegewebe. Die Anordnung der kollagenen Fasern ist entweder

- **parallelfaserig** bei Zug in einer Richtung, z. B. bei Sehnen und Bändern, oder
- **geflechtartig** bei Zug in verschiedene Richtungen, z. B. bei Organkapseln, Muskelfaszien, Lederhaut, Dura mater.

Selten kommt es als straffes **elastisches** Bindegewebe vor, in dem vorwiegend elastische Fasern vorhanden sind, z. B. als Bänder der Wirbelsäule und Stimmbänder.

Retikuläres Bindegewebe

Retikuläre Fasern bilden ein weites dreidimensionales Netz als Aufenthaltsraum für die Zellen des Immunsystems. Es kommt **v. a. in lymphatischen Organen** (Lymphknoten, Mandeln, Milz, Peyer-Plaques, Appendix, Knochenmark) vor. Die Bindegewebszellen heißen **Retikulozyten**.

Embryonales Bindegewebe

Das embryonale Bindegewebe wird auch **Mesenchym** genannt. Es ist der Ursprung des Bindegewebes. Die Zellen sind sternförmig mit großen Abständen, die Intrazellularsubstanz ist flüssig, Fasern sind nicht vorhanden. Es dient beim Embryo als Füllgewebe und besteht aus **multipotenten Stammzellen** mit hoher Mitoserate.

Gallertiges Bindegewebe

Es zählt ebenfalls zum embryonalen Bindegewebe und kommt in der **Nabelschnur** und der Haut des Embryos vor. Die Extrazellularmatrix enthält feine Kollagenfasern und Hyaluronsäure und kann große Menge Wasser binden, wodurch die gallertige Konsistenz zustande kommt. Bei Erwachsenen kommt es nur noch als **Zahnpulpa** vor.

Spinozelluläres Bindegewebe

Es ist zellreich und faserarm und kommt in der Rinde der **Eierstöcke** vor.

Fettgewebe

Es ist spezialisiertes Bindegewebe und macht etwa 10–25 % des Körpergewichts aus. Es besteht aus Fettzellen und wenig Interzellularsubstanz. Die nahezu kugelförmigen Fettzellen (**Adipozyten)** speichern in ihrem Zytoplasma große Mengen an Fett in Form von Triglyzeriden. Das bei Erwachsenen vorkommende Fettgewebe wird auch als **weißes Fettgewebe** bezeichnet. Es erfüllt 2 Aufgaben. Zum einen ist es Energiereserve (**Speicherfett**), v. a. in der Haut und im Bauch. Zum anderen dient es als Polsterung (**Baufett**), z. B. um die Nieren, hinter den Augäpfeln, an Handflächen und Fußsohlen und am Po. Baufett wird bei Nahrungsmangel immer als Letztes abgebaut. Fett hat zusätzlich eine **wärmeisolierende** Wirkung. Fettzellen bilden auch **Hormone**, u. a. Leptin, das eine Rolle bei der Steuerung des Hungers spielt. Nur ganz wenige Körperstellen sind fettfrei: Hand- und Fußrücken, Hodensack, Ohrmuschel. Beim Säugling gibt es noch das **braune Fettgewebe**, das viele kleine Blutgefäße enthält und der direkten Erzeugung von Wärme dient. Braunes Fettgewebe kommt bei Erwachsenen nur noch selten vor, z. B. in der Halsregion.

Blut

Blut kann als Sonderform des Bindegewebes aufgefasst werden, da es aus den **Blutzellen**, dem **Blutplasma** als Grundsubstanz und **Fibrinogen** in Form gelöster Fasern besteht.

Fazit – Das müssen Sie wissen

Arten des Bindegewebes

Das **lockere Bindegewebe** ist die häufigste Bindegewebsform im Körper. Es bildet das Stroma der Organe. Im lockeren Bindegewebe verlaufen Gefäße und Nerven. Hauptbestandteil ist die Grundsubstanz, weshalb die Wasserbindungsfähigkeit hoch ist. Hauptbestandteil des **straffen Bindegewebes** sind Kollagenfaserbündel. Diese verlaufen in Sehnen und Bändern parallel, in den Organ- und Gelenkkapseln, der Knochenhaut und den Herzklappen dagegen geflechtartig. Das **retikuläre Bindegewebe** bildet ein dreidimensionales Netz als Aufenthaltsraum für die Zellen des Immunsystems. Es kommt **v. a. in lymphatischen Organen** vor. **Mesenchym und gallertiges Bindegewebe** gehören zum **embryonalen Bindegewebe**. **Spinozelluläres Bindegewebe** befindet sich in der Eierstockrinde.

Das **Fettgewebe** besteht aus Fasernetzen und Fettzellen (**Adipozyten**). Man unterscheidet weißes und braunes Fettgewebe. **Weißes Fettgewebe**: zur Energiegewinnung (**Speicherfett**) oder als Polster (**Baufett**). **Braunes Fettgewebe**: Wärmeproduktion für den Säugling.

Blut kann als flüssiges Bindegewebe aufgefasst werden, da es den gleichen Aufbau aus Zellen, Grundsubstanz und Fasern besitzt.

Knorpelgewebe

Knorpel und Knochen werden auch als **Stützgewebe** bezeichnet. Knorpelgewebe ist ein spezialisiertes **druckfestes** und **biegungselastisches** Bindegewebe. Es hat formgebende und schützende Funktion. Es besteht aus reifen, nicht mehr teilungsfähigen **Chondrozyten** und jungen, noch teilungsfähigen **Chondroblasten** mit **fester Grundsubstanz** und **Fasern**. Knorpelzellen liegen einzeln oder in kleinen Gruppen zusammen. Eine Gruppe mit der umgebenden Intrazellularsubstanz wird **Chondron** genannt. Dieses ist die kleinste Einheit des Knorpels. Knorpelgewebe enthält weder Nerven noch Gefäße. Versorgt wird es durch Diffusion, weshalb die **Regenerationsfähigkeit schlecht** ist.

Man unterscheidet 3 Arten von Knorpelgewebe (▶ **Abb. 2.7**):

Hyaliner Knorpel. Er kommt beim Erwachsenen am häufigsten vor. Er hat eine hohe **Druckfestigkeit**, ist durchsichtig und besteht im Wesentlichen aus kollagenen Fasern. Der hyaline Knorpel bildet den **Gelenk**- und den **Rippenknorpel** und gibt der Nase, dem Kehlkopf, der Luftröhre und den Bronchien teilweise ihre Form und Halt. Darüber hinaus bildet hyaliner Knorpel die **Wachstumsfugen** der Röhrenknochen und ist damit Ausgangspunkt für das Längenwachstum. **Außer beim Gelenkknorpel** wird der hyaline Knorpel von einer **Knorpelhaut** (Perichondrium) überzogen. Sie besteht hauptsächlich aus Bindegewebe. Die Knorpelhaut verhindert auch, dass Knorpel bei Biegung bricht, indem sie die entstehenden Zugkräfte abfängt.

Zusatzinfo

Arthrose

Beim Gelenkknorpel fehlt die Knorpelhaut, sodass kaum Regeneration stattfindet und dadurch degenerative Prozesse begünstigt werden (Arthrose).

Elastischer Knorpel. Er ist prinzipiell wie hyaliner Knorpel aufgebaut. Er besitzt ebenfalls eine **Knorpelhaut**, ist jedoch in der extrazellulären Matrix zusätzlich zu den kollagenen Fasern von reichlich elastischen Fasernetzen durchzogen und daher leicht **verformbar**. Elastischer Knorpel findet sich im **Ohr** (Ohrmuschel, im äußeren Gehörgang, in der Ohrtrompete), im **Kehlkopf** (Kehldeckel, Stellknorpel) und in **kleineren Bronchien**.

Faserknorpel. Er wird auch als Bindegewebsknorpel bezeichnet. Er besitzt weniger Zellen als die anderen Knorpelarten, dafür aber viele kollagene Fasern und ist dadurch **sehr widerstandsfähig und zugfest**. Faserknorpel besitzt **keine Knorpelhaut**. Faserknorpel kommt überall dort vor, wo Scherkräfte auftreten: in den Menisken im Kniegelenk, in der Symphyse (Schambeinfuge), im Faserring der Bandscheiben, in den Gelenklippen im Schulter- und Hüftgelenk und in den Knorpelscheiben des Kiefer- und Sternoklavikulargelenks (Brustbein-Schlüsselbein-Gelenk).

Abb. 2.7 Die verschiedenen Knorpelarten.

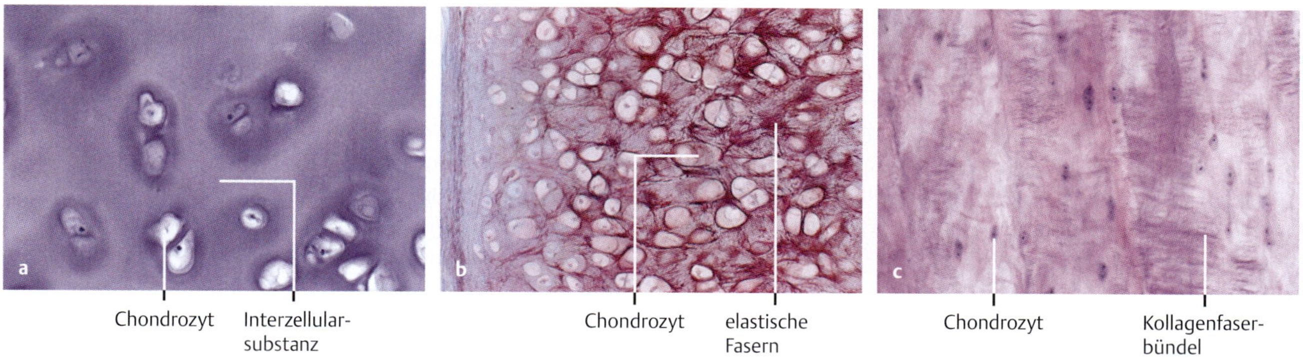

a Hyaliner Knorpel. Hier überwiegt die Interzellularsubstanz, Fasern kommen nur vereinzelt vor. *Abb. aus: I care Anatomie, Physiologie. 2., aktualisierte Auflage. Thieme; 2020. Nach: Aumüller G, Aust G, Conrad A, Engele J, Kirsch J, Maio G, Mayerhofer A, Mense S, Reißig D et al., Hrsg. Duale Reihe Anatomie. 5., korrigierte Auflage. Thieme; 2020*

b Elastischer Knorpel. Er enthält zahlreiche elastische Fasern, die netzartig angeordnet sind. *Abb. aus: I care Anatomie, Physiologie. 2., aktualisierte Auflage. Thieme; 2020. Nach: Kühnel W, Hrsg. Taschenatlas Histologie. 13. Auflage. Thieme; 2014*

c Faserknorpel. Hier finden sich relativ wenig Chondrozyten, es überwiegen dicke Bündel aus Kollagenfasern. *Abb. aus: I care Anatomie, Physiologie. 2., aktualisierte Auflage. Thieme; 2020. Nach: Aumüller G, Aust G, Conrad A, Engele J, Kirsch J, Maio G, Mayerhofer A, Mense S, Reißig D et al., Hrsg. Duale Reihe Anatomie. 5., korrigierte Auflage. Thieme; 2020*

Fazit – Das müssen Sie wissen

Knorpel

Knorpel ist druckfestes und biegungselastisches **Stützgewebe** mit fester Grundsubstanz und Fasern. Die Knorpelzellen heißen **Chondrozyten** und Chondroblasten. Knorpel enthält keine Blutgefäße und hat eine **schlechte Regenerationsfähigkeit**. Es werden 3 Knorpelarten unterschieden:

- **hyaliner Knorpel**: häufigste Knorpelart; hohe **Druckfestigkeit**, da er viel Grundsubstanz enthält; bildet v. a. den **Gelenk-** und **Rippenknorpel;** außerhalb der Gelenke wird er von der **Knorpelhaut** (Perichondrium) verstärkt.
- **elastischer Knorpel** enthält neben kollagenen auch viele elastische Fasern und ist dadurch **verformbar**; von **Knorpelhaut** überzogen; kommt u. a. im Ohr, im Kehlkopf und in kleineren Bronchien vor.
- **Faserknorpel** besitzt viele kollagene Fasern → **sehr widerstandsfähig und zugfest**. Faserknorpel besitzt **keine Knorpelhaut**. Er bildet u. a. die Menisken, die Symphyse und die Bandscheiben.

Knochengewebe

Knochengewebe ist das härteste Bindegewebe und weist eine hohe Festigkeit gegen Zug-, Druck- und Scherkräfte auf. Durch seine Form- und Biegefestigkeit erfüllt es im Körper in erster Linie eine **Stütz-** und **Schutzfunktion**. Es gibt dem Körper seine Form und bildet als Skelett den **passiven Bewegungsapparat**. Zusätzlich ist es der Ort der **Blutbildung** und dient als **Kalziumspeicher**. Es ist als Bindegewebe aus Zellen und Interzellularsubstanz (Grundsubstanz und Fasern) aufgebaut. Es gibt lange und kurze Röhrenknochen, kurze, platte, unregelmäßige und lufthaltige Knochen sowie Sesambeine (in eine Sehne eingebetteter oder eingewachsener kleiner Knochen, z. B. die Patella).

Interzellularsubstanz

Die Interzellularsubstanz des Knochens hat im Gegensatz zum Knorpelgewebe einen relativ **niedrigen Wassergehalt** von etwa 20 %. Das Trockengewicht des Knochens besteht zu etwa 30 % aus **organischen** (kollagene Fasern) und zu etwa 70 % aus **anorganischen** Bestandteilen (Mineralsalze, v. a. Kalzium-Phosphat-Salz). Dies macht den Knochen (neben Zähnen) zum härtesten Gewebe im Körper und verleiht ihm eine enorme Druck- und Zugkraft.

Kalziumspeicher

Das Körperkalzium ist zu 99 % in der Struktur von Knochen und Zähnen gebunden und sorgt dort für Stabilität. Der Austausch von Kalzium zwischen Blut und Knochen wird durch **Parathormon** aus der Nebenschilddrüse und **Calcitonin** aus der Schilddrüse geregelt. Im Knochen wird neben Kalzium auch Phosphat gespeichert.

Knochenzellen

Knochengewebe wird ständig umgebaut. Dafür sind die Knochenzellen verantwortlich, bei denen man 3 Arten unterscheidet: die Osteoblasten, die Osteozyten und die Osteoklasten.

Osteoblasten. Sie bilden die Grundsubstanz des Knochens und die Vorstufe des Kollagens und sind damit für den Knochenaufbau verantwortlich. Direkt nach der Bildung ist die Grundsubstanz noch nicht verkalkt und wird **Osteoid** genannt. Nach 2 Tagen beginnt die Grundsubstanz zu mineralisieren. Osteoblasten werden durch Belastung des Knochens aktiviert.

HP-Praxis

Osteoblastenaktivität

Bei Osteoblastenaktivität (Knochenwachstum, Frakturheilung, Knochentumoren) wird **alkalische Phosphatase (AP)** freigesetzt. Im Blutserum ist diese dann erhöht.

Osteozyten. Sie entstehen aus den Osteoblasten und sind die häufigsten Knochenzellen. Die Osteozyten liegen in kleinen Hohlräumen in der Knochenmatrix, den sog. **Lakunen**, und sind von einer dünnen Schicht nicht mineralisierter Knochensubstanz umgeben. Sie sind mit anderen Osteozyten durch sternförmige Zellfortsätze verbunden. Osteozyten sind nicht mehr teilungsfähig. Sie dienen wahrscheinlich als Messfühler für die Belastung des Knochens und beeinflussen die Aktivität der Osteoblasten. Damit sind sie an der Erhaltung der Knochensubstanz beteiligt.

Osteoklasten. Sie bauen die verkalkte Interzellularsubstanz ab und sind damit für den **Knochenabbau** verantwortlich. Zusammen mit den Osteoblasten sorgen sie dafür, dass Knochenauf- und -abbau im Gleichgewicht stehen. Sie sind Zellen des Monozyten-Makrophagen-Systems (MMS), die sich im Knochen niedergelassen haben. Sie sitzen v. a. innen im Knochen in der Spongiosa. Die Osteoklastenaktivität wird zum einen hormonell durch Parathormon und Calzitonin gesteuert, zum anderen durch Botenstoffe, die von Osteoblasten freigesetzt werden.

Merke

Blasten oder Klasten?

Was welche Knochenzelle macht, kann man sich leicht merken: Osteo**b**lasten **b**auen, Osteo**k**lasten **k**lauen.

Fazit – Das müssen Sie wissen

Knochengewebe

Knochengewebe ist das härteste Bindegewebe und hat **Stütz-, Halt- und Schutzfunktion**. Es bildet als Skelett den **passiven Bewegungsapparat**. Es ist Ort der **Blutbildung** und dient als **Kalziumspeicher**. Knochengewebe ist einem ständigen Umbauprozess unterworfen.

Seine Interzellularsubstanz besteht hauptsächlich aus **kollagenen Fasern.** Sie wird hart durch den Einbau von Mineralsalzen, v. a. **Kalziumphosphat**. Der **Kalziumstoffwechsel** wird durch **Parathormon**, **Calzitonin** und **Vitamin D** geregelt. Bei den Knochenzellen unterscheidet man

- knochenaufbauende **Osteoblasten**: Sie bilden die Interzellularsubstanz.
- knochenabbauende **Osteoklasten**: Sie bauen die verkalkte Interzellularsubstanz ab.
- nicht mehr teilungsfähige **Osteozyten**: Sie gehen aus den Osteoblasten hervor. Sie messen wahrscheinlich die Belastung des Knochens.

Knochenarten und Knochenhaut

Mit dem Geflecht- und dem Lamellenknochen unterscheidet man 2 Arten von Knochen, die sich in ihrer Bauweise und der Zusammensetzung des Knochengewebes unterscheiden.

Geflechtknochen. Pränatal und beim Kleinkind findet sich noch **Geflechtknochen**, eine primäre unreife Form des Knochens, bei dem die Kollagenfasern nicht ausgerichtet, sondern kreuz und quer verlaufen, d. h. miteinander verflochten sind. Dieser Knochen wird in den ersten Lebensjahren zu Lamellenknochen umgebaut und findet sich beim Erwachsenen nur noch selten (z. B. im Labyrinth des Ohrs oder bei einer Frakturheilung).

Lamellenknochen. Er entsteht nach Abbau des Geflechtknochens. Beim **Lamellenknochen** verlaufen die Fasern parallel. Es können 2 Anteile unterschieden werden, die **Spongiosa** und die **Kompakta** (▶ **Abb. 2.8**).

Die **Spongiosa** liegt im Inneren des Knochens. Die Lamellen lagern sich hier zu einem Gerüst aus feinen Knochenbälkchen, den **Trabekeln**, zusammen. Dieses Gerüst erinnert vom Aufbau her an einen Schwamm. Die Trabekel verlaufen in Richtung der größten Beanspruchung. In den Hohlräumen der Spongiosa befindet sich in den Epiphysen (Endstück) der Röhrenknochen und in allen anderen Knochen **rotes blutbildendes Knochenmark**, in den Diaphysen (Knochenschaft) der Röhrenknochen **gelbes Fettmark**.

Die **Kompakta** oder **Kortikalis** ist die dichte äußere Schicht der Skelettknochen. Hier liegen die Osteoblasten, die den Knochen erneuern. In der Kompakta bilden die Lamellen die Osteone. Ein **Osteon** ist die Grundeinheit des Lamellenknochens. Es besteht aus einem zentralen Blutkanal, dem **Havers-Kanal**, um den in 5–20 **Lamellen**-Ringen angeordnet die Grundsubstanz und die Knochenzellen liegen. **Volkmann-Kanäle** sind Verbindungskanäle, die die Havers-Kanäle miteinander und mit dem Periost verbinden.

Knochenhaut. Innen und außen wird der Knochen von einer Knochenhaut begrenzt. Die innere Knochenhaut heißt **Endost**, die äußere **Periost**. Im **Periost** verlaufen Blut- und Lymphgefäße, die der Versorgung des Knochengewebes dienen. Außerdem finden sich hier, im Gegensatz zum Knochengewebe, sensible Nervenfasern, weshalb das Periost **schmerzempfindlich** ist.

Fazit – Das müssen Sie wissen

Knochenaufbau

Bei der Knochenbildung und der Frakturheilung entsteht als Erstes **Geflechtknochen**. Er ist die Hauptknochenform beim Kind und wird später zu Lamellenknochen umgebaut. Der Geflechtknochen enthält viele Knochenzellen und ungeordnete Kollagenfasern und ist nur wenig mineralisiert.

Der **Lamellenknochen** ist belastbarer als der Geflechtknochen, aus dem er entsteht. Dazu lagern sich die ungeordneten Kollagenfasern zu regelmäßig angeordneten Lamellen zusammen. Die äußere Schicht des Lamellenknochens ist die **Kompakta**, die innere Schicht die **Spongiosa**. In der Spongiosa befindet sich das **Knochenmark**.

Das Knochengewebe wird von Knochenhaut überzogen. Die innere Knochenhaut heißt **Endost**, die äußere Knochenhaut **Periost**. Das Periost ist sensibel innerviert und damit schmerzempfindlich.

Abb. 2.8 Aufbau eines Lamellenknochens.

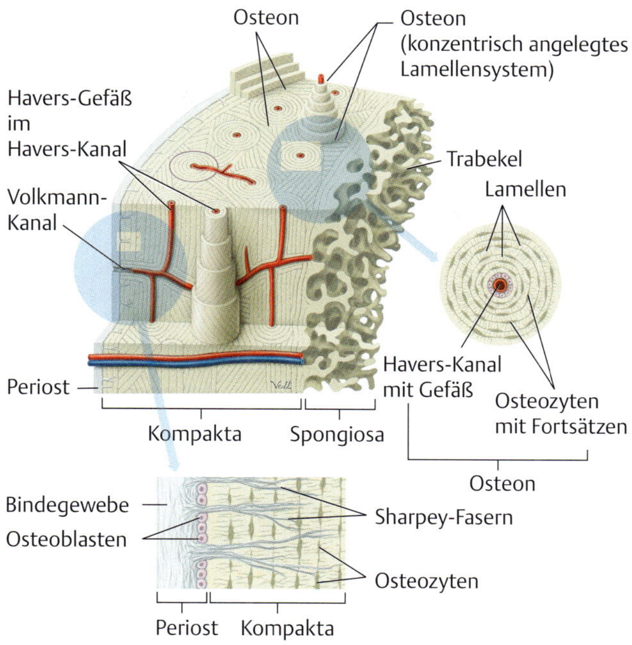

Der äußere Mantel des Lamellenknochens besteht aus der dichten Kompakta, die schwammartige Innenstruktur wird als Spongiosa bezeichnet. Innerhalb der Kompakta bilden die Knochenlamellen kleine Zylinder, die Osteonen. In den Osteonen verlaufen die Havers-Kanäle, die Gefäße enthalten und über die quer verlaufenden Volkmann-Kanäle miteinander in Verbindung stehen. *Abb. aus: Schünke M, Schulte E, Schumacher U. Prometheus. LernAtlas der Anatomie. Allgemeine Anatomie und Bewegungssystem. Illustrationen von M. Voll und K. Wesker. 5. Aufl. Stuttgart: Thieme; 2018*

2.3 Muskelgewebe

2.3.1 Einleitung

Muskelgewebe hat die Fähigkeit zur **Kontraktion und Relaxation** und ermöglicht dadurch **Bewegung** eines Körper- oder Organteils. Die eigentliche Bewegung geschieht in der Muskelzelle (**Myozyt**) durch Bestandteile des Zytoskeletts: die Aktinfilamente und das Motorprotein Myosin. Je nachdem, wie diese Strukturen in der Zelle angeordnet sind, ergibt sich unter dem Mikroskop ein unterschiedliches Erscheinungsbild, nach dem man das Muskelgewebe in die quergestreifte und die glatte Muskulatur einteilt. Die quergestreifte Muskulatur wiederum kommt in 2 Formen vor, sodass insgesamt 3 Arten von Muskelgewebe (▶ **Tab. 2.1**) unterschieden werden:

- quergestreifte Skelettmuskulatur
- quergestreifte Herzmuskulatur
- glatte Muskulatur

Durch die Arbeitsleistung der Muskelzellen entsteht Wärme, sodass Muskulatur mit zur **Wärmeerzeugung** des Körpers beiträgt (Gänsehaut und Muskelzittern).

Fazit – Das müssen Sie wissen

Muskelgewebe

Muskelgewebe hat durch seine Muskelzellen (Myozyten) die Fähigkeit zur **Kontraktion** und **Relaxation** und ermöglicht dadurch **Bewegung**. Ermöglicht wird die Kontraktion durch spezielle Zellorganellen, die **Myofilamente**, die aus **Aktin** und **Myosin** bestehen. Je nach deren Anordnung unterscheidet man die **quergestreifte** von der **glatten** Muskulatur.

2.3.2 Aufbau und Funktionsweise einer Muskelzelle

Muskelzellen (Myozyten) sind spindelförmig. Neben den üblichen Zellorganellen (Mitochondrien, Ribosomen etc.) besitzen Muskelzellen zusätzlich spezialisierte Proteine, die **Myofilamente**.

In **Skelett- und Herzmuskelzellen** lagern sich die Myofilamente regelmäßig in vielen hintereinandergeschalteten **Sarkomeren** an. Das Sarkomer ist die funktionelle Einheit in der quergestreiften Muskulatur (▶ **Abb. 2.9**). Es ist von den sog. **Z-Streifen** begrenzt. Jedes Sarkomer besteht aus 2 verschiedenen Proteinen, den **Aktin-** und **Myosinfilamenten**. Eine Aktin-Myosin-Aktin-Einheit wird als Sarkomer bezeichnet. Die Aktinfilamente liegen immer neben Myosinfilamenten. Die Bereiche, die aus Aktinfilamenten bestehen, erscheinen im Lichtmikroskop hell, diejenigen, die sich aus Myosinfilamenten zusammensetzen, dunkel. Dadurch entsteht unter dem Lichtmikroskop der Eindruck einer Querstreifung. Daher heißt diese Muskulatur auch **quergestreifte Muskulatur**.

Abb. 2.9 Quergestreifte Skelettmuskulatur: Sarkomer.

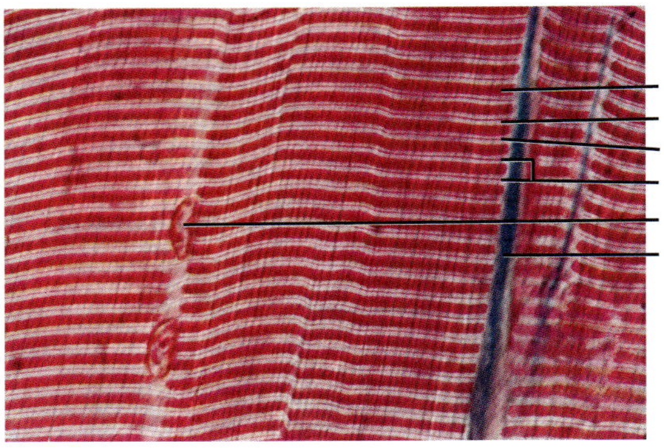

Die Querstreifung ist im Längsschnitt (Färbung: Azan, 1125-fach vergrößert) gut zu erkennen. Die dunklen A-Streifen bestehen aus Myosin, die hellen I-Streifen aus Aktin. In der Mitte der I-Streifen liegen die schmalen Z-Streifen, an denen das Aktin ansetzt. Der Abschnitt zwischen 2 Z-Streifen wird als Sarkomer bezeichnet. *Abb. aus: I care Anatomie, Physiologie. 2., aktualisierte Auflage. Thieme; 2020. Nach: Kühnel W, Hrsg. Taschenatlas Histologie. 13. Auflage. Thieme; 2014*

Abb. 2.10 Aufbau der Myofilamente.

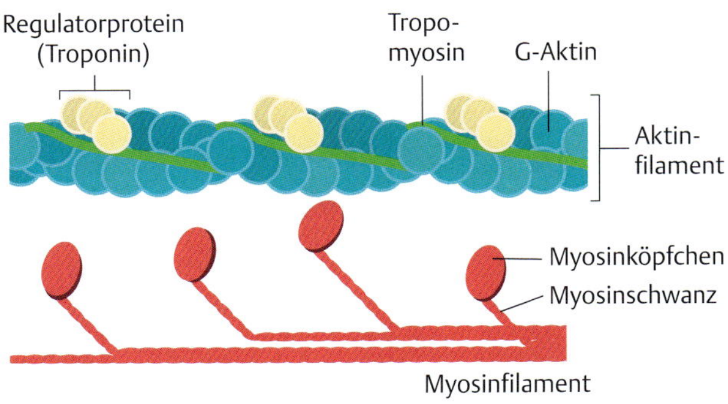

Aktin- und Myosinfilamente. Die Köpfchen der Myosinfilamente haken sich in die Aktinfilamente ein und verkürzen ihren Winkel. So wird das Aktin herangezogen. *Abb. aus: I care Anatomie, Physiologie. 2., aktualisierte Auflage. Thieme; 2020. Nach: Endspurt Vorklinik: Anatomie 3. 5. aktualisierte Auflage. Thieme; 2020*

In den **glatten Muskelzellen** sind die Aktin- und Myosinfilamente in unregelmäßigen Bündeln angeordnet, die meist schräg in der Zelle verlaufen und **keine Sarkomere** bilden. Deshalb sind sie nicht quergestreift. Daher kommt die Bezeichnung glatte Muskulatur.

Fazit – Das müssen Sie wissen

Aufbau und Funktion von Muskelzellen

Muskelzellen besitzen spezielle Proteine, die **Myofilamente**. Diese wiederum sind hauptsächlich aufgebaut aus **Aktin**- und **Myosin**filamenten.
Skelett- und Herzmuskelzellen: Die Aktin- und Myosinfilamente sind für die Muskelkontraktion verantwortlich und hintereinander (jeweils Aktin-Myosin-Aktin) angeordnet, wobei es zwischen Aktin und Myosin zu Überschneidungen kommt. Diese regelmäßige Anordnung ist für die **Querstreifung** des Muskelgewebes verantwortlich. Eine Aktin-Myosin-Aktin-Einheit wird als **Sarkomer** bezeichnet.
Glatte Muskulatur: Die Aktin- und Myosinfilamente sind unregelmäßig angeordnet, weshalb die glatte Muskulatur **keine Querstreifung** aufweist. Die glatte Muskulatur besitzt **keine Sarkomere**.

Elektromechanische Kopplung – Ablauf der Muskelkontraktion

Sowohl in der quergestreiften als auch in der glatten Muskulatur kommt die Kontraktion dadurch zustande, dass die Aktinfilamente weiter zwischen die Myosinfilamente gleiten. Die Sarkomere verkürzen sich und damit auch die Muskelfaser. Bei der Relaxation des Muskels kehren die Aktinfilamente wieder in ihre Ausgangsposition zurück.

Das **Signal zur Muskelkontraktion** wird in Form eines **elektrischen** Impulses gegeben, der die Muskelzelle erreicht. Dieser elektrische Impuls wird als **Aktionspotenzial** bezeichnet (S. 42). Das Aktionspotenzial wird entweder durch eine Nervenzelle oder von speziellen Muskelzellen selbst erzeugt (z. B. Sinusknoten im Herzen). Die Vorgänge, die bei der Umwandlung des elektrischen Reizes (Aktionspotenzials) in mechanische Arbeit (Muskelverkürzung) ablaufen, werden unter dem Begriff der **elektromechanischen Kopplung** zusammengefasst.

Durch das Aktionspotenzial kommt es zu einer Freisetzung von intrazellulären **Kalzium**-Ionen in der Muskelzelle. Dadurch bindet das Myosin an das Aktin und zieht unter Energieverbrauch (**ATP**) das Aktin zu sich, solange die Kalzium-Konzentration hoch genug ist und ATP vorhanden ist (▶ **Abb. 2.10**). Die Aufsummierung der kleinen Verschiebestrecken führt letztendlich zur **Verkürzung des Muskels**.

Zusatzinfo

Totenstarre

Die Totenstarre (Rigor mortis) kommt dadurch zustande, dass nach dem Tod kein neues ATP mehr gebildet wird. Die Bindung zwischen Myosin und Aktin bleibt deshalb bestehen und die Muskelkontraktion kann nicht gelöst werden. Die Totenstarre setzt – je nach äußeren Bedingungen – in den ersten 2 Stunden an den Augenlidern und den kleinen Gelenken ein und hat sich nach 6–12 Stunden über den gesamten Körper ausgebreitet. Sie löst sich nach 2 –3 Tagen, wenn sich die Körperzellen durch enzymatische Prozesse aufzulösen beginnen.

Fazit – Das müssen Sie wissen

Elektromechanische Kopplung – Muskelkontraktion

Bei der elektromechanischen Kopplung wird durch ein Aktionspotenzial, das von Nerven- oder Muskelzellen erzeugt wird, intrazelluläres Kalzium freigesetzt. Dadurch verschieben sich Aktin- und Mysoinfilamente unter ATP-Verbrauch gegeneinander. Als Folge verkürzt sich das Sarkomer und dies wiederum führt zu einer Verkürzung der Muskelzelle.

2.3.3 Quergestreifte Skelettmuskulatur

Die **Skelettmuskulatur** ist für die Körperbewegungen verantwortlich. Zur Skelettmuskulatur werden auch die mimische Muskulatur, die Muskeln der Zunge, des Rachens, des Kehlkopfs und des oberen Teils der Speiseröhre sowie die äußeren Augenmuskeln gezählt, obwohl sie keine Verbindung zum Skelett haben. Ihr Aufbau entspricht aber dem der Skelettmuskulatur. Die Skelettmuskulatur wird auch **Willkürmuskulatur** genannt, da sie willentlich gesteuert wird.

Skelettmuskelzellen entstehen aus Myoblasten (embryonale Muskelzellen). Im Laufe der Entwicklung verschmelzen viele Myoblasten zu **Muskelfasern**. Diese gelten als die eigentlichen Muskelzellen. Sie können **20–30 cm lang** werden und besitzen **viele Zellkerne,** die an den Rand gedrängt sind.

Skelettmuskelzellen sind hoch spezialisiert. Sie besitzen keine Zentriolen (Zellteilungs-Zellorganellen) und sind daher **nicht teilungsfähig**. Skelettmuskelwachstum geschieht durch Hyperplasie (Zellvergrößerung).

Fazit – Das müssen Sie wissen

Quergestreifte Skelettmuskulatur

Die Skelettmuskeln können willentlich gesteuert werden und sind v. a. für die Körperbewegungen verantwortlich. Sie bestehen aus einzelnen Muskelfasern, die viele Zellkerne besitzen. Sie können 20–30 cm lang sein. Skelettmuskelzellen sind nicht teilungsfähig.

Aufbau eines Skelettmuskels

Ein Skelettmuskel besteht aus der äußeren bindegewebigen Hülle, der **Muskelfaszie**. Diese geht in die Sehnen des Muskels über. Jeder Muskel wird durch weitere bindegewebige Hüllen in viele **Muskelfaserbündel** unterteilt (▶ **Abb. 2.11**). Ein Muskelfaserbündel wiederum besteht aus vielen **Muskelfasern**. Eine Muskelfaser ist eine **Muskelzelle**. In der Muskelfaser liegen die regelmäßig angeordneten **Myofibrillen**. Diese sind mit beiden Enden an der Zellmembran befestigt und durchspannen die Muskelfaser

Abb. 2.11 Aufbau eines Skelettmuskels.

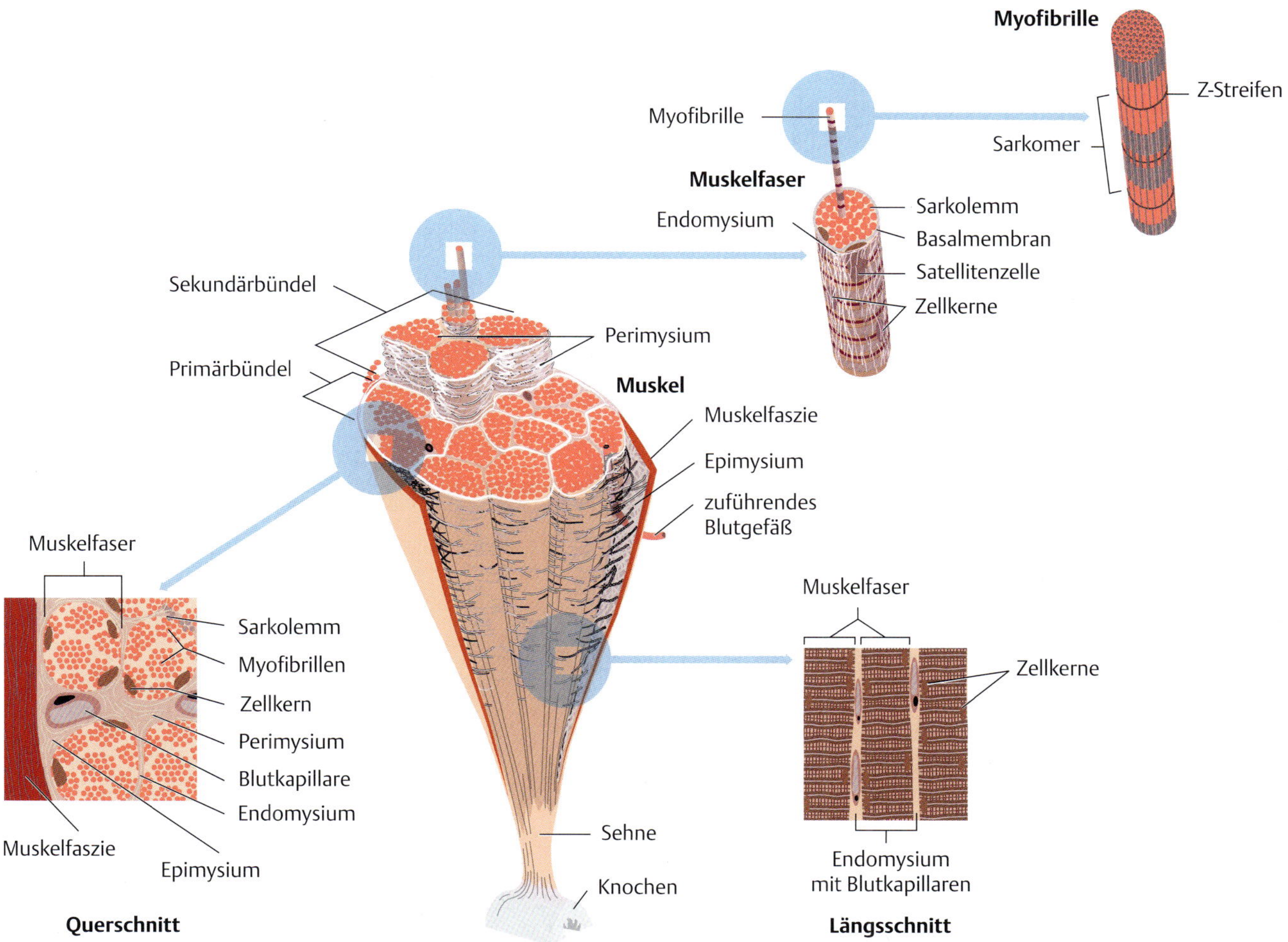

Ein Skelettmuskel wird von der Muskelfaszie umhüllt. Unter der Muskelfaszie liegt die aus straffem Bindegewebe bestehende Verschiebeschicht (Epimysium). Weitere bindegewebige Hüllen (Perimysium) unterteilen den Muskel in Primär- und Sekundär- Muskelfaserbündel. Die Muskelfaserbündel enthalten zahlreiche Muskelfasern, die jeweils von Endomysium umgeben sind. Die Zellmembran der Muskelzellen wird Sarkolemm genannt. In den Muskelfasern befinden sich die Myofibrillen, die aus hintereinandergeschalteten Sarkomeren bestehen. *Abb. aus: I care Anatomie, Physiologie. 2., aktualisierte Auflage. Thieme; 2020. Nach: Aumüller G, Aust G, Conrad A, Engele J, Kirsch J, Maio G, Mayerhofer A, Mense S, Reißig D et al., Hrsg. Duale Reihe Anatomie. 5., korrigierte Auflage. Thieme; 2020*

auf ihrer ganzen Länge. Jede Skelettmuskelzelle enthält viele Myofibrillen. Innerhalb der Myofibrillen finden sich die Myofilamente Aktin und Myosin, die die Sarkomere bilden, s. Kap. 2.3.1.

Über die verschiedenen bindegewebigen Muskelhüllen wird der Zug, der bei der Kontraktion des Muskels entsteht, auf die Sehnen übertragen. In diesen bindegewebigen Hüllen verlaufen auch die Gefäße und Nerven.

Fazit – Das müssen Sie wissen

Aufbau des Skelettmuskels

Der quergestreifte Skelettmuskel ist von einer Muskelfazie umgeben. Jeder Muskel besteht aus mehreren Muskelfaserbündeln. Jedes Muskelfaserbündel besteht aus mehreren Muskelfasern. Jede Muskelfaser entspricht 1 Muskelzelle (Myozyt). Skelettmuskelzellen sind bis zu 30 cm lange, mehrkernige, längliche Zellen.

Kontraktion der Skelettmuskulatur

Elektrischer Impuls. An der quergestreiften Skelettmuskulatur erreicht der elektrische Impuls die Muskelzelle über einen **motorischen Nerv**. Als motorischer Nerv oder **Motoneuron** werden solche Nerven bezeichnet, die Bewegungsbefehle vom zentralen Nervensystem (Gehirn, Rückenmark) zur Skelettmuskulatur weiterleiten. Unter Motorik versteht man alle vom zentralen Nervensystem aus gesteuerten aktiven und koordinierten Bewegungen. Motoneurone können sich aufzweigen und bis zu 2000 Muskelfasern gleichzeitig erreichen.

Übertragung auf die Muskelfaser. Das Ende des Motoneurons ist über eine besondere Struktur mit der Muskelfaser verbunden, die **motorische Endplatte**. Die motorische Endplatte ist eine chemische Synapse, die die Erregung von einer Nervenfaser auf die Muskelfaser, also die Muskelzelle, eines Skelettmuskels überträgt.

Wenn ein Aktionspotenzial über die Nervenfaser an der motorischen Endplatte ankommt, wird dort der Neurotransmitter (Überträgerstoff) **Acetylcholin** freigesetzt. Dieser bindet an passende Rezeptoren in der Membran der Muskelfaser, wodurch dort eine Erregung ausgelöst und aus intrazellulären Speichern Kalzium freigesetzt wird. Dadurch erhöht sich die **intrazelluläre Kalziumkonzentration** in der Muskelzelle, wodurch sich wiederum die Aktin- und Myosinfilamente ineinander verschieben und damit verkürzen. Dies hat eine Verkürzung des Muskels und damit eine Kontraktion zur Folge.

Fazit – Das müssen Sie wissen

Kontraktion der quergestreiften Skelettmuskulatur

Der elektrische Impuls erreicht die Skelettmuskelzelle über einen Nerv, dessen Ende mit der Muskelzelle über eine motorische Endplatte in Verbindung steht. Ein Nerv kann dabei mehrere Muskelfasern versorgen.
Bei Erregung setzt der Nerv an der motorischen Endplatte den chemischen Überträgerstoff Acetylcholin frei, der an Rezeptoren in der Membran der Muskelzelle bindet und dort eine Erregung auslöst. Die Erregung führt dazu, dass intrazellulär Kalzium freigesetzt wird und sich die Kalziumkonzentration in der Zelle erhöht. Durch die erhöhte Kalziumkonzentration verschieben sich die Aktin-Myosin-Filamente und die Muskelfaser verkürzt sich.

2.3.4 Glatte Muskulatur

Die **glatte Muskulatur** hat ihren Namen daher, dass mikroskopisch **keine Querstreifung** zu erkennen ist (▶ **Abb. 2.12**). Dies liegt daran, dass in den glatten Muskelzellen die Myofilamente **keine Sarkomere** bilden. Vielmehr sind die Aktin- und Myosinfilamente in unregelmäßigen Bündeln angeordnet, die meist schräg in der Zelle verlaufen.

Die glatte Muskulatur befindet sich v. a. in den Wänden von **Hohlorganen**, z. B. dem Magen, dem Darm, der Harnblase, der Speiseröhre und der Gebärmutter sowie in den Wänden von Blut- und Lymphgefäßen. Die Zellen der glatten Muskulatur, die **Myozyten**, sind langgestreckt und spindelförmig. Sie können bis zu 200 µm lang werden und besitzen nur **1 Zellkern** in der Zellmitte.

Glatte Muskelzellen **können sich noch teilen**. Deshalb sind hier auch Tumoren möglich (z. B. Uterusmyom).

Fazit – Das müssen Sie wissen

Glatte Muskulatur

Die glatte Muskulatur kommt insbesondere in **Hohlorganen und Gefäßen** vor. Sie ist nicht willentlich beeinflussbar. Ihre Zellen haben 1 Zellkern, sind spindelförmig und bis zu 200 µm lang. Die Myofilamente sind unregelmäßig angeordnet, weshalb die glatte Muskulatur **keine Querstreifung** aufweist.

Kontraktion der glatten Muskulatur

Die Kontraktionen der glatten Muskulatur verlaufen **langsamer**, da sich die glatte Muskulatur vieler Organe – im Gegensatz zur quergestreiften Muskulatur – in einem gewissen Grundkontraktionszustand (**Tonus**) befindet, der gesteigert oder gesenkt werden kann. Diese Grundkontraktion spielt vor allem bei der Spannung der Gefäßwände oder bei Schließmuskeln eine wichtige Rolle.

Abb. 2.12 Glatte Muskulatur.

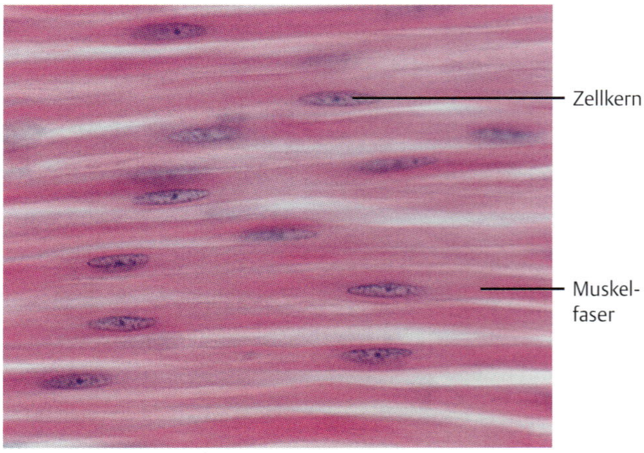

Da die Myofilamente der glatten Muskulatur nicht zu Sarkomeren angeordnet sind, ist an den Muskelfasern keine Querstreifung erkennbar. Dargestellt ist ein Längsschnitt durch die Wand des Dünndarms (gefärbt, 600-fach vergrößert). *Abb. aus: I care Anatomie, Physiologie. 2., aktualisierte Auflage. Thieme; 2020. Nach: Ulfig N. Die glatte Muskulatur. In: Ulfig N, Hrsg. Kurzlehrbuch Histologie. 4., korrigierte Auflage. Thieme; 2015*

Erregung. Die glatte Muskulatur kann nicht willentlich beeinflusst werden, sie ist **unwillkürlich**. Je nachdem, in welchem Organ sie sich befinden, werden die glatten Muskelfasern durch unterschiedliche Reize erregt, u. a.:

- **elektrisch** durch das **vegetative Nervensystem, Sympathikus und Parasympathikus**. Dieses beginnt im Hypothalamus (Gehirn) oder liegt im Falle des Magen-Darm-Trakts als intramurales System (Meissner- und Auerbach-Plexus) direkt in der Wand des Magen-Darm-Traktes. Bei der elektrischen Erregung werden – wie bei der Skelettmuskulatur – an den Synapsen **Neurotransmitter** freigesetzt. Der Neurotransmitter des Sympathikus ist v. a. **Noradrenalin**, der des Parasympathikus **Acetylcholin**. Allerdings ist **keine motorische Endplatte** ausgebildet, sondern die Botenstoffe werden von den Nervenenden einfach in unmittelbarer Nähe der Muskelfaser abgegeben.
- über **Dehnungsrezeptoren** in der Muskulatur. Durch diese wird eine Füllung des Organs wahrgenommen und die glatten Muskelfasern kontrahieren. Dieser Mechanismus spielt z. B. bei einigen Gefäßen eine Rolle.
- **hormonell**; hierzu zählen z. B. **Oxytocin**, das die Muskeln der Gebärmutter und der Brustdrüse kontrahiert, oder **Histamin**, das die Gefäße erweitert, die Kapillardurchlässigkeit erhöht und die Bronchien verengt.
- durch **lokale Reize**; z. B. können der **pH-Wert** oder die **O_2- oder CO_2-Konzentration** im Blut eine Kontraktion oder Relaxation bewirken.

Übertragung auf die Muskelfaser. Bei allen Steuerungsmechanismen (Aktionspotenzial von Nerven, Hormone, Dehnung, lokale Reize) **strömen extrazelluläre Kalzium-Ionen in die Muskelzelle** und die intrazelluläre Kalziumkonzentration steigt. Bei den glatten Muskelzellen spielt das von extrazellulär einströmende Kalzium die Hauptrolle. Im Gegensatz dazu stammt das Kalzium bei der quergestreiften Muskulatur aus intrazellulären Speichern.

Fazit – Das müssen Sie wissen

Kontraktion der glatten Muskulatur

Die Kontraktionen verlaufen an der glatten Muskulatur **langsam**. Im Gegensatz zur quergestreiften Muskulatur befindet sich die glatte Muskulatur in einer bestimmten Grundspannung (Tonus). Die glatte Muskulatur kann **nicht willentlich** gesteuert werden. Die Kontraktion kann durch **Nerven, Dehnung, Hormone** oder sonstige Reize ausgelöst werden. Auf den Reiz hin öffnen sich Kalziumkanäle in der Zellmembran und **Kalzium** strömt von **extrazellulär** in die Zelle. Die intrazelluläre Freisetzung spielt nur eine untergeordnete Rolle.

2.3.5 Quergestreifte Herzmuskulatur

Die **Herzmuskulatur** (Myokard) hat Gemeinsamkeiten sowohl mit der Skelett- als auch mit der glatten Muskulatur, ist aber eine eigenständige 3. Art von Muskulatur.

- Wie die Myozyten der glatten Muskulatur sind die Herzmuskelzellen (**Kardiomyozyten**) kleine Einzelzellen, 50–120 µm lang und spindelförmig. Sie besitzen ebenfalls **1 Zellkern in der Mitte**, in Ausnahmefällen auch 2.
- Wie bei der quergestreiften Skelettmuskulatur sind die Myofilamente der quergestreiften Herzmuskulatur in Sarkomeren angeordnet und zeigen deshalb auch eine **Querstreifung** (▶ **Abb. 2.13**).
- Wie die Skelettmuskelzellen können sich Herzmuskelzellen **nicht teilen**.

Die Kardiomyozyten sind an ihren Enden durch sog. **Glanzstreifen** miteinander verbunden. Diese sind im Mikroskop als Linien sichtbar. Glanzstreifen enthalten Gap Junctions (S. 39) und Adhäsionskontakte (S. 19). Über die Gap Junctions wird die elektrische Erregung von Zelle zu Zelle weitergegeben. Die Adhäsionskontakte stabilisieren den Zellverband und dienen der Kraftübertragung.

Fazit – Das müssen Sie wissen

Quergestreifte Herzmuskulatur

Herzmuskelzellen (**Kardiomyozyten**) sind kleine Zellen (bis 120 µm) mit meist 1 Zellkern in der Mitte. Sie sind untereinander durch **Glanzstreifen** verbunden, über die elektrischen Reize direkt von Zelle zu Zelle weitergegeben werden. Die Anordnung der **Myofilamente** gleicht derjenigen der Skelettmuskelzelle (regelmäßige Sarkomere), daher ist die Herzmuskulatur **quergestreift**.

Abb. 2.13 Quergestreifte Herzmuskulatur.

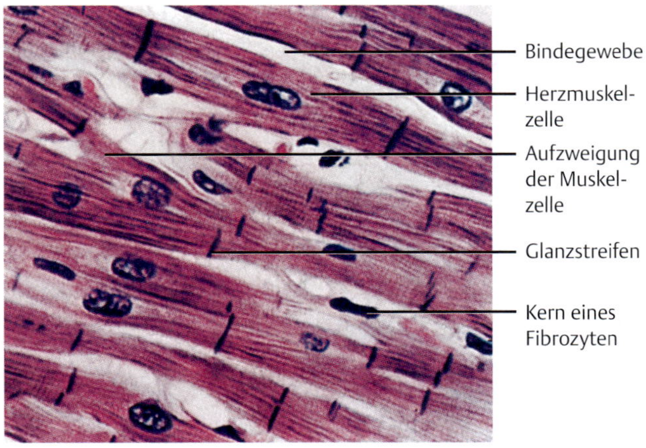

Die Kardiomyozyten sind im Gegensatz zu den Zellen der Skelettmuskulatur verzweigt. Mit den Nachbarzellen sind sie über die Glanzstreifen verbunden, die nicht nur den Kontakt zwischen den Zellen herstellen, sondern über Gap Junctions auch Erregungen weiterleiten können. Gezeigt ist ein Längsschnitt durch die linke Herzkammer (gefärbt, 200-fach vergrößert). *Abb. aus: I care Anatomie, Physiologie. 2., aktualisierte Auflage. Thieme; 2020. Nach: Kühnel W, Hrsg. Taschenatlas Histologie. 13. Auflage. Thieme; 2014*

Kontraktion der quergestreiften Herzmuskulatur

Elektrischer Impuls. Die Herzmuskulatur ist weder willkürlich noch unwillkürlich gesteuert. Sie ist **autonom**. Die Erregung der Herzmuskelzellen, die für die Kontraktion zuständig sind (Arbeitsmyokard), erfolgt über das herzeigene Erregungsleitungs- und Erregungsbildungssystem, das aus spezialisierten Herzmuskelzellen, den Schrittmacherzellen, besteht. Schrittmacherzellen erzeugen eigenständig Aktionspotenziale.

Übertragung auf die Muskelfaser. Die Zellen des Erregungsleitungssystems sind mit den Zellen des Arbeitsmyokards über Gap Junctions verbunden, durch die der elektrische Impuls direkt und schnell an die Muskelfasern weitergegeben wird. Da auch die Muskelfasern untereinander über Gap Junctions in den Glanzstreifen verbunden sind, breitet sich die Erregung von Zelle zu Zelle über den gesamten Herzmuskel aus. Im Gegensatz zum Skelettmuskel werden also immer alle Muskelfasern des Herzens erregt, das Alles-oder-nichts-Prinzip gilt für den kompletten Herzmuskel.

Kalziumkonzentration. **Kalzium-Ionen** lösen die Verkürzung der Aktin- und Myosinfilamente aus. Sie werden **intrazellulär** freigesetzt und strömen gleichzeitig von **extrazellulär** ein.

Beeinflussung der Herztätigkeit. Die Herztätigkeit wird durch verschiedene Faktoren an die jeweiligen Umstände angepasst: Der sog. **Frank-Starling-Mechanismus** passt die Herztätigkeit automatisch an kurzfristige Druck- und Volumenschwankungen an, das **vegetative Nervensystem** innerviert das Herz und erhöht oder verlangsamt Blutdruck und Puls. Zudem können Hormone (z. B. Adrenalin, Schilddrüsenhormon T3), **Nahrungs- und Genussmittel** (z. B. Kaffee, Tee), **Medikamente** (z. B. Digitalis), **Toxine** sowie die Psyche die Herztätigkeit beeinflussen.

Fazit – Das müssen Sie wissen

Kontraktion der quergestreiften Herzmuskulatur

Die Herzmuskulatur arbeitet autonom. Der elektrische Impuls stammt von speziellen Herzmuskelzellen, die das herzeigene Erregungsbildungs- und Erregungsleitungssystem bilden. Die Erregung wird über die Glanzstreifen von Zelle zu Zelle weitergegeben. Daher kontrahieren immer alle Muskelfasern des Herzmuskels.

Die Kalziumkonzentration im Kardiomyozyten wird sowohl durch **intrazelluläre** Freisetzung als auch durch **extrazellulären** Einstrom erhöht.

Die **Anpassung des Herzens an die äußeren Umstände** geschieht über das vegetative Nervensystem und über Hormone. Auch Medikamente, Genussmittel oder Toxine können die Herztätigkeit beeinflussen.

Tab. 2.1 Hauptunterschiede der verschiedenen Muskelarten.

	quergestreifte Skelettmuskulatur	glatte Muskulatur	quergestreifte Herzmuskulatur
Feinbau der Muskelzelle, Anordnung der Myofilamente	• quergestreift • mit Sarkomer	• nicht quergestreift • ungeordnet	• quergestreift • mit Sarkomer
Erhöhung der Kalziumkonzentration	• schnell • hauptsächlich aus intrazellulären Speichern	• langsam • hauptsächlich durch Einstrom von extrazellulär	• schnell • aus intrazellulären Speichern und durch Einstrom von extrazellulär
Muskelzelle	• lange Muskelfasern (bis 30 cm) • mehrere Zellkerne am Rand • nicht teilungsfähig	• kleine, spindelförmige Zellen (bis 200 µm) • 1 Zellkern in der Mitte • teilungsfähig	• kleine, längliche Zellen (bis 120 µm) • 1 Zellkern in der Mitte, Glanzstreifen mit Gap Junctions • nicht teilungsfähig
Erregungsauslösung	• Motoneuron mit motorischer Endplatte • willkürliche Muskulatur (dem Willen unterworfen)	• verschiedene Reize • unwillkürliche Muskulatur (nicht dem Willen unterworfen, vegetativ innerviert)	• herzeigenes Erregungssystem (autonom) • Sinusknoten (vegetativ innerviert)
Muskulatur	• ermüdbar • kann verkrampfen	• nicht ermüdbar • kann verkrampfen	• nicht ermüdbar • kann nicht krampfen

2.4 Nervengewebe

2.4.1 Einleitung

Das Nervensystem nimmt Informationen auf, verarbeitet sie, steuert Bewegungen und die Organfunktionen und ermöglicht höhere Leistungen wie z. B. Bewusstsein, Gedächtnis, Emotionen und Denken. Informationen werden in Form von elektrischen Strömen und Neurotransmittern weitergegeben.

Das Nervensystem kann weiter unterteilt werden: zum einen nach dem Ort in **ZNS** (zentrales Nervensystem, Gehirn und Rückenmark) und **peripheres Nervensystem** (außerhalb von Gehirn und Rückenmark gelegen), zum anderen nach der Funktion in **willkürliches (somatisches)** und **unwillkürliches (autonomes) Nervensystem.**

Die Zellen des Nervensystems können unterteilt werden in:

- **Neurone:** Sie stellen die eigentlichen Nervenzellen dar und sind für die Informationsübermittlung zuständig.
- **Gliazellen:** Sie umhüllen, stützen und ernähren die Neurone. Sie erfüllen zudem Epithel- und Bindegewebsaufgaben.

Fazit – Das müssen Sie wissen

Nervengewebe

Das Nervengewebe besteht aus den eigentlichen Nervenzellen, den **Neuronen**, und Hilfszellen, den **Gliazellen**. Informationen werden in Form von elektrischen Impulsen und chemischen Botenstoffen (Neurotransmittern) weitergegeben.

2.4.2 Gliazellen

Im Nervengewebe kommen etwa 10-mal mehr Gliazellen als Neurone vor. Es gibt verschiedene Arten von Gliazellen, die unterschiedliche Aufgaben erfüllen. Gliazellen sind teilungsfähig. Gehirntumoren sind meist Gliazelltumoren.

Gliazellen im ZNS

Astrozyten. Sie sind die häufigsten und größten Gliazellen des ZNS und besitzen meist zahlreiche Fortsätze. Sie haben v. a. eine **Stützfunktion** und übernehmen **Stoffwechselaufgaben**. Dazu zählen beispielsweise die Speicherung von Glukose zur Ernährung der Neurone, die Flüssigkeitsregulation im Gehirn und die Aufrechterhaltung des Ionengleichgewichts im Extrazellularraum (v. a. Natrium und Kalium). Die Astrozyten haben auch Schutzfunktion. Sie lagern sich mit ihren Fortsätzen dicht um die Blutgefäße herum und bilden einen Teil der sogenannten **Blut-Hirn-Schranke**.

Oligodendrozyten. Sie umhüllen die Nervenfasern (S. 40) und bilden dort eine **elektrisch isolierende Schicht**, die **Markscheiden** des ZNS. Sie enthalten Myelin, das v. a. aus Fett besteht. Deshalb werden sie auch **Myelinscheiden** genannt. Im ZNS können, im Gegensatz zum peripheren Nervensystem, mehrere sog. Axone (S. 38) von einem einzelnen Oligodendrozyten umhüllt werden.

Ependymzellen. Sie **kleiden** die **Ventrikel** (Hirnkammern) und den **Zentralkanal** des Rückenmarks mit einer Zellschicht aus und sind am Austausch der Hirn- und Rückenmarksflüssigkeit beteiligt.

Mikrogliazellen. Sie übernehmen im ZNS hauptsächlich **Abwehrfunktionen**. Mikrogliazellen gehören zu den **Makrophagen** und können Erreger, Fremdkörper oder Zelltrümmer aufspüren und aufnehmen. Außerdem sind sie zur Antigenpräsentation in der Lage.

Gliazellen im peripheren Nervensystem

Schwann-Zellen. Sie umhüllen die Axone der peripheren Nerven und bilden deren **Markscheiden** (**Myelinscheiden**). Daneben spielen sie eine wichtige Rolle bei der Ernährung des Neurons.

Mantelzellen. Sie **umhüllen die Nervenzellkörper in Ganglien** (Nervenzellkörper, die in Zellansammlungen zusammenliegen), v. a. in Spinalganglien der Wirbelsäule. Ebenso dienen sie der Ernährung der Nervenzelle.

Fazit – Das müssen Sie wissen

Gliazellen

Gliazellen sind „Hilfszellen" im Nervensystem und 10-mal **häufiger** als Neurone. Im **zentralen Nervensystem** (Gehirn und Rückenmark) kommen folgende Gliazellen vor:

- **Oligodendrozyten**: bilden die Markscheide der Axone und isolieren diese.
- **Astrozyten**: stützen und ernähren die Nervenzellen des zentralen Nervensystems, bilden die Blut-Hirn-Schranke.
- **Ependymzellen**: kleiden die Hohlräume des zentralen Nervensystems aus, sind am Austausch der Hirn- und Rückenmarksflüssigkeit beteiligt.
- **Mikrogliazellen**: Abwehrzellen.

Im **peripheren Nervensystem** finden sich:

- **Schwann-Zellen**: bilden die Markscheide der Axone der peripheren Nerven, isolieren diese.
- **Mantelzellen**: umhüllen Nervenzellkörper in Ganglien, ernähren die Neurone.

2.4.3 Neuron

Über **Neurone** nimmt das Nervensystem Informationen auf, verarbeitet sie und leitet sie an andere Zellen (Nerven-, Drüsen- oder Muskelzellen) weiter (▶ **Abb. 2.14**). Die Informationen werden **elektrisch und chemisch** (s. u.) weitergeleitet.

Das gesamte Nervensystem besteht aus 100 Milliarden bis 1 Billion Neuronen. Sie bilden ein komplexes Netzwerk, in dem jedes Neuron mit mindestens einem weiteren Neuron, häufig mit vielen anderen Neuronen in Verbindung steht. An den Kontaktstellen zwischen den Nervenzellen sind spezielle Strukturen, die **Synapsen**, ausgebildet. Über sie wird die Information von Zelle zu Zelle übertragen.

Jedes Neuron setzt sich aus einem **Zellkörper** (**Soma, Perikaryon**), meist vielen **Dendriten** und meist 1 **Axon** zusammen (▶ **Abb. 2.14**). Postnatal sind Neurone normalerweise nicht mehr teilungsfähig, es gibt aber Ausnahmen, z. B. im Hippocampus.

Abb. 2.14 Aufbau eines Neurons.

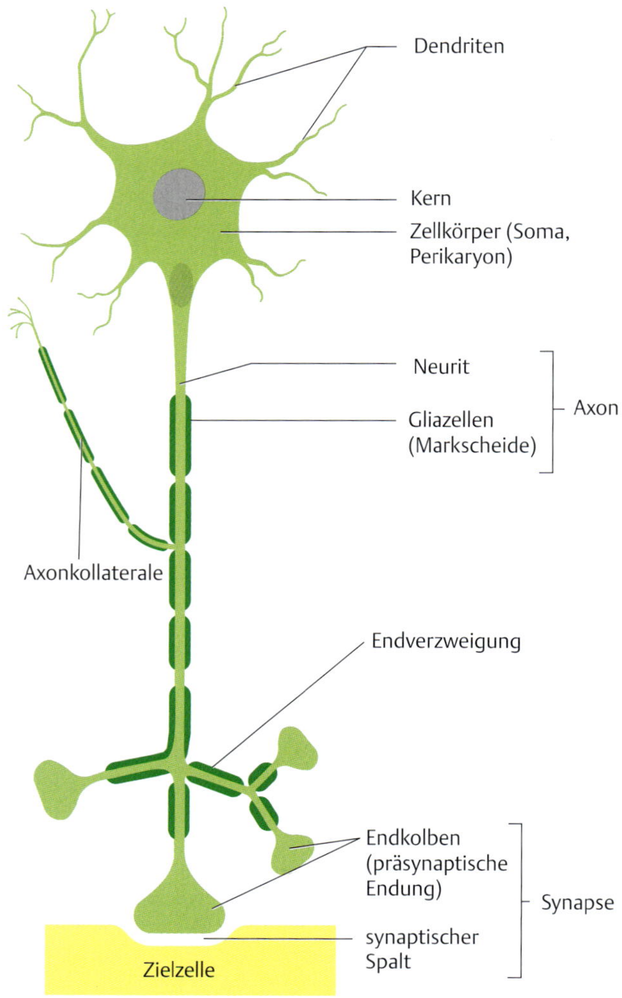

Ein Neuron besitzt meist mehrere Dendriten und 1 Neuriten, der von einer Markscheide (Gliazellen) umgeben ist und Axon genannt wird. Das Axon kann im Verlauf Seitenäste abgeben. Seine Enden verzweigen sich zu Endkolben, die Teil einer Synapse sind. Der Zellkörper wird als Perikaryon oder Soma bezeichnet. *Abb. aus: I care Anatomie, Physiologie. 2., aktualisierte Auflage. Thieme; 2020. Nach: Enspurt Vorklinik: Histologie. 5. aktualisierte Auflage. Thieme; 2020*

Zellkörper

Neurone haben eine hohe Stoffwechselaktivität. Im Zellkörper werden alle für die Funktion des Neurons benötigten Proteine gebildet und von dort in die Fortsätze transportiert. Daher liegen hier zahlreiche Zellorganellen: Zellkern (Soma genannt), raues und glattes endoplasmatisches Retikulum (erkennbar als Nissl-Schollen), viele Mitochondrien und ein ausgedehnter Golgi-Apparat. Auch am Zellkörper können direkt Informationen von anderen Nervenzellen eingehen. Bis zu einem Viertel der Oberfläche des Zellkörpers kann mit **Synapsen** bedeckt sein.

Dendriten

Ein Nervenzellkörper hat meist viele (häufig kurze) Ausstülpungen von Zellmembran und Zytoplasma, die sich baumartig verzweigen. Dies sind die **Dendriten**. Sie nehmen über Synapsen die elektrischen Signale von anderen Nervenzellen auf und leiten sie zum Zellkörper hin, daher werden sie auch als **afferent** bezeichnet.

Axon

Ein Nervenzellkörper hat meist 1 langen Zellfortsatz, der die elektrischen Impulse vom Zellkörper zu anderen Zellen weiterleitet. Dieser Zellfortsatz wird auch **Neurit** oder **Axon** genannt. Das Axon ist meistens wesentlich länger als die Dendriten, es kann bis zu 1 m lang sein. Axone leiten **efferent**, also vom Neuron weg.

(i) Zusatzinfo

Neurit und Axon

Die Begriffe „Neurit“ und „Axon“ werden häufig uneinheitlich verwendet. **Neurit** bezeichnet in der Regel nur das Axon ohne Markscheiden, kann aber auch das Axon mit Markscheiden und zusätzlich alle dem Nervenzellkörper entspringenden Fortsätze meinen, also Axon, Dendrit und sonstige Ausläufer. Eindeutiger ist daher, den Begriff „Axon“ zu nutzen.

Das Axon beginnt an einer besonderen Stelle des Zellkörpers, dem **Axonhügel**. In seinem Verlauf kann das Axon Seitenäste, sog. **Axon-Kollateralen**, ausbilden. Diese können dieselbe Zelle erreichen wie das Haupt-Axon, aber auch zu anderen Zellen oder zum eigenen Zellkörper ziehen. Das Ende des Axons ist meist stark verzweigt. Dadurch kann 1 Neuron mit mehreren anderen Zellen in Verbindung stehen. An den Enden der Verzweigungen befinden sich kleine Verdickungen, die sog. **präsynaptischen Endknöpfchen**, die bereits Teil der Synapse sind.

Zur elektrischen Isolation werden die Axone von Gliazellen umhüllt, den **Oligodendrozyten** im ZNS und den **Schwann-Zellen** in der Peripherie. Von dieser Isolierung hängt ab, mit welcher Geschwindigkeit das Axon den elektrischen Impuls weiterleitet.

Die elektrischen Impulse werden entlang des Axons weitergeleitet. Im Axon können zudem chemische Botenstoffe, die **Neurotransmitter**, transportiert werden. Sie sind wichtig für die synaptische Reizübertragung.

Fazit – Das müssen Sie wissen

Neuron

Die Nervenzelle (Neuron) gliedert sich in:

- **Dendriten**: Über diese (meist) kurzen, verzweigten Fortsätze werden Informationen aufgenommen. Dendriten sind **afferent** (leiten Information **zum Neuron**).
- **Zellkörper**: Dieser enthält die Zellorganellen. Der Zellkörper sammelt und „verrechnet“ die Informationen.
- **Axon**: Über diesen (oft) bis zu 1 m langen Fortsatz gibt die Nervenzelle die Information weiter. An seinem Ende verzweigt sich das Axon und bildet Synapsen mit seinen Zielzellen. Axone leiten Informationen **efferent** (**vom Neuron** weg).

Entlang des Axons können nicht nur elektrische Impulse, sondern auch Substanzen (z. B. Neurotransmitter) transportiert werden (axonaler Transport).

2.4.4 Synapsen

Die Weitergabe von Informationen von einem Neuron zu einer anderen Zelle (Nerven-, Muskel- oder Drüsenzelle) wird durch **Synapsen** vermittelt. Es werden 2 verschiedene Arten von Synapsen unterschieden: die chemische und die elektrische Synapse.

- **Chemische Synapsen** sind die häufigste Synapsenart im Nervensystem. Informationen werden mithilfe chemischer Botenstoffe (Transmitter) übertragen. Die Botenstoffe im Nervensystem werden als Neurotransmitter bezeichnet. Sie werden bei elektrischer Erregung der Nervenzelle ausgeschüttet und lösen an den Zellen, die synaptisch gekoppelt sind, entweder ebenfalls eine Erregung aus oder hemmen die Erregungsweiterleitung.
- **Elektrische Synapsen** kommen im Nervensystem nur vereinzelt vor, z. B. im Innenohr und in der Netzhaut des Auges. Wesentlich häufiger sind sie innerhalb der Herzmuskulatur (Glanzstreifen) und in der glatten Muskulatur. Bei dieser Form der Synapse sind die Zellen über **Gap Junctions** elektrisch miteinander verbunden. Die Erregung wird direkt an die nächste Zelle weitergegeben, indem Ionen durch die kleinen Kanäle der Gap Junctions von der einen in die andere Zelle strömen. Es ist weder eine Übertragung auf weiter entfernte Zellen noch eine hemmende Übertragung möglich.

Aufbau einer chemischen Synapse

Die Nervenzelle, von der die Information an der Synapse ankommt, wird als **präsynaptische Zelle** bezeichnet; die Zelle, auf die die Erregung übertragen wird, als **postsynaptische Zelle**. An der Synapse selbst unterscheidet man 3 Abschnitte:

- das **präsynaptische Endknöpfchen** (Endkolben) mit der präsynaptischen Membran,
- den **synaptischen Spalt** und
- die **postsynaptische Membran**.

Im präsynaptischen Endknöpfchen des Axons befinden sich kleine Bläschen (**Vesikel**), die mit **Neurotransmittern** gefüllt sind (▶ **Abb. 2.15**). Die Neurotransmitter werden im Zellkörper gebildet und gelangen über das Axon in das präsynaptische Endknöpfchen. Wenn dort eine Erregung in Form eines Aktionspotenzials eintrifft, werden Kalzium-Ionen ausgeschüttet. Dadurch verschmelzen die Vesikel mit der präsynaptischen Membran und die Neurotransmitter gelangen in den synaptischen Spalt und diffundieren zur postsynaptischen Membran. Dort befinden sich spezielle Proteine zur Bindung der Neurotransmittermoleküle, sog. **Rezeptoren**. Wenn der Neurotransmitter an diese Rezeptoren bindet, wird die postsynaptische Zelle erregt und die Information wird weitergeleitet. Oder die postsynaptische Zelle wird gehemmt, und die Information wird nicht weitergeleitet.

Nach ihrer Ausschüttung in den synaptischen Spalt werden die Neurotransmitter wieder über die präsynaptische Membran zurück in die Nervenzelle aufgenommen.

Neurotransmitter

An den verschiedenen Synapsen kommen unterschiedliche Neurotransmitter zum Einsatz. Abhängig von dem verwendeten Transmitter lassen sich hemmende und erregende Synapsen unterscheiden:

Abb. 2.15 Aufbau einer chemischen Synapse.

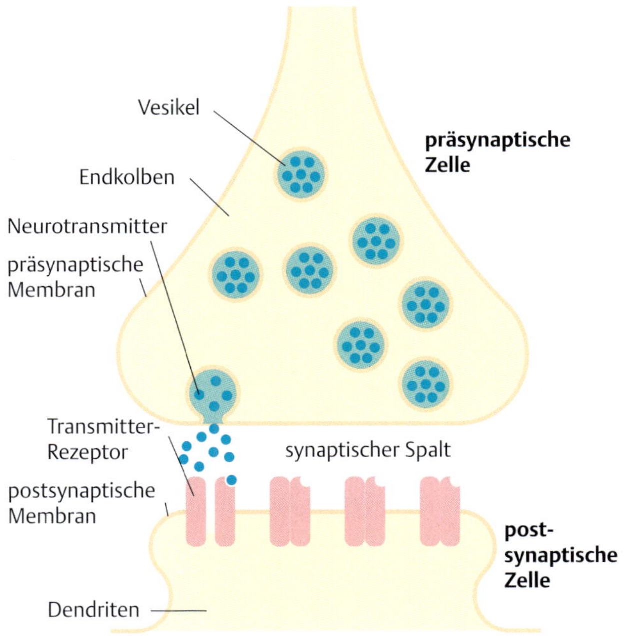

Chemische Synapsen übertragen den Reiz von einer Nervenzelle auf deren Zielzelle. Sie bestehen aus einer prä- und einer postsynaptischen Membran und dem synaptischen Spalt. An der präsynaptischen Membran werden auf einen Reiz hin Neurotransmitter ausgeschüttet, die an Rezeptoren der postsynaptischen Membran binden, wodurch diese erregt wird. *Abb. aus: I care Anatomie, Physiologie. 2., aktualisierte Auflage. Thieme; 2020. Nach: Gekle M, Wischmeyer E, Gründer S, Petersen M, Schwab A, Markwardt F, Klöcker N, Pape H, Baumann R et al., Hrsg. Taschenlehrbuch Physiologie. 2., überarbeitete Auflage. Thieme; 2015*

- **erregende Synapsen** führen zu einer Erregung der postsynaptischen Zelle und leiten damit die Information bzw. den elektrischen Impuls weiter.
- **hemmende Synapsen** senken die Erregbarkeit der postsynaptischen Membran und hemmen so die Erregungsleitung.

Die häufigsten **erregenden Neurotransmitter** sind:

- **Acetylcholin**: Es überträgt die Erregung an den motorischen Endplatten und teilweise im vegetativen (autonomen) Nervensystem.
- **Glutamat**: Die Aminosäure wirkt an den Synapsen des ZNS als erregender Neurotransmitter.

Die häufigsten **hemmenden Neurotransmitter** sind:

- **GABA**: Die Gammaaminobuttersäure ist ein Abkömmling des Glutamats. Sie kommt v. a. an hemmenden Synapsen des Gehirns vor.
- **Glycin**: Die Aminosäure dient im Rückenmark als hemmender Neurotransmitter.

Weitere wichtige Neurotransmitter:

- **Adrenalin** und **Noradrenalin**: Diese Hormone können auch als erregende Neurotransmitter des sympathischen Nervensystems wirken. Gebildet werden sie in Zellen des Sympathikus, Noradrenalin auch im Nebennierenmark.

- **Dopamin**: Dopaminhaltige Neurone finden sich v. a. in der Substantia nigra (schwarze Substanz) im Mittelhirn. Bei Suchterkrankungen, Schizophrenie (möglicherweise durch einen Überschuss an Dopamin) und bei Morbus Parkinson (hier kommt es zum Dopamin-Mangel) spielt Dopamin eine wichtige Rolle.

Fazit – Das müssen Sie wissen

Synapsen

Man unterscheidet elektrische und chemische Synapsen. **Elektrische Synapsen** bestehen aus **Gap Junctions**, der elektrische Reiz wird über Ionenströme direkt von Zelle zu Zelle fortgeleitet. Sie kommen im Nervengewebe so gut wie nicht vor.
Bei den **chemischen Synapsen** wird der elektrische Reiz in ein **chemisches Signal** umgewandelt, das an der Zielzelle wiederum einen elektrischen Reiz auslöst. Sie sind aufgebaut aus:

- dem **präsynaptischen Endknöpfchen**: Dieses bildet das Ende des Axons. Hier werden die chemischen **Botenstoffe (Neurotransmitter)** freigesetzt.
- der **postsynaptischen Membran**, einem Membranabschnitt der Zielzelle, die der präsynaptischen Membran gegenüberliegt. Hier befinden sich Rezeptoren für die Neurotransmitter.
- dem **synaptischen Spalt**: Er liegt dazwischen.

Je nach verwendetem Neurotransmitter kann eine Synapse **erregend** sein und die Information weiterleiten oder **hemmend** und das Signal abschwächen. Wichtige erregende Neurotransmitter sind Glutamat und Acetylcholin, wichtige hemmende Neurotransmitter GABA (Gammaaminobuttersäure) und Glycin. Weitere wichtige Neurotransmitter sind Adrenalin/Noradrenalin und Dopamin.

2.4.5 Nerv

Ein **Nerv** besteht aus mehreren durch Bindegewebe getrennte **Nervenfaserbündeln** (▶ **Abb. 2.16**). Ein Nervenfaserbündel besteht aus vielen Nervenfasern. Eine **Nervenfaser** wird gebildet durch das Axon eines Neurons und seine Gliazellschicht. Zwischen den Nervenfaserbündeln befindet sich Fett- und Bindegewebe, in dem kleine Blutgefäße verlaufen.

Lerntipps

Faser

Der Begriff „Faser" wird in der Medizin unterschiedlich verwendet:

- **Bindegewebsfasern** sind chemische Moleküle (Eiweiße), die die Qualität des Bindegewebes mitbestimmen, also keine Zellen.
- **Muskelfasern** sind aus Myoblasten zusammengeschmolzene lange Skelettmuskelzellen, also Zellen.
- **Nervenfasern** sind ein Teil der Nervenzelle, nämlich das mit Gliazellen umhüllte Axon der Neurone.

Nervenfasern werden eingeteilt:

- nach der Isolation in **markhaltig oder marklos.**
- nach der Richtung des Informationsflusses in **afferent oder efferent.**
- nach der Information in **motorisch, sensibel und vegetativ (autonom).**

Abb. 2.16 Aufbau eines Nervs.

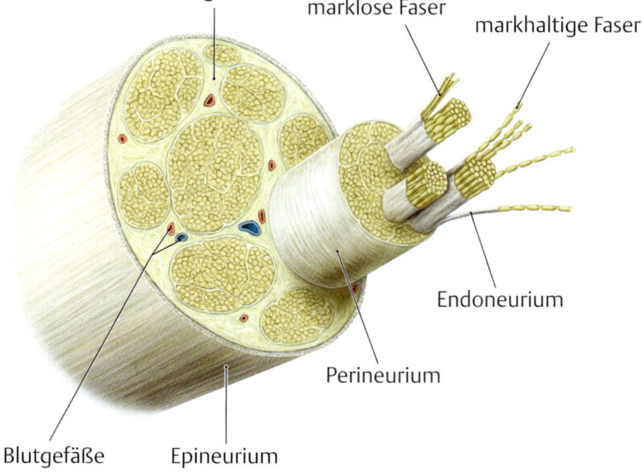

Die inneren Bindegewebshüllen um die einzelnen **Nervenfasern** heißen **Endoneurium** (endo = innen). Mehrere solcher umhüllten Nervenfasern werden mit dem **Perineurium** umhüllt (peri = drumherum). Dies ergibt ein **Nervenfaserbündel**. Mehrere Nervenfaserbündel werden durch das **Epineurium** zum **Nerv** zusammengefasst (epi = darüber). *Abb. aus: Schünke M, Schulte E, Schumacher U. Prometheus LernAtlas der Anatomie - Allgemeine Anatomie und Bewegungssystem. Illustrationen von M. Voll und K. Wesker. 5. Aufl. Stuttgart: Thieme; 2018*

Faserqualitäten. Je nach Funktion unterscheidet man:

- **motorische Nervenfasern** (sog. Motoneurone): Sie sind efferent und transportieren Bewegungsbefehle vom zentralen Nervensystem zu den Muskeln.
- **sensible Nervenfasern**: Sie sind afferent und bringen Informationen, wie z. B. Sinneswahrnehmungen, von der Körperperipherie zum ZNS.
- **vegetative (autonome) Nervenfasern**: Sie sind efferent und leiten die Befehle des vegetativen (autonomen) Nervensystems zu den Organen.

Nervenfasern transportieren immer nur eine Art von Information. Innerhalb eines ganzen Nervs können jedoch motorische, sensible und vegetative (autonome) Nervenfasern verlaufen.

Fazit – Das müssen Sie wissen

Nerv

Ein **Nerv** besteht aus mehreren **Nervenfaserbündeln**. Ein Nervenfaserbündel besteht aus mehreren Nervenfasern, die von einer bindegewebigen Hülle zusammengefasst werden. Eine **Nervenfaser** besteht aus dem **Axon einer Nervenzelle** und seiner **Hülle aus Gliazellen**.
Afferente Nervenfasern leiten die Informationen in Richtung des zentralen Nervensystems. Sie sind **sensibel**, d. h., sie transportieren Sinneseindrücke. **Efferente** Nervenfasern leiten die Information in die entgegengesetzte Richtung, weg vom ZNS. Sie können **motorisch** sein und Befehle an die Skelettmuskulatur transportieren (sog. Motoneurone) oder **vegetativ (autonom)** und der Steuerung der Organe dienen.

Nervenfasern können nach ihrer Isolation in **markhaltig** und **marklos** unterteilt werden.

Markhaltige Nervenfasern. Hier bilden die Gliazellen dünne Lamellen aus Proteinen und Lipiden (Myelin), die sich in bis zu 100 Lagen um das Axon wickeln, die sog. **Myelinscheide** oder **Markscheide**. Nervenfasern mit einer solchen dicken mehrfachen Myelin-Umwicklung werden **myelinisierte** bzw. **markhaltige Nervenfasern** genannt (▶ **Abb. 2.17**). Dort, wo die Wicklungen der einen Gliazelle enden und die der nächsten beginnen, ist die Markscheide kurz unterbrochen. Diese Aussparungen heißen **Ranvier-Schnürringe**. Diese Art der Isolation ermöglicht eine sehr schnelle Erregungsleitung, die **saltatorische Erregungsleitung**, bei der das Aktionspotenzial nur im Bereich der Aussparung entsteht und so von Schnürring zu Schnürring „springt". Die Leitungsgeschwindigkeit erreicht bei der saltatorischen Erregungsleitung Maximalwerte von 120 m/s. Markhaltige Fasern findet man v. a. im willkürlichen Nervensystem.

Marklose Nervenfasern. Auch marklose Nervenfasern werden von Gliazellen umhüllt, allerdings fehlt hier die isolierende Schicht aus Myelin. Der elektrische Impuls wird kontinuierlich weitergeleitet, deshalb wird diese Art der Erregungsleitung auch **kontinuierliche Erregungsleitung** genannt. Die Leitungsgeschwindigkeit ist deutlich langsamer als bei markhaltigen und beträgt meist nur 1–3 m/s. Marklose oder nicht myelinisierte Nervenfasern findet man v. a. im vegetativen Nervensystem.

Zusatzinfo

Multiple Sklerose

Bei der **Multiplen Sklerose** kommt es zu einem entzündungsbedingten Abbau der Markscheiden (**Demyelinisierung**) vorwiegend im Gehirn, teilweise auch peripher. Sie wird von körpereigenen Abwehrzellen verursacht, die irrtümlich das Myelin angreifen. Dadurch wird die Erregungsleitung verzögert bzw. gestört. Die Symptome variieren und treten in Schüben auf. Symptome sind u. a. Sehstörungen, Schmerzen und Sensibilitätsstörungen sowie Schwäche und Lähmungen der Muskulatur.

Fazit – Das müssen Sie wissen

Markhaltige und marklose Nervenfasern

Bei den **markhaltigen Nervenfasern** bilden die Gliazellen eine **Markscheide**, indem sie die Axone mit dünnen Lamellen aus Proteinen und Lipiden (**Myelin**) umwickeln. Dort, wo die Lamellen der einen Gliazelle enden und die der nächsten beginnen, bildet sich in der Markscheide eine Aussparung, der Ranvier-Schnürring.
Marklose Fasern werden auch von Gliazellen umhüllt, **haben** aber **keine Isolierung durch Myelin** und leiten daher die elektrischen Reize wesentlich langsamer als die markhaltigen Fasern.

Abb. 2.17 Aufbau einer markhaltigen Nervenfaser.

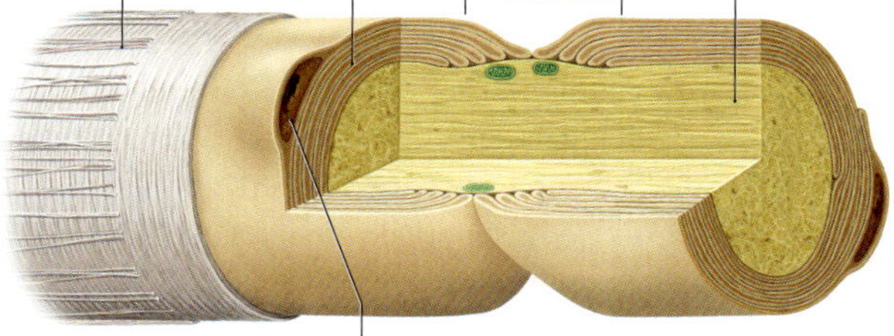

Bei markhaltigen Nervenfasern legen sich dünne Lamellen der Gliazellen in mehreren Schichten um das Axon. Dort, wo die Lamellen der einen Gliazelle enden und die der nächsten beginnen, weist die Myelinhülle eine Einkerbung auf, den Ranvier-Schnürring. *Abb. aus: Schünke M, Schulte E, Schumacher U. Prometheus. LernAtlas der Anatomie. Allgemeine Anatomie und Bewegungssystem. Illustrationen von M. Voll und K. Wesker. 5. Aufl. Stuttgart: Thieme; 2018*

2.4.6 Erregungsleitung

Informationen werden von Neuronen, wie erwähnt, auf **chemischen** (Neurotransmitter) und **elektrischem** (Aktionspotenzial) Weg weitergegeben.

Elektrische Erregungsleitung. In den Nervenfasern werden die Informationen in Form von **elektrischen Impulsen** weitergeleitet. Voraussetzung hierfür ist, dass an den Zellmembranen der Neurone eine elektrische Spannung herrscht, die sich verändern kann.

Die Spannung, die an der Membran einer ruhenden, also nicht erregten Zelle vorliegt, wird als **Ruhemembranpotenzial** bezeichnet. Bei der Erregungsweiterleitung verändert sich diese Spannung, sie wird positiver. Man sagt, die Zellmembran **depolarisiert**. Aus dem Ruhemembranpotenzial wird ein sog. **Aktionspotenzial**. In Neuronen dauert ein Aktionspotenzial ca. 1–2 ms, in manchen Skelettmuskeln dagegen bis zu 20 ms.

Chemische Erregungsleitung. Erreicht ein solches Aktionspotenzial die **Synapse,** werden **Neurotransmitter** in den synaptischen Spalt freigesetzt. Dadurch wird das elektrische Signal in ein **chemisches Signal** umgewandelt. Die Neurotransmitter binden an Rezeptoren der postsynaptischen Membran und lösen dort die Bildung eines neuen Aktionspotenzials aus. Dieses Aktionspotenzial wird zum Perikaryon geleitet, wo die Information verarbeitet wird. Da an der Nervenzelle zahlreiche Informationen ankommen, entscheidet die Summe der Reize, ob eine Erregung fortgeleitet wird oder nicht.

Ruhemembranpotenzial

Das Ruhemembranpotenzial (Ruhepotenzial) bildet die Ruhespannung an der Zellmembran zwischen innen und außen. Dieses Ruhemembranpotenzial kommt dadurch zustande, dass die Konzentrationen verschiedener Ionen auf beiden Seiten der Membran unterschiedlich hoch sind. Dabei spielen die Natrium- und die Kalium-Ionen die wichtigste Rolle:

- Die Natriumkonzentration ist im Extrazellularraum hoch und im Zytoplasma niedrig.
- Die Kaliumkonzentration ist im Zytoplasma hoch und im Extrazellularraum niedrig.

Entstehen des Ruhemembranpotenzials. Könnten die Ionen die Zellmembran ungehindert durchdringen, würden so lange Na^+-Ionen in die Zelle und K^+-Ionen aus der Zelle strömen, bis sich die Konzentrationen innerhalb und außerhalb der Zelle ausgeglichen hätten. Aus 2 Gründen geschieht dies nicht:

- Die **Zellmembran** der Neurone ist **semipermeabel** (halbdurchlässig). Die ruhende Zellmembran können Kalium-Ionen weitgehend passieren, für Natrium-Ionen ist die Membran kaum durchlässig. Daher strömen viel mehr Kalium-Ionen entlang ihres Konzentrations-Gradienten aus der Zelle als Natrium-Ionen in die Zelle.
- Zum Konzentrationsgefälle kommt ein elektrisches Gefälle, der **elektrische Gradient**, hinzu. Kalium-Ionen sind positiv geladen, ebenso Natrium-Ionen. Mit jedem K^+, das die Zelle verlässt, geht dieser eine positive Ladung verloren und das Zellinnere wird negativer. Diese Negativität wird dadurch verstärkt, dass sich im Zytoplasma viele negativ geladene Proteine befinden, die die Zelle nicht verlassen können. Die wachsende negative Ladung des Zellinneren und die wachsende positive Ladung des Extrazellularraumes verhindern schließlich, dass weitere Kalium-Ionen und damit positive Ladungen die Zelle verlassen, auch wenn sich die intra- und die extrazelluläre Kaliumkonzentration noch nicht angeglichen haben. Damit herrscht ein Gleichgewicht zwischen diesen Kräften.

An der Zellmembran besteht also eine elektrische Spannungsdifferenz. Sie entsteht, wenn der Konzentrations-Gradient (in diesem Fall auch osmotischer Gradient genannt) und der elektrische Gradient sich gegenseitig aufheben. Diese Spannungsdifferenz beträgt im Neuron (vom Zytoplasma aus gemessen) meist ca. **–70 mV** und wird als **Ruhepotenzial** bezeichnet. Das bedeutet, dass die Zelle gegenüber ihrer Umgebung negativ geladen ist.

Fazit – Das müssen Sie wissen

Ruhemembranpotenzial

Das Ruhemembranpotenzial kommt durch ein **Konzentrations-** und ein **Spannungsgefälle** zwischen Intra- und Extrazellularraum zustande. Wichtig ist v. a. die Konzentration der **Kalium-** und der **Natrium-Ionen**. Für K^+ ist sie in der Zelle hoch und außerhalb der Zelle gering, für Na^+ ist es umgekehrt. Da die Zellmembran nur für K^+ durchlässig ist, strömen Kalium-Ionen aus der Zelle. Dadurch entsteht ein Ungleichgewicht hinsichtlich der elektrischen Ladung: Das Zellinnere wird immer negativer, da positive Ladung verloren geht. Letztlich steigt die Negativität im Zytoplasma so stark an, dass keine Kalium-Ionen mehr die Zelle verlassen können. Dies ist der Fall, wenn an der Zellmembran eine Spannung von ca. **–70 mV** herrscht, das sog. **Ruhemembranpotenzial**.

Aktionspotenzial

Informationen werden entlang der Nerven in Form von Aktionspotenzialen weitergegeben. Damit ein Aktionspotenzial ausgelöst wird, muss die Spannung, die zwischen Zellinnerem und Zelläußerem herrscht, von –70 mV auf einen **Schwellenwert** von –50 mV **positiver** (**depolarisiert**) werden (▶ **Abb. 2.18**).

Diese Erhöhung auf den Schwellenwert kann ausgelöst werden durch Neurotransmitter an der Synapse, durch die Erregung des benachbarten Membranabschnitts oder durch die Reizung einer Sinneszelle. Ist der Schwellenwert erreicht, **öffnen** sich in der Zellmembran **Natriumkanäle** und Na^+ strömt in großen Mengen in die Zelle. Das Zellinnere wird nun positiver gegenüber dem Extrazellularraum, es kommt zur **Depolarisation**. Die Spannung steigt bis auf + 30 mV und wird nun als **Aktionspotenzial** bezeichnet. Nach 1–2 ms schließen sich die Natriumkanäle wieder und es **öffnen** sich **Kaliumkanäle**. Positiv geladene Kalium-Ionen strömen entlang ihres Konzentrationsgefälles aus der Zelle hinaus. Das Membranpotenzial wird dadurch wieder negativer (**Hyperpolarisation**) und fällt schließlich erneut auf –70 mV. Da-

Abb. 2.18 Aktionspotenzial eines Neurons.

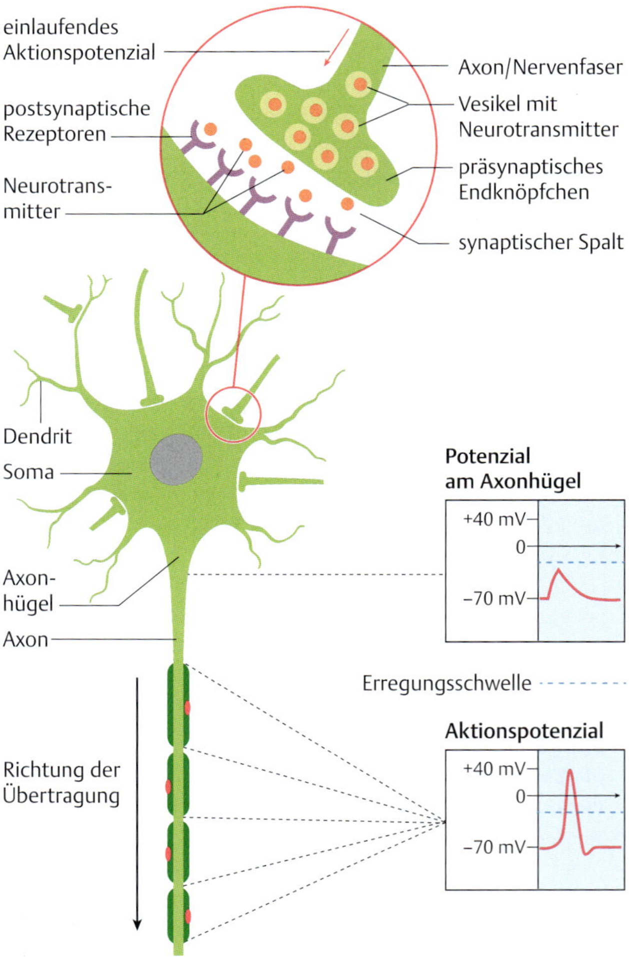

Am Axonhügel entsteht nach Überschreiten eines Schwellenwertes das Aktionspotenzial durch Öffnen von Natriumkanälen. Dies führt zu einer Depolarisation. Das Aktionspotenzial läuft am Axon entlang und führt an der präsynaptischen Membran zur Ausschüttung von Neurotransmittern aus den Vesikeln in den synaptischen Spalt.

mit ist das Ruhemembranpotenzial wiederhergestellt. Die zuvor eingeströmten Natrium-Ionen werden von **Natrium-Kalium-Pumpen** aus der Zelle heraus-, die Kalium-Ionen in die Zelle zurückgepumpt.

Die starke Depolarisation durch das Aktionspotenzial an einem Membranabschnitt erhöht das Membranpotenzial am benachbarten Membranabschnitt bis über den Schwellenwert und ein folgendes Aktionspotenzial entsteht.

Nachdem das Aktionspotenzial beendet ist, kann der betreffende Membranabschnitt über einen bestimmten Zeitraum nicht wieder erregt werden. Diese Zeitspanne wird als absolute **Refraktärzeit** bezeichnet. Die Refraktärzeit bewirkt, dass sich die Aktionspotenziale am Axon nur in eine Richtung ausbreiten können: Ein rückwärts gerichteter Lauf ist nicht möglich, da der Membranabschnitt, von dem der Reiz kam, vorübergehend nicht erregbar ist.

Für ein Aktionspotenzial gilt das **Alles-oder-nichts-Prinzip**: Wird der Schwellenwert nicht erreicht, wird auch kein Aktionspotenzial ausgebildet. Wird er erreicht, entsteht ein Aktionspotenzial, und zwar unabhängig davon, wie stark der Reiz war. Stärkere Reize führen also nicht zu stärkeren Aktionspotenzialen – diese sind immer gleich.

Bei **marklosen Fasern** pflanzt sich die Erregung entlang der gesamten Zellmembran relativ langsam **kontinuierlich** fort. Die Leitungsgeschwindigkeit beträgt maximal 2 m/s.

Bei **markhaltigen Fasern** springt die Erregung von Ranvier-Schnürring zu Ranvier-Schnürring, da sich nur in diesen Bereichen Natriumkanäle befinden (▶ **Abb. 2.19**). Daher ist die sog. **saltatorische Erregungsleitung** mit bis zu 120 m/s wesentlich schneller als die kontinuierliche.

Fazit – Das müssen Sie wissen

Aktionspotenzial

Damit ein Reiz weitergeleitet werden kann, muss sich das Membranpotenzial ändern. Es bildet sich ein **Aktionspotenzial**. Dieses wird ausgelöst, wenn sich das Ruhemembranpotenzial von ca. –70 mV auf den **Schwellenwert** von –50 mV erhöht (Depolarisation). Auslöser für diese Erhöhung sind z. B. die Neurotransmitterausschüttung an der Synapse oder die Erregung des benachbarten Membranabschnitts. Ist der Schwellenwert erreicht, öffnen sich **Natriumkanäle** und Na^+ fließt in die Zelle, sodass das Zellinnere im Bereich der Erregung **positiv** wird (**depolarisiert**). Dadurch öffnen sich in den benachbarten Membranabschnitten ebenfalls Natriumkanäle und das Aktionspotenzial pflanzt sich entlang des Dendriten oder Axons fort. Erreicht es am Ende des Axons die präsynaptische Membran, löst es die Ausschüttung des Neurotransmitters aus, und der Reiz wird auf die nächste Zelle übertragen. Nach 1–2 ms schließen die Natriumkanäle und **Kaliumkanäle** öffnen sich. Kalium strömt aus der Zelle aus und das Membranpotenzial wird wieder **negativer** (hyperpolarisiert), bis es den Wert des Ruhemembranpotenzials erlangt. Die Natriumkanäle bleiben für eine bestimmte Zeit geschlossen, der betroffene Membranabschnitt kann währenddessen nicht erregt werden (**Refraktärzeit**). Natrium-Kalium-Pumpen transportieren die zuvor eingeströmten Natrium-Ionen aus der Zelle hinaus, die Kalium-Ionen in die Zelle hinein.

Abb. 2.19 Ausbreitung des Aktionspotenzials entlang des Axons.

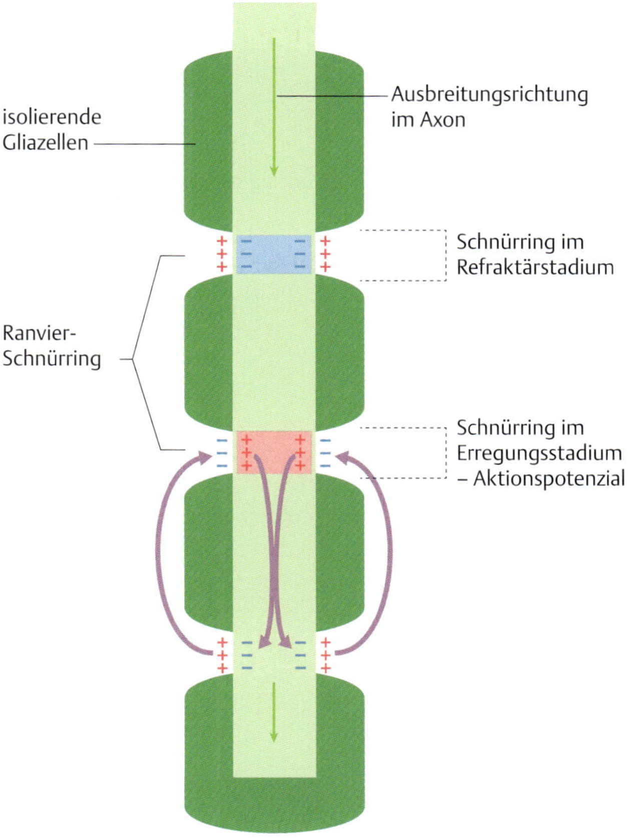

Durch das Aktionspotenzial am Axonhügel öffnen sich benachbarte Na^+-Kanäle. Wird ein Schwellenwert überschritten, wird erneut ein Aktionspotenzial ausgelöst. Aufgrund der Refraktärzeit der Na^+-Kanäle pflanzt sich das Aktionspotenzial nur in eine Richtung entlang des Axons fort. Abgebildet ist hier eine isolierte markhaltige Nervenfaser mit sog. Ranvier-Schnürringen. Na^+-Kanäle gibt es nur an den Schnürringen, daher sind nur dort Aktionspotenziale möglich. Das Aktionspotenzial springt von Schnürring zu Schnürring (saltatorische Erregungsleitung).

Transferbeispiel

Überprüfungssituation zum Thema Gewebearten

Eine Überprüfungssituation zum Thema „Unterschiedliche Gewebearten" können Sie nachlesen unter: https://hp-kolleg.haug-verlag.de. Sie finden den Text unter Lernmodul 2.

2.5 Vertiefungsfragen zur Gewebebiologie und -physiologie

Vertiefungsfragen

Frage 1

Wie müssen Hohlorgane gewebsmäßig gebaut sein?

Musterlösung:

Normalerweise sind Hohlorgane, z. B. Magen, Darm, Blase, aus 4 Wandschichten aufgebaut. Die innerste Schicht ist Epithelgewebe = bildet Oberflächen. Epithelgewebe enthält keine Blutgefäße, daher muss die nächste Schicht aus Bindegewebe bestehen = enthält Blutgefäße = Versorgung. Da ein Hohlorgan normalerweise beweglich ist, benötigt es eine Muskelschicht (3. Schicht = Muskelgewebe). Die äußere Abschlussschicht ist meist eine bindegewebige Hülle. Kurz von innen nach außen: Lumen – Epithelgewebe – Bindegewebe – Muskelgewebe – Bindegewebe. Ausnahmen: Herz, Blut- und Lymphgefäße: 3 Wandschichten (Epithelgewebe – Muskelgewebe – bindegewebige Hülle). Versorgung: direkt aus Blut oder Lymphe. Kapillaren, in denen der Stoffaustausch stattfindet: 1-schichtiges Plattenepithel.

Frage 2

Zu welchem Gewebe wird Blut gerechnet und warum?

Musterlösung:

Blut kann zum (flüssigen) Bindegewebe gerechnet werden. Bindegewebe besteht aus locker angeordneten Zellen, Grundsubstanz und Fasern. Im Blut gibt es locker verstreute Zellen (Blutzellen), flüssige Grundsubstanz als Blutplasma und Gerinnungsfasern, z. B. Fibrinogen.

Frage 3

Was ist Muskelkater?

Musterlösung:

Muskelkater bezeichnet Schmerzen und Muskelverhärtungen nach hoher oder ungewohnter körperlicher Belastung, meist Stunden nach der Belastung oder am Folgetag. Frühere Annahme: Übersäuerung des Muskels mit Milchsäure. Annahme heute: kleinste Muskelfaserrisse (Mikrotraumen in den Myofibrillen). Diese führen zu einer Entzündungsreaktion mit Ödembildung und Dehnungsschmerz im Muskel.

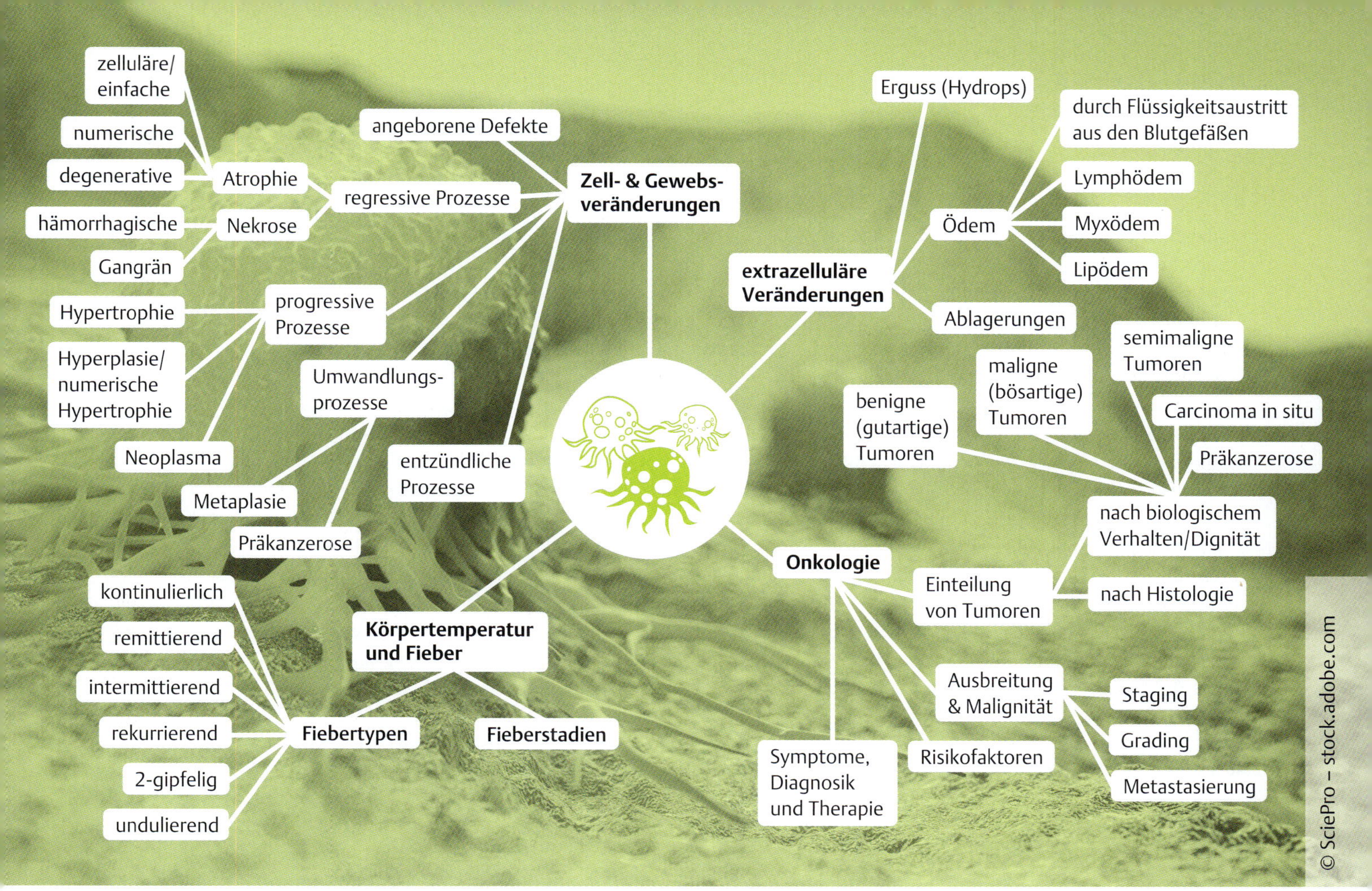

3 Allgemeine Pathologie

3.1 Krankheitslehre

Definition

Pathologie

Die **Pathologie** ist die Lehre von den Krankheiten (pathos = Leiden, Krankheit). Sie versucht, die Ursachen (**Ätiologie**), die krankhaften Veränderungen im Körper (**Pathophysiologie**) und die **Symptome** zu verstehen und zu beschreiben.

3.1.1 Einteilung von Krankheiten

Medizinisch international gebräuchlich ist die **ICD-10-Klassifikation** („**I**nternational Statistical **C**lassification of **D**iseases and Related Health Problems", dt.: Internationale statistische Klassifikation der Krankheiten und verwandter Gesundheitsprobleme, aktuelle Version 10). Im Juni 2018 wurde eine neue Version (ICD-11) angekündigt, die am 01. Januar 2022 in Kraft trat. Es gilt eine Übergangszeit von mind. 5 Jahren. Die ICD wird in Deutschland zur Verschlüsselung von Diagnosen in der ambulanten und stationären Versorgung und zur Abrechnung mit den Krankenkassen genutzt.

Darüber hinaus können Krankheiten folgendermaßen unterteilt werden:

- **organische Erkrankungen**: Erkrankungen mit anatomischen Veränderungen (Zell- und Gewebsschäden), z. B. Herzinsuffizienz, Herzinfarkt, Apoplex, Entzündungen, etc.
- **funktionelle Erkrankungen**: Erkrankungen, bei denen nur die Funktion gestört, aber keine organischen Veränderungen nachweisbar sind. Die Diagnose ist eine Ausschlussdiagnose, z. B. Reizmagen, Migräne
- **Psychosomatosen**: organische Erkrankungen, die eine (schulmedizinisch anerkannte) psychische Ursache haben, u. a. Asthma bronchiale, Neurodermitis, arterielle Hypertonie, Morbus Crohn und Colitis ulcerosa, rheumatoide Arthritis, Hyperthyreose, Ulcus duodeni.
- **organische Psychosen**: psychische Veränderungen, deren Ursache organische Krankheiten sind, z. B. organische Psychose bei Apoplex, Demenz
- **psychische Störungen**: rein psychische Veränderungen ohne organische Ursache. Sie gehen mit Veränderungen der Wahrnehmung, des Verhaltens, Denkens, Fühlens oder Handels einher.

Organübergreifende Krankheiten werden auch als **systemische Erkrankungen** bezeichnet.

Fazit – Das müssen Sie wissen

Klassifikation von Krankheiten

Krankheiten können unterteilt werden in **funktionelle, organische, psychosomatische, psychische** Erkrankungen. Systemische Erkrankungen sind organübergreifend.
Die Internationale statistische Klassifikation der Krankheiten und verwandter Gesundheitsprobleme (**ICD-10**, seit Januar 2022 **ICD-11**) ist die weltweit gebräuchliche Klassifikation von Krankheiten und verwandten Gesundheitsproblemen.

3.1.2 Systematik der Krankheitsbeschreibung

Krankheiten werden in der Regel mit folgenden gängigen Begriffen beschrieben (▶ **Abb. 3.1**):

- **Definition**: eine möglichst eindeutige und kurz gefasste Beschreibung der Erkrankung.
- **Pathophysiologie**: Sie beschreibt, welche krankhaften Prozesse bei bestimmten Krankheiten im Körper ablaufen und wie diese funktionieren.
- **Ätiologie bzw. Ursache**: Ursachen und auslösende Faktoren einer Erkrankung sowie die Wirkung von Risikofaktoren. Man kann **primäre** (liegt in dem betroffenen Organsystem selbst) und **sekundäre** Ursachen (liegt außerhalb des betroffenen Organsystems, meist als Folge einer anderen Erkrankung) unterscheiden. Ist die Ursache einer Erkrankung nicht bekannt, wird die Erkrankung als **essenziell** oder **idiopathisch** bezeichnet.
- **Risikofaktoren**: beeinflussen den Organismus ungünstig. **Innere (endogene) Faktoren:** Disposition (individuelle Anfälligkeit für bestimmte Erkrankungen), z. B. das Alter, das Geschlecht oder genetische Faktoren. **Äußere (exogene) Faktoren:** Krankheitserreger (Bakterien, Viren, Pilze etc.), physikalische Einflüsse (z. B. Hitze, Kälte, Strahlen), mechanische Einflüsse (z. B. Verletzungen), chemische Einflüsse (Toxine, Vergiftungen, Medikamente etc.), ernährungsbedingte Einflüsse oder manchmal psychische Faktoren.
- **Symptome, Symptomatik, Klinik**: die für eine Erkrankung typischen Krankheitszeichen. Viele Krankheiten besitzen sog. Leitsymptome, d. h., für ein bestimmtes Krankheitsbild sehr typische Symptome. Diese können wichtige Hinweise zur Diagnosefindung geben (z. B.: Schmerzen, Engegefühl in der Brust und Angst bei einem Herzinfarkt, hohes Fieber bei Infektionskrankheiten). Die **Symptomatik** (auch **Klinik** oder klinisches Bild) ist die Gesamtheit aller Symptome, die beim Krankheitsprozess auftreten.
- **Syndrom**: ein fest definierter Symptomenkomplex, z. B. nephrotisches Syndrom (Eiweißverlustniere).
- **Komplikationen**: die möglichen Verschlimmerungen einer Krankheit, die über die übliche Erkrankung hinausgehen, z. B. Arteriosklerose bei Bluthochdruck.

Abb. 3.1 Begrifflichkeiten bei der Krankheitsbeschreibung.

BEGRIFFE ZUR BESCHREIBUNG VON KRANKHEITEN

Begriff	Welche Frage wird beantwortet?
Definition	Was ist das?
Pathophysiologie	Was passiert da im Menschen/im menschlichen Organismus?
Ätiologie	Welche Faktoren führen zu den krankhaften Veränderungen?
Symptome	Was spürt der Mensch?
Diagnose	Was kann objektiv festgestellt werden?
Differenzialdiagnose	Was könnte noch dahinterstecken?
Therapie	Wie kann behandelt werden? Was hilft?
Komplikationen	Was kann noch passieren?
Prognose	Wie groß sind die Chancen auf Besserung/Heilung?

Abb. aus: I care Krankheitslehre. 2., überarbeitete Auflage. Thieme; 2020

- **Diagnose**: die Zuordnung von Symptomen und Untersuchungsbefunden zu einer bestimmten Krankheit. Damit eine Diagnose gestellt werden kann, bedarf es einer ausführlichen **Anamnese** und einer gründlichen **Untersuchung**. Eine **gesicherte Diagnose** kann mit größtmöglicher Sicherheit einem Krankheitsbild zugeordnet werden. Aber selbst diese gesichert erscheinenden Diagnosen müssen manchmal wieder überprüft/hinterfragt werden und ggf. korrigiert werden. Bei einer sog. **Verdachtsdiagnose** besteht der Verdacht, dass eine bestimmte Erkrankung vorliegt, es werden aber noch weitere Daten oder Untersuchungen benötigt. Eine **Ausschlussdiagnose** wird erst dann gestellt, wenn alle anderen möglichen Diagnosen ausgeschlossen wurden. Typische Beispiele sind funktionelle Erkrankungen, z. B. Reizmagen oder Reizdarmsyndrom.
- Der Begriff „Diagnose“ ist vom Begriff **„Diagnostik“** abzugrenzen. Unter Diagnostik versteht man alle Verfahren, die dazu beitragen, eine Erkrankung zu erkennen und zu definieren.
- **Differenzialdiagnose**: alle Diagnosen, die sich möglicherweise auch hinter den vorliegenden Symptomen verbergen können. Zum Beispiel kann ein Brustschmerz bedeuten, dass ein Herzinfarkt vorliegt, er kann aber auch durch eine Lungenerkrankung oder eine andere Nervenreizung ausgelöst worden sein. Die Differenzialdiagnose grenzt die in Frage kommenden Krankheiten voneinander ab.
- **Prognose**: die Vorhersage über Verlauf, Dauer und Heilungschancen einer Krankheit. Sie kann Auskunft darüber geben, ob eine Erkrankung **akut oder chronisch** verläuft. Häufig gibt es statistische Werte, die der Orientierung dienen können. Diese Zahlen sagen nicht zwingend etwas über den individuellen Verlauf aus. Bei Infektionskrankheiten wird die Prognose mit der **Letalität** angegeben, d. h., wie viel Prozent der erkrankten Menschen an dieser Krankheit sterben. Bei Tumorerkrankungen wird die sog. **5-Jahres-Quote** angegeben, d. h., wie viel Prozent der Menschen 5 Jahre überleben. Manchmal wird hier auch die **mittlere Überlebenszeit** (z. B. in Monaten) angegeben.
- **Therapie**: alle Maßnahmen zur Behandlung einer Krankheit.

3.2 Zell- und Gewebeveränderungen

3.2.1 Ursachen und Einteilung

Ursachen. Schädigungen oder Veränderungen von Zellen oder Gewebe können auf unterschiedliche Ursachen zurückzuführen sein: **angeboren** oder **erworben** (z. B. durch **Sauerstoffmangel**, stärkere Beanspruchung), pathologische **Stoffwechselprozesse** (mit den Folgen z. B. der Ablagerung von Stoffen), **immunologische Störungen** (z. B. durch Antikörper, Komplementsystem, T-Killer-Zellen), **Mikroorganismen** (Parasiten, Protozoen, Bakterien, Viren, Pilze u. a.), **physikalische Noxen** (Trauma, Hitze, Kälte, Strahlung, Elektrizität u. a.), **chemische Noxen** oder **Toxine** sowie **Tumorerkrankungen** (vermehrte Zellteilung).

Definition

Noxe

Jegliche Art von Stoffen oder Ereignissen, die dem Körper Schaden zufügen können.

Die oben aufgezählten Schädigungen bewirken entweder einen sofortigen Zelltod, akute Entzündungen (als Heilungsversuch) oder reversible bis irreversible Schädigungen, die sich als degenerative Veränderungen im Körper manifestieren können.

Einteilung pathologischer Zell- und Gewebeveränderungen. Pathologische Zell- und Gewebeveränderungen können in 5 Kategorien eingeteilt werden:

- angeborene Defekte
- regressive Prozesse (Gewebe, Zellverbände oder Zellen nehmen an Größe oder Zahl ab. Die ursprüngliche Funktion wird eingeschränkt)
- progressive Prozesse (Gewebe, Zellverbände oder Zellen nehmen an Größe oder Zahl zu; die Funktion kann gemindert sein)
- Umwandlungsprozesse
- entzündliche Prozesse

3.2.2 Angeborene Defekte

Angeborene Defekte gehen auf Störungen der Embryonalentwicklung zurück. Ausnahme ist die Dysplasie, diese kann angeboren und erworben sein. Angeborene Defekte können zu folgenden Veränderungen führen:

Agenesie. Ein Gewebe oder Organ ist gar **nicht angelegt**. Ein Beispiel ist die Agenesie der Schilddrüse, die zur angeborenen Hypothyreose (Kretinismus) führen kann.

Aplasie. Das Organ oder Gewebe ist **vorhanden, entwickelt sich aber nicht**. Aplasien sind eher selten. Es gibt auch physiologische Aplasien: Die Brustdrüsen sind auch bei Männern vorhanden, entwickeln sich aber aufgrund von Östrogenmangel nicht. Unter Östrogeneinfluss kann es zu einer Gynäkomastie (Wachstum der Brustdrüse bei Männern) kommen. Daher können auch Männer Brustkrebs bekommen.

Hypoplasie. Ein angelegtes Gewebe oder Organ **entwickelt sich** nur **unzureichend**. Die Folge ist eine Funktionsminderung. Ein Beispiel ist die Hypoplasie des Knochenmarks.

Dysplasie. Die **Fehlbildung oder Missbildung** eines Körperteils, Organs oder Gewebes (z. B. die Hüftdysplasie). In der Onkologie versteht man darunter aber auch Präkanzerosen (Gewebeveränderungen mit einem erhöhten Entartungsrisiko).

Fazit – Das müssen Sie wissen

Angeborene Defekte

Angeborene Defekte entstehen während der Embryonalentwicklung. Zu ihnen zählt man die:

- **Agenesie**: Gewebe oder Organ ist nicht angelegt (Bsp.: angeborene Hypothyreose).
- **Aplasie**: Gewebe oder Organ ist angelegt und vorhanden, entwickelt sich aber nicht (physiologisches Beispiel: Brustdrüsen bei Männern).
- **Hypoplasie**: Gewebe oder Organ entwickelt sich nur unzureichend (Bsp.: Knochenmarks-Hypoplasie).
- **Dysplasie**: Fehl- oder Missbildung eines Körperteils, Organs oder Gewebes (Bsp.: Hüftdysplasie). In der Onkologie werden auch Präkanzerosen als Dysplasie bezeichnet.

3.2.3 Regressive Prozesse

Regressive Prozesse sind dadurch gekennzeichnet, dass Zellverbände an Größe und oder Zahl abnehmen (▶ **Abb. 3.2**). Dadurch kann es auch zu Einschränkungen bei Volumen und Funktion des Parenchyms (Funktionsgewebe) kommen. An Stelle des verlorengegangenen Parenchyms treten Bindegewebe, Fettgewebe oder flüssigkeitsgefüllte Hohlräume. Ein anderes Wort für regressive Prozesse ist **Atrophie**.

Neben einer physiologischen **Altersatrophie** (Muskelschwund, Hautatrophie etc.) oder einer physiologischen **Umwandlungsatrophie** (z. B. bildet sich der Thymus nach der Pubertät zurück) gibt es viele **pathologische Atrophien** durch Inaktivität, Sauerstoffmangel, Hungern, Toxine, Druck, Trauma, Hitze, Kälte, Strahlen, Infektionen, Autoimmunerkrankungen, Allergien etc.

Zelluläre oder einfache Atrophie

Hierbei kommt es zu einer **Verkleinerung der Zellen**, z. B. Muskelschwund oder physiologischer Altersatrophie.

Numerische Atrophie

Hier kommt es zu einer **Abnahme der Zellzahl**, z. B. durch Zelluntergang bei Morbus Alzheimer.

Degenerative Atrophie

Hierbei kommt es zu einer Veränderung zellulärer Strukturen oder Funktionen, wobei die Zellen mehr oder weniger die Fähigkeit zur Selbsterhaltung, zur Kommunikation oder zur Reaktion verlieren. Dadurch sind sie meist **nicht mehr in der Lage, ihren Aufgaben nachzukommen**, Folgen sind z. B. Fettleber oder Hormon-Unterfunktionen.

Nekrose

Definition

Nekrose und Apoptose

Nekrose bezeichnet den pathologischen Zelltod im lebenden Organismus. Von der Nekrose abzugrenzen ist die **Apoptose**, die den physiologischen Zelltod beschreibt.

Nekrosen entstehen bei schweren Entzündungen, Verbrennungen, Erfrierungen, Vergiftungen, Verätzungen, Bakterientoxinen, Virusbefall oder als Folge einer Minderdurchblutung (z. B. Herzinfarkt, Apoplex, pAVK).

Nekrotisiertes Gewebe wird vom Körper enzymatisch aufgelöst (phagozytiert). Der Zerfall ruft eine Entzündungsreaktion hervor. Dabei entstehen je nach Größe des untergegangenen Gewebegebietes entsprechende Defekte. Größere Nekrosen können zu einer allgemeinen Vergiftung des Körpers führen (z. B. bei größeren Verbrennungen).

Auch nach dem Tod kommt es zu Mechanismen der Gewebeauflösung. Dazu gehören die **Autolyse** (Selbstzersetzung durch körpereigene Enzyme), die **Fäulnis** (Zersetzung durch anaerobe Bakterien) und die **Verwesung** (Zersetzung durch aerobe Bakterien und Pilze).

Bei der Nekrose können je nach Art der Denaturierung 2 Typen unterschieden werden.

- Bei der **Koagulationsnekrose** werden Proteine abgebaut (Proteindenaturierung). Das abgestorbene Gewebe wird zu einer gelblichen trockenen Masse (z. B. bei akuten Ischämien, Verbrennungen, Säureunfällen). Sonderformen sind die käsige Nekrose bei Tuberkulose und die Gangrän.
- Bei der **Kolliquationsnekrose** kommt es zu einer Gewebeauflösung. Die Zellen schwellen an und lösen sich durch Enzyme auf. Das Gewebe wird matschig und schmierig (z. B. bei fettreichen Organen, bei Abszessen oder Einwirkung von Laugen). Teilweise wird die feuchte Gangrän zu den Kolliquationsnekrosen gerechnet.

Gangrän

Sie ist eine Sonderform der Nekrose. Ursache ist meist eine Unterbrechung der Blutzufuhr (ischämische Nekrose). Das betroffene Gewebe zerfällt durch Autolyse oder Verwesung und verfärbt sich blaurot bis schwarz. Nach dem Aussehen unterscheidet man 2 Formen:

Trockene Gangrän. Das nekrotisierte Gewebe trocknet an der Körperoberfläche durch Verdunstung aus, wird hart und schrumpft bis zur schwärzlichen, lederartigen Mumifikation.

Feuchte Gangrän. Das nekrotisierte Gewebe wird mit Fäulnisbakterien bzw. Anaerobiern infiziert und verflüssigt sich durch deren Einwirkung. Dabei entsteht ein übler fauliger Geruch. Die (infizierte) feuchte Gangrän breitet sich rasch aus.

Gangräne kommen v. a. an den Extremitäten vor, z. B. bei **pAVK** (periphere arterielle Verschlusskrankheit), **diabetischem ischämischem Fuß**, **Raucherbein** oder **Erfrierungen 3. Grades**. Manchmal aber auch an inneren Organen, z. B.: **Lungengangrän** (bei Lungenabszess, Aspirationspneumonie, Lungenmilzbrand), **Darmgangrän** (bei Darminfarkt, Ileus, Darmmilzbrand), **Uterusgangrän** (seltene puerperale [Wochenbett-]Infektion). Auch bei den Infektionskrankheiten gibt es Gangräne: **Milzbrand** und **Gasbrand**.

Abb. 3.2 Progressive und regressive Prozesse.

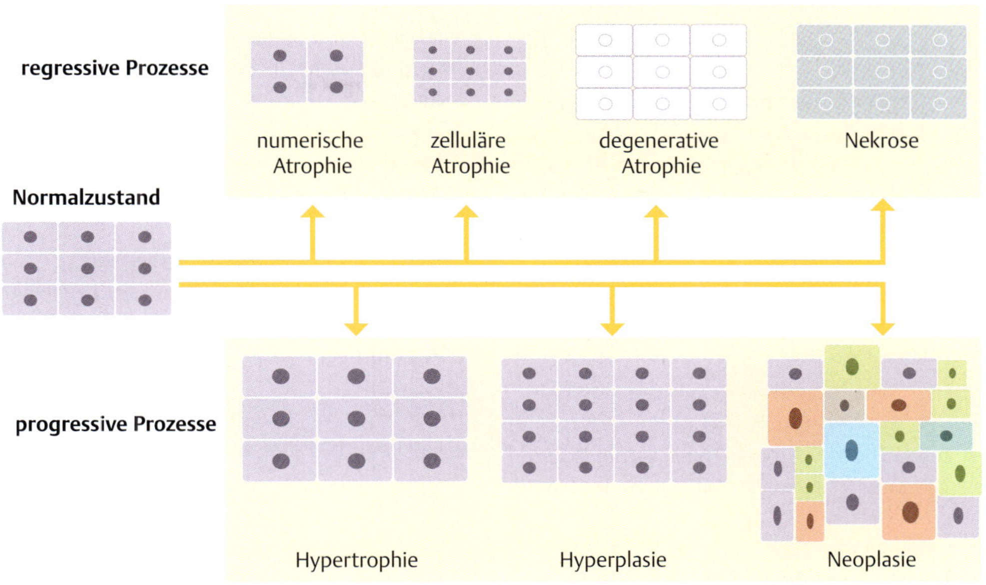

Hämorrhagische Nekrose

Sie tritt auf, wenn der Gewebsschaden auch zur Zerstörung von Blutgefäßen führt und Blut einsickert, ohne dass der Blutfluss schnell durch die Gerinnung zum Stillstand gebracht werden kann (z. B. bei der akuten Pankreatitis).

Fazit – Das müssen Sie wissen

Regressive Prozesse

Bei regressiven Prozessen nehmen Zellverbände oder Zellen an Größe und oder Zahl ab. Meist ist auch die Funktion eingeschränkt. Zu den regressiven Prozessen zählen:

- **zelluläre** oder einfache **Atrophie**: Verkleinerung der Zellen, z. B. Muskelschwund
- **numerische Atrophie**: Abnahme der Zellzahl, z. B. Leber-, Nierenzirrhose
- **degenerative Atrophie**: Zellen oder Gewebe verlieren ihre Funktionsfähigkeit durch Veränderungen der Zellstruktur, z. B. Fettleber
- **Nekrose**: pathologischer Zelltod im lebenden Organismus. Die **Gangrän** ist eine Sonderform der Nekrose, bei der sich durch Autolyse oder Verwesung das Gewebe blautrot bis schwarz verfärbt. Ursache ist meist eine Unterbrechung der Blutzufuhr.

3.2.4 Progressive Prozesse

Progressive Prozesse sind durch eine Strukturzunahme gekennzeichnet, d. h. die Anzahl der Zellen eines Gewebeverbandes oder die Größe der Zellen **nimmt zu** (▶ **Abb. 3.2**). Die Zunahme kann reversibel sein (z. B. durch vermehrte Beanspruchung) oder irreversibel (z. B. autonome Zunahme bei Tumoren).

Hypertrophie. Eine **Vergrößerung der Zellen** nennt man Hypertrophie. Ursache ist meist eine zu hohe Beanspruchung. Lässt die Beanspruchung nach, bildet sich die Hypertrophie zurück. Beispiele sind Skelettmuskelwachstum, Links- oder Rechtsherzhypertrophie. Da Skelettmuskelzellen und Herzmuskelzellen nicht mehr teilungsfähig sind, können sie nur an Größe zunehmen.

Hyperplasie oder numerische Hypertrophie. Hyperplasie ist eine **Zunahme der Zellzahl**, Ursache ist auch hier meist eine Überbeanspruchung. Eine Hyperplasie muss nicht immer pathologisch sein; Wundheilung z. B. ist eine physiologische Hyperplasie. Auch sie kann sich wieder zurückbilden, sobald die Überbeanspruchung nachlässt. Beispiele sind die Schilddrüsenvergrößerung (Struma) oder die Prostatahyperplasie.

Neoplasma. Der Begriff **Neoplasma** oder **Neoplasie** bedeutet eine Neubildung von Körpergeweben, die sowohl physiologisch (z. B. bei Regenerationen eines Gewebes) als auch pathologisch (z. B. bei der Entstehung von gut- und bösartigen Tumoren) sein kann. In der Medizin werden die Begriffe „Neoplasma“ oder „Neoplasie“ hautsächlich für **bösartige Tumoren** verwendet.

3.2.5 Umwandlungsprozesse

Metaplasie

Bei einer Metaplasie **wandelt** sich **ein Zelltyp in einen anderen** um (Differenzierungsänderung). Auslöser können andauernde chemische, mechanische oder entzündliche Reize sein. Ein typisches Beispiel dafür ist die Veränderung des Speiseröhrenepithels bei chronischem Reflux (Rückfluss) von Magensaft: Das normalerweise vorhandene Plattenepithel wandelt sich in ein zylinderförmiges Epithel um (sog. Barrett-Ösophagus). Dieser Prozess ist **grundsätzlich reversibel** (umkehrbar), birgt jedoch immer auch das **Risiko** der Entstehung von malignen Zellen (= unkontrolliert wachsende Tumorzellen), wenn dabei Fehler in der Zellausstattung vorkommen. Ein weiteres Beispiel ist die Umwandlung des Flimmerepithels der Atemwege in Plattenepithel bei Rauchern. Bei einer Metaplasie können Zellen im schlimmsten Fall entarten und es kann zu einer Präkanzerose kommen.

Präkanzerose

Die Präkanzerose ist eine Gewebsveränderung, aus der sich mit **hoher Wahrscheinlichkeit** ein **bösartiger Tumor** entwickelt. Beispiele sind Dickdarm-Polypen oder Leukoplakie (vermehrte Verhornung der Schleimhäute, z. B. bei Rauchern). Präkanzerosen werden in der Medizin manchmal auch Dysplasien genannt (s. o.).

Fazit – Das müssen Sie wissen

Umwandlungsprozesse

Metaplasie: Ein Zelltyp wandelt sich in einen anderen um (Differenzierungsänderung), Beispiel: Barrett-Ösophagus. Auslöser u. a.: andauernde chemische, mechanische oder entzündliche Reize. Der Prozess ist reversibel, es besteht die Gefahr der Entartung.
Präkanzerose: Gewebeveränderungen, die mit hoher Wahrscheinlichkeit in einen malignen Tumor übergehen. Beispiel: Leukoplakie.

3.2.6 Entzündliche Prozesse

Eine Entzündung ist eine **Reaktion von Immunsystem und Organgewebe** auf einen äußeren oder inneren **schädigenden Reiz**. Die Bestandteile des Immunsystems, die Vorgänge bei der Abwehr von Krankheitserregern und Fremdstoffen und auch die Folgen einer gestörten Immunreaktion werden ausführlich in LM 8 „Atmung, Lunge, Blut, Immunsystem“ beschrieben.

Ablauf einer Entzündung

Wenn das Geschehen lokal begrenzt und noch nicht bedrohlich ist, reagiert der Körper mit einer **lokalen Entzündung**. Ist das Geschehen gefährlicher und allgemeiner, reagiert der Körper mit einer **Allgemeinentzündung**. Wenn die Erreger die lokale Abwehr durchbrechen und bis ins Blut gelangen und die Organe infizieren, kommt es zu einer **systemischen Infektion** oder **Sepsis** (S. 127).

! Cave

Sepsis

Eine Sepsis ist lebensgefährlich!

Lokale Entzündungsreaktion. Die **5 klassischen lokalen Entzündungszeichen**, die bei jeder Entzündung auftreten, sind:

- **Rubor –** Rötung: vermehrte lokale Durchblutung
- **Calor –** Wärme: vermehrte lokale Durchblutung
- **Tumor –** Schwellung: Entzündungsödem durch Kapillarerweiterung
- **Dolor –** Schmerz: durch Druck auf Nervenendigungen und durch Histamin
- **Functio laesa –** Funktionseinschränkung: durch Schwellung und Schmerz

Allgemeine Entzündungsreaktion. Wenn die lokale Reaktion nicht ausreicht, wird der gesamte Körper in das Abwehrgeschehen mit einbezogen. Bei schweren Entzündungen, wie sie z. B. bei einer Infektion oft vorkommen, treten neben den 5 klassischen lokalen Entzündungszeichen weitere **Entzündungszeichen** auf:

- **Fieber**
- **Tachykardie**
- evtl. **Milzschwellung**
- **Krankheitsgefühl, Abgeschlagenheit**
- Labor: **BSG**- bzw. **CRP**-Erhöhung, **Leukozytose** (Normalfall), evtl. mit **Linksverschiebung**; oder **Leukopenie** (Sonderfall), **PCT**-Anstieg.

Fazit – Das müssen Sie wissen

Entzündliche Prozesse

Bei einer Entzündung reagieren Immunsystem und Organgewebe auf einen äußeren oder inneren Reiz, der vom Organismus als schädlich angesehen wird und beseitigt werden soll.
Leitsymptome einer **Lokalentzündung** sind: Rubor, Calor, Tumor, Dolor, Functio laesa. **Allgemeinentzündung** mit zusätzlich Fieber, Tachykardie, Krankheitsgefühl, evtl. Milzschwellung und BSG, CRP, PCT, Leukozyten erhöht.

3.3 Extrazelluläre Veränderungen

3.3.1 Erguss (Hydrops)

Der pathologische **Übertritt von Flüssigkeit in eine Körperhöhle** bezeichnet man als Erguss oder Hydrops. Ursache können Stauungen sein (z. B. Aszites bei Pfortaderstau), urämisch-toxisch (z. B. Pleura-Erguss bei Urämie), Entzündungen und Infektionen (z. B. Gelenkserguss), oder traumatisch.

Je nach Flüssigkeit werden die Ergüsse unterschiedlich bezeichnet:

- **Transsudat**: ein **nicht entzündlicher** Austritt von Flüssigkeit aus Gefäßen. Sammelt sich das Transsudat in einer Körperhöhle an, spricht man von einem transsudativen Erguss. Ein Transsudat kommt auch physiologisch vor in den sog. serösen Häuten: Pleura, Perikard und Peritoneum.
- **Exsudat**: ein **entzündlicher** Austritt von Blutflüssigkeit in das Gewebe. Geschieht der Austritt in eine Körperhöhle, spricht man von exsudativem Erguss. Beispiele sind u. a. Pleuritis, Perikarditis, Peritonitis.
- **Empyem**: **Eiteransammlung** in einer schon **vorhandenen Körperhöhle**, z. B. Pleura-Empyem.
- **Abszess**: eine lokal begrenzte, abgekapselte **Eiteransammlung** in einer durch den Eiter **selbst gebildeten Höhle**, z. B. Lungenabszess. Dagegen sind **Phlegmone** diffuse Vereiterungen im Gewebe, z. B. beim Erysipel.

3.3.2 Ödem

Eine vermehrte **Flüssigkeitsansammlung im Interstitium** bezeichnet man als Ödem. Ödeme können lokalisiert oder generalisiert auftreten und unsichtbar oder sichtbar (als Schwellung) und sogar tastbar sein. Generalisierte Ödeme werden **Anasarka** genannt. Zu ihrer Ausbildung bedarf es allerdings großer Flüssigkeitsmengen.

Ödem durch Flüssigkeitsaustritt aus den Blutgefäßen

Diese können einerseits durch **erhöhten Kapillardruck** z. B. bei Herzinsuffizienz, Aszites, venösem Stau, langem Stehen, Hypervolämie (z. B. bei Niereninsuffizienz) entstehen, andererseits durch **Albuminmangel** (z. B. bei Leberzirrhose oder Eiweißverlustniere) oder **erhöhte Gefäßpermeabilität** (z. B. bei Entzündungen, Allergien, Toxinen).

Eine Sonderform bildet das **Angioödem** (früher **Quincke-Ödem**). Es entwickelt sich meist schnell und schmerzlos als allergische Typ-I-Reaktion. Selten gibt es andere Ursachen.

Frische Ödeme sind eindrückbar und hinterlassen eine Delle. Bei chronischen Ödemen verhärtet die Haut und sie sind nicht mehr eindrückbar.

Lymphödem

Lymphödeme entstehen durch **behinderten Lymphabfluss**. Die Ursache ist entweder eine angeborene Hypoplasie von Lymphgefäßen oder die Zerstörung oder Verlegung von Lymphbahnen. Typisch sind Lymphödeme bei Tumoroperationen (z. B. Mammakarzinom), bei denen Lymphknoten entfernt wurden.

Frische Lymphödeme sind eindrückbar, hinterlassen aber keine Delle, da die Flüssigkeit durch den nicht vorhandenen Lymphabfluss wieder zurückgedrückt wird.

Bei chronischem Lymphödem mit Umbau des Bindegewebes kann das Bild der **Elephantiasis** auftreten.

Myxödem

Bei Myxödemen werden festere salz- und flüssigkeitsbindende **Glukosaminoglykane** (früher **Mukopolysaccharide** genannt) abgelagert. Myxödeme können lokalisiert auftreten, z. B. prätibial (vorne am Schienbein) bei Morbus Basedow oder generalisiert, z. B. bei schwerer Hypothyreose, verursacht durch den verlangsamten Stoffwechsel.

Lipödem

Ein Lipödem ist eine pathologische symmetrische **Fettverteilungsstörung** v. a. an den Hüften, Oberschenkeln oder Armen. Es betrifft fast ausschließlich Frauen. Sehr häufig entstehen dabei auch Ödeme, entweder durch eine größere Wasserbindungfähigkeit des Interstitiums oder durch eine erhöhte Kapillardurchlässigkeit oder durch Abflussbehinderung der Lymphgefäße.

3.3.3 Ablagerungen

Extrazelluläre Ablagerungen sind oft Alterserscheinungen oder degenerative, reparative oder adaptative Veränderungen. Beispiele für extrazelluläre Ablagerungen sind:

- **Fett, Kalk, Glykosaminoglykane** (z. B. Myxödem bei Hypothyreose; zu den Glykosaminoglykanen gehört auch Hyaluron)
- **Hyalin** (Ablagerungen ohne erkennbare Struktur)
- **Amyloid** (pathologische Eiweiße; Amyloidablagerungen sind verantwortlich für die Krankheit Amyloidose)
- **Schwermetalle** (z. B. Blei, Cadmium, Quecksilber, Thallium) Schwermetalle können Jahrzehnte im Körper gespeichert sein.

Fazit – Das müssen Sie wissen

Extrazelluläre Veränderungen

Ein **Erguss** ist ein pathologischer Übertritt von Flüssigkeit in eine Körperhöhle. Er kann als Transsudat, Exsudat, Empyem auftreten. (**Abszess** hingegen bezeichnet eine Eiteransammlung in einer vom Eiter selbst gebildeten Höhle.) Ein **Ödem** ist eine vermehrte Flüssigkeitsansammlung im Interstitium. Dabei wird v. a. unterschieden zwischen Ödem durch Flüssigkeitsaustritt aus den Blutgefäßen, Lymphödem, Myxödem und Lipödem. **Ablagerungen** entstehen durch viele verschiedene Substanzen. Beispiele sind Fett, Kalk, Glykosaminoglykane, Hyalin, Amyloid oder Schwermetalle.

Transferbeispiel

Überprüfungssituation

Amtsarzt: „Ein Patient kommt zu Ihnen in die Praxis und berichtet, dass er in letzter Zeit an Gewicht zugenommen habe, obwohl er normal esse.“

Prüfling: „Häufig nimmt man bei einer Schilddrüsenunterfunktion an Gewicht zu. Die Schilddrüsenhormone T_3 und T_4 – eigentlich nur T_3, da dieses das aktive Hormon ist, T_4 ist das inaktive Reservehormon – beschleunigen den Grundumsatz, d. h., der Körper arbeitet schneller. Wenn es aber zu einem Mangel an Schilddrüsenhormonen kommt, werden u. a. die Wärmeproduktion und die Darmtätigkeit nicht mehr so stark angeregt, die Patienten frieren und neigen zu Obstipation. Der Körper läuft sozusagen auf Sparflamme und die Patienten nehmen an Gewicht zu. Ursache für eine Schilddrüsenunterfunktion ist meistens die chronische Hashimoto-Thyreoiditis, eine Autoimmunkrankheit, bei die Schilddrüse über Jahre langsam durch Antikörper zerstört wird. Man könnte dies durch einen TSH-Test im Labor überprüfen. TSH ist das Steuerungshormon der Hypophyse, und wenn TSH erhöht ist, kann dies auf eine primäre Schilddrüsenunterfunktion hinweisen. Um sicherzugehen, kann dann noch nach T_3 und T_4 geschaut werden und sogar nach den Antikörpern, die TAK und MAK heißen.
Eine Gewichtszunahme kann aber auch durch Ödeme ausgelöst werden. Ödeme sieht man oft erst nach mehreren Litern Wassereinlagerung. Und 1 l Wasser wiegt schon 1 kg.“

Amtsarzt: „Woran erkennen Sie denn, dass es Ödeme sind?“

Prüfling: „Ein Lungenödem erkennt man an lauten, feuchten Rasselgeräuschen bei der Atmung. Kleine Korrektur: Ein alveoläres Lungenödem erkennt man an lauten, feuchten Rasselgeräuschen. Ein interstitielles Lungenödem verursacht keine Rasselgeräusche. Aszites, ein Ödem im Peritoneum, z. B. bei Pfortaderstau, erkennt man an einem sehr dicken Bauch. Ödeme in den Beinen erkennt man an einer Schwellung der Beine. Man kann einen Drucktest machen und feststellen, ob die Ödeme eindrückbar sind und ob die Delle wieder verschwindet.

Ödeme sind Wasseransammlungen im Interstitium. Wenn ich mir diese Definition jetzt so richtig überlege, ist eigentlich ein alveoläres Lungenödem als solches gar kein Ödem und Aszites auch nicht. Beides sind sogenannte Ergüsse. Ein alveoläres Lungenödem kommt zwar als fortgeschrittenes interstitielles Lungenödem zustande, aber jetzt befindet sich die Flüssigkeit ja in einem schon vorhandenen Hohlraum, den Alveolen. Einen Übertritt von Flüssigkeit in eine Körperhöhle bezeichnet man korrekterweise als Erguss oder griechisch Hydrops. Aszites, die Bauchwassersucht, ist ein Übertritt von Flüssigkeit in die Bauchhöhle, den Peritonealraum. Auch dies ist ein Erguss und nicht wirklich ein Ödem."

Amtsarzt: „Wenn Sie jetzt so genau sind, ist in ihrer Definition der Ödeme noch ein Fehler. Sie haben gesagt: Ödeme sind Wasseransammlungen im Interstitium. Was stimmt hier nicht? Was ist denn das Interstitium überhaupt?"

Prüfling: „Das Interstitium oder die Interzellularsubstanz ist der Raum zwischen den Organen, Geweben oder Zellen im Körper. Der Körper besteht aus Zellen, Interstitium und, wenn man so will, noch Blutgefäßen. Drumherum ist die Haut als Abgrenzung. So sieht unser Körper aus."

Amtsarzt: „Und was ist da drin im Interstitium? Ist es hohl, ein Vakuum, mit Luft gefüllt?"

Prüfling: „Nein, sie besteht aus Wasser, der Grundsubstanz – also bestimmten Molekülen, die u. a. besonders gut Wasser binden können – und den Bindegewebsfasern. Ah! Jetzt weiß ich, was Sie meinen. Da im Interstitium sowieso Wasser ist, ist die Aussage „Ödeme sind Wasseransammlungen im Interstitium" natürlich nicht richtig. Sonst wäre ja alles immer Ödem. Korrekt muss es also heißen: Ödeme sind vermehrte Wasseransammlungen im Interstitium, also zu viel Wasser."

Amtsarzt: „Genau richtig. Machen Sie weiter."

Prüfling: „Also Ödeme sind zu große Wasseransammlungen im Interstitium. Als Ursache gibt es mehrere Möglichkeiten. Entweder, und das gilt für die meisten Ödeme, tritt zu viel Flüssigkeit aus den Blutkapillaren aus. Aus den Blutkapillaren treten normalerweise täglich sowieso ca. 20 l Flüssigkeit aus. Von diesen 20 l Flüssigkeit werden 18 l wieder in die Kapillaren zurückgenommen, aber 2 l fließen täglich über die Lymphgefäße ab. Wenn dieser Abfluss behindert ist, spricht man von Lymphödemen. Lymphödeme können durch erworbenen Lymphstau, z. B. bei Lymphknotenentfernung bei Tumoren, entstehen oder durch angeborene Hypoplasie von Lymphgefäßen. Lymphödeme betreffen v. a.Frauen und diese Ödeme sind eindrückbar, hinterlassen aber keine Delle. Erworbene Lymphödeme sind oft auch einseitig oder lokal. Die Therapie bei Lymphödemen sind Lymphdrainage und/oder Stützstrümpfe."

...

Den weiteren Verlauf der Überprüfungssituation mit dem Thema „Ödeme" können Sie unter https://hp-kolleg.haug-verlag.de nachlesen. Sie finden den Text unter Lernmodul 2.

Prüfung frei erfunden.

3.4 Körpertemperatur und Fieber

Körpertemperatur. Die normale Körpertemperatur kommt hauptsächlich durch Stoffwechselprozesse v. a. der Leber zustande. Sie beträgt **rektal** gemessen (**Körperkerntemperatur**) 36,5–37,4 °C (▶ **Tab. 3.1**). Der **oral** gemessene Wert ist um 0,25 °C niedriger, der **axillar** gemessene Wert um 0,5 °C niedriger als der rektal gemessene Wert. Die Körperkerntemperatur ist tageszeitabhängig: Nachts um 3 Uhr ist sie am niedrigsten, abends um 18 Uhr am höchsten. Bei Frauen ist die Temperatur zyklusabhängig: Vom Eisprung bis zur Menstruation (2 Wochen) ist sie um 0,5 °C höher als in den folgenden 2 Wochen ab der Menstruation.

Fieber. Fieber ist eine Erhöhung der Körperkerntemperatur auf über 38 °C infolge einer Sollwertverstellung im Temperaturregulationszentrum im Hypothalamus. Auslöser sind meist exogene oder endogene **Pyrogene** (fiebererzeugende Stoffe): Interleukine durch Makrophagentätigkeit, Bakterientoxine, Zerfallsprodukte bei Entzündungen, Tumoren, Allergien, Verletzungen oder auch Medikamente. Auch Gehirnerkrankungen können den Hypothalamus schädigen und Fieber entstehen lassen, z. B. Gehirntumoren oder eine Hirndrucksteigerung.

Fieber stimuliert u. a. die Aktivität und Vermehrung der Leukozyten. Außerdem beschleunigt Fieber den gesamten Stoffwechsel und führt zur sog. **Fiebertachykardie**. Hierbei sind 10 Schläge mehr pro Temperaturerhöhung um 1 °C normal. Besteht Fieber ohne Fiebertachykardie, spricht man von **relativer Bradykardie**. Dies kommt bei manchen Infektionskrankheiten vor, z. B. Typhus. Fieber regt auch die Interferon-Ausschüttung an (siehe Lernmodul 8 „Atmung, Lunge, Blut, Immunsystem"). Ein Nachteil von Fieber ist die erhöhte Belastung von Herz und Kreislauf. Je nach Verlauf werden verschiedene Fieberarten unterschieden (▶ **Tab. 3.2**).

Bei **schnellem Fieberanstieg** können kleine Kinder (6 Mo – bis 5 J) unter Umständen mit Fieberkrämpfen reagieren. Bei Erwachsenen entsteht oft Schüttelfrost: Kältegefühl, Muskelzittern, Zähneklappern, Gänsehaut; anschließend Hitzegefühl.

Beim **raschen Fieberabfall** innerhalb von Stunden (sog. kritische Entfieberung) kann es zu einem Kreislaufversagen kommen.

Therapie. Ab einer Temperatur > 39 °C und bei herabgesetztem Allgemeinbefinden sollte Fieber physikalisch (z. B. Wadenwickel) und/oder medikamentös (z. B. Paracetamol, Ibuprofen) gesenkt werden. Auf eine ausreichende Flüssigkeitszufuhr ist zu achten. Weitere Maßnahmen erfolgen entsprechend der gestellten Diagnose.

! Cave

B-Symptomatik

Die B-Symptomatik besteht aus der Trias folgender Symptome: Fieber > 38 °C, Nachtschweiß (nasse Haare, durchgeschwitzte Kleidung/Bettwäsche) und Gewichtsabnahme > 10 % in einem halben Jahr (ungewollt). Sie kann u. a. auf Tumoren (z. B. maligne Lymphome), Tuberkulose, AIDS oder Lues hinweisen. Zusätzliche mögliche Symptome: Abgeschlagenheit, BSG ↑.

Tab. 3.1 Körperkerntemperaturen.

Körperkerntemperatur	Bezeichnung
> 42 °C	Todesgefahr durch Kreislaufversagen und Eiweißdenaturierung
40–42 °C	sehr hohes Fieber
39,1–39,9 °C	hohes Fieber
38,6–39 °C	mäßiges Fieber
38,1–38,5 °C	leichtes Fieber
37,5–38 °C	subfebrile Temperatur
36,5–37,4 °C	**Normaltemperatur**
35,1–36,4 °C	Hypothermie = Untertemperatur
32–35 °C	Unterkühlung Grad 1 (mild)
28 – 32 °C	Unterkühlung Grad 2 (mittel)
< 28 °C	Unterkühlung Grad 3 (schwer, Scheintod-Koma)

Tab. 3.2 Fieberarten.

Bezeichnung	Beschreibung	Beispiele
Kontinua-Fieber	mehrere Tage gleich hohes Fieber	viele Infektionskrankheiten, z. B. Typhus, Ornithose, Fleckfieber
remittierendes Fieber	Tagesschwankungen < 1,5 °C	v. a. Lokalinfektionen, z. B. Lobärpneumonie
intermittierendes Fieber	Tagesschwankungen > 1,5 °C	z. B. Abszess, Sepsis
rekurrierendes oder rezidivierendes Fieber	wiederkehrende Fieberschübe	z. B. Rückfallfieber, Malaria
2-gipfeliges Fieber	2-phasiges Fieber mit 1–2 fieberfreien Tagen dazwischen	oft bei Viren, z. B. Masern, Polio, Gelbfieber
undulierendes Fieber	über Tage, Wochen, Monate langgezogener wellenförmiger Verlauf	Brucellose (manche Tumoren)
Fieber unklarer Genese (engl. fever of unknown origin = FUO)	Fieber hält > 3 Wochen an	Trotz entsprechender Diagnostik lässt sich keine Ursache finden.

Fazit – Das müssen Sie wissen

Fieber

Die normale **Körperkerntemperatur** (rektal gemessen) beträgt 37 ± ca. 0,5 °C. Bei einer Körpertemperatur > 38,0 °C spricht man von Fieber. **Fieber** ist eine Immunreaktion des Körpers. Es wird durch den Hypothalamus gesteuert und durch pyrogene Stoffe ausgelöst. Fieber dient der Stoffwechselanregung und Immunsteigerung. Ab Fieber > 39 °C mit Unwohlsein sollte man an physikalische oder medikamentöse Fiebersenkung denken. Ab 42 °C besteht Lebensgefahr durch Kreislaufversagen und Eiweißdenaturierung. Kinder reagieren auf einen raschen Fieberanstieg ggf. mit einem Fieberkrampf.

3.5 Onkologie

3.5.1 Einleitung

Definition

Tumor

Der Begriff **Tumor** bedeutet **Schwellung**. Ein Tumor ist eine umschriebene Zunahme des Gewebevolumens jedweder Ursache, z. B. auch als Entzündungszeichen. Ein Tumor im engeren Sinne bezeichnet eine pathologische Neubildung (pathologische **Neoplasie**), die durch Fehlregulation des Zellwachstums entsteht (▶ **Abb. 3.3**).

Abb. 3.3 Häufigkeit von Tumoren.

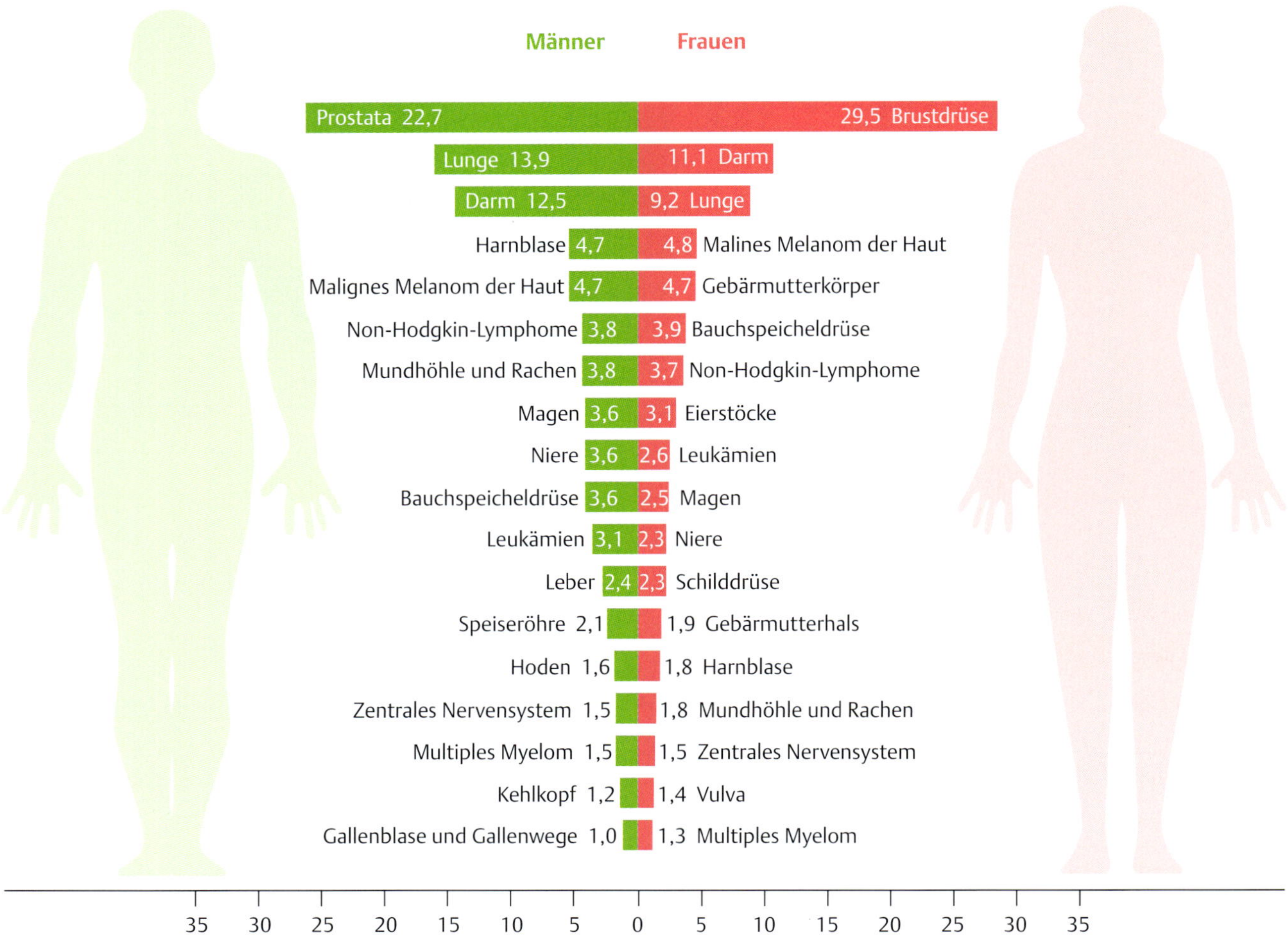

Prozentualer Anteil der häufigsten Tumorlokalisationen an allen Krebsneuerkrankungen in Deutschland 2016 (ohne nicht melanotischen Hautkrebs). *Nach: Zentrum für Krebsregisterdaten des Robert Koch-Instituts*

Merke

Die häufigsten Tumoren

Die 3 häufigsten Tumoren sind bei Frauen **Mammakarzinom**, gefolgt von Karzinomen des **Darms** und der **Lunge**; bei Männern **Prostatakarzinom**, gefolgt von Karzinomen der **Lunge** und des **Darms**.

3.5.2 Einteilung von Tumoren

Einteilung nach biologischem Verhalten bzw. Dignität

Tumoren können gutartig (**benigne**), bösartig (**maligne**), als Zwischenstufe (**semimaligne**) oder als **Carcinoma in situ** auftreten (▶ **Abb. 3.4**).

Beurteilt wird das Ausbreitungsverhalten (verdrängend oder infiltrativ), die Differenzierung (zellulär reif oder unreif), die Proliferationsrate (langsame oder schnelle Wucherung) und die Metastasierung.

Benigne (gutartige) Tumoren

Gutartige Tumoren wachsen eher **langsam**, haben eine **Tumorkapsel** und wachsen **verdrängend** (expansiv). Sie lassen sich von der Umgebung gut abgrenzen und sind deshalb „verschieblich". Histologisch ähnelt das Tumorgewebe dem Ursprungsgewebe (**differenziert**), die Funktion der Zellen bleibt meist erhalten. Gutartige Tumoren bilden **keine Metastasen** (S. 58). Sie haben für die Patienten meist keine tödlichen Folgen, können aber im Gehirn durch **Verdrängungsmechanismen** tödlich sein. In anderen Geweben kann es zu Ischämien und Nekrosen kommen. Endokrine Tumoren (Adenome) erzeugen häufig Hormon-Überfunktionen. Unter Behandlung können die meisten gutartigen Tumoren geheilt werden.

Maligne (bösartige) Tumoren

Bösartige Tumoren wachsen meist **schnell**, haben **keine Tumorkapsel** und wachsen in das umliegende Gewebe **invasiv** zerstörerisch (**destruktiv**) ein. Sie sind mit der Umgebung verwachsen und deshalb nicht verschieblich. Histologisch ist das Tumorgewebe zellulär unreif und hat kaum noch Ähnlichkeit mit dem Ursprungsgewebe (**undifferenziert**), die Funktion wird meist beeinträchtigt

Abb. 3.4 Gut- und bösartige Tumoren.

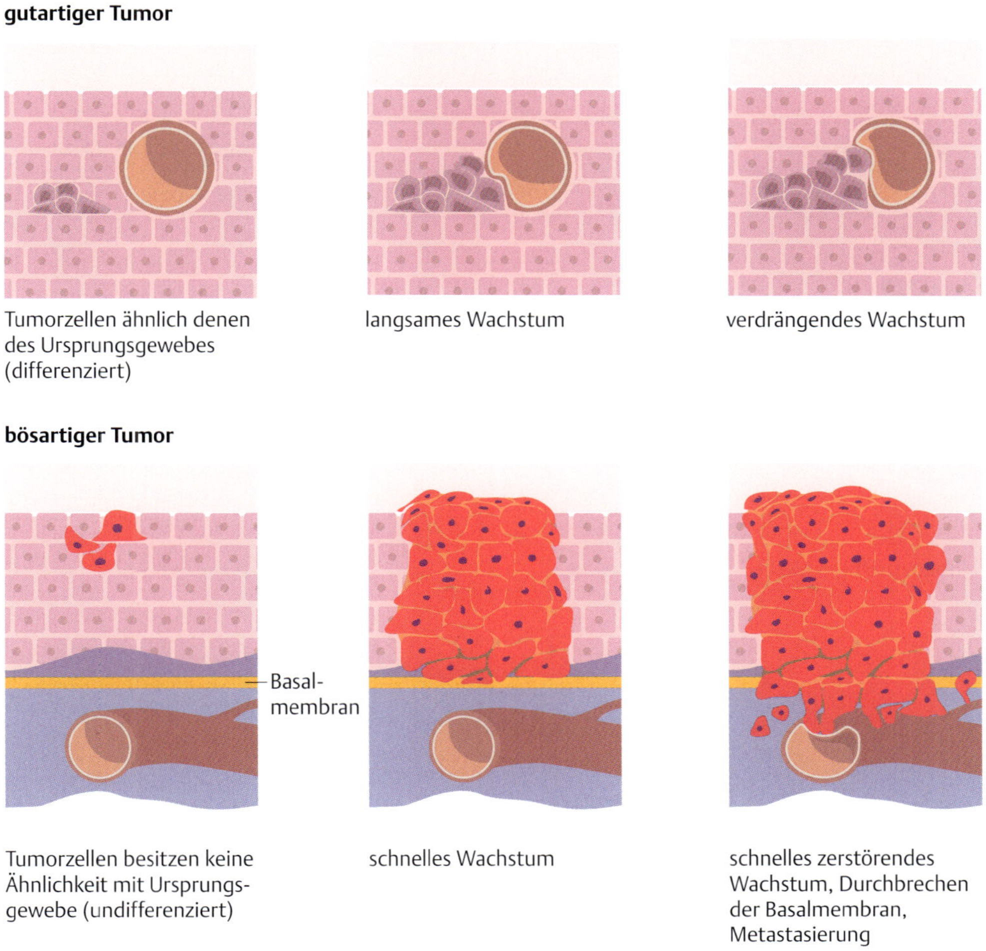

Abb. nach: I care Krankheitslehre. 2., überarbeitete Auflage. Thieme; 2020

und fällt aus. Bösartige Tumoren bilden **Metastasen** durch lymphogene oder hämatogene Ausbreitung. Hat der Tumor eine Größe von 1 cm überschritten, so bestehen meist schon Metastasen in anderen Organen. Bösartige Tumoren führen im fortgeschrittenen Stadium zu Nekrose und Ulzeration (geschwüriger Zerfall) und gelten als tödlich, wenn keine Behandlung vorgenommen wird.

HP-Praxis

Behandlung von bösartigen Tumoren

Maligne Tumorerkrankungen müssen aus Sorgfaltspflichtgründen vom Arzt mit den entsprechenden Medikamenten oder Operationen behandelt werden. Der Heilpraktiker darf begleitend behandeln.

Sollte sich ein Patient weigern, zum Arzt zu gehen (was tatsächlich vorkommen kann), ist es zum Nachweis der Aufklärungspflicht dringend geraten, sich vom Patienten unterschreiben zu lassen, dass der Heilpraktiker eine ärztliche Behandlung empfohlen hat.

Semimaligne Tumoren

Semimaligne Tumoren besitzen die histologischen Kennzeichen eines bösartigen Tumors. Sie wachsen **invasiv zerstörerisch**, bilden aber **keine Metastasen**. Das häufigste Beispiel ist das Basaliom.

Carcinoma in situ

Carcinoma in situ bezeichnet einen bösartigen Tumor im Epithelgewebe, der aber noch **oberhalb der Basalmembran** angesiedelt ist. Da es oberhalb der Basalmembran keine Blut- und Lymphgefäße gibt, existieren bei einem Carcinoma in situ noch keine Metastasen.

Präkanzerose

Unter einer Präkanzerose wird eine Gewebeveränderung verstanden, die mit einem statistisch erhöhten Risiko einer bösartigen Entartung einhergeht, z. B. Polypen im Dickdarm, Leukoplakie im Mund oder Plattenepithel der Bronchien.

Einteilung nach histologischem Gewebe

Für die Bezeichnung der Tumoren spielt das Ursprungsgewebe immer eine Rolle (▶ **Tab. 3.3**).

Tumorausbreitung und Malignität

Für Therapie und Prognose werden Tumoren nach einer internationalen Klassifikation eingeteilt:

- **Staging** (Stadium des Tumors im Sinne der Ausbreitung im Organismus) und
- **Grading** (Differenzierungsgrad = Malignitätsgrad).

Tab. 3.3 Bezeichnungen von Tumoren nach ihrem Ursprungsgewebe.

Gewebe	Bezeichnung gutartiger Tumor	Bezeichnung bösartiger Tumor
Epithelgewebe:		
Schleimhaut	Papillom	Karzinom
Epidermis		Basaliom, Spinaliom, Melanom
Drüsengewebe	Adenom	Adenokarzinom
mesenchymales Gewebe:		
eigentliches Bindegewebe	Fibrom	Fibrosarkom
Fettgewebe	Lipom	Liposarkom
Knochen	Osteom	Osteosarkom
Knorpel	Chondrom	Chondrosarkom
Blut- und Lymphgefäße	Angiom	Angiosarkom
glatte Muskulatur	(Leio-)Myom	(Leio-)Myosarkom
Bindegewebe in quergestreiftem Muskel	Rhabdomyom	Rhabdomyosarkom
Blutzellen		Polyzythämie, Leukämien, maligne Lymphome
Nervengewebe:		
Gliazellen	Gliom	Glioblastom, Astrozytom, Ependymom, Oligodendrogliom
Schwann-Zellen		Schwannom. Neurofibrom
Hirnhäute	Meningeom	Meningeosarkom
Keimzellen:		
Eizellen, Spermatogonien	differenziertes Teratom	malignes Teratom, Seminom
embryonales Gewebe:		Endung meist „-blastom“, z. B. Neuroblastom, Nephroblastom
Besonderes:		
Nebennierenmark		Phäochromozytom

Staging

Unter Staging versteht man die **Einteilung der Tumorausbreitung** (Größe, Tiefe der Infiltration, Lokalisation, Metastasierung). Zum Staging werden die für das betroffene Organsystem bewährten Diagnosemethoden eingesetzt, z. B. Sonografie, Endosonografie, Endoskopie, CT, MRT, Röntgen-Kontrastmitteldarstellungen, Gewebeproben. Wichtige Hinweise kann auch eine Angiografie liefern (Tumoren sind in der Regel stark durchblutet).

TNM-Klassifikation. Für das Staging wird meist die international geltende **TNM-Klassifikation** verwendet. Sie bildet die Grundlage der Therapie. In der TNM-Klassifikation bedeuten:
- **T** = Tumorausbreitung: Größe, Ausdehnung (wohin wächst er?)
- **N** = Nodes: sind Lymphknoten befallen; wenn ja, welche?
- **M** = Metastasenbildung, Fernmetastasen?

Hinzu kommen noch Indizes und andere Buchstaben, die die Aussagen genauer festlegen (▸ **Tab. 3.4**). Die wichtigsten sind:
- Ein **p** vor T, N, M (pT, pN, pM) bedeutet „postoperativ“. Das Staging ist oft erst nach Operationen aussagekräftig.
- Ein **C** nach T, N, M (z. B. T 1C 1) steht für „certainty“, die Zuverlässigkeit der Aussage. Dies stützt sich auf die verschiedenen Untersuchungsmöglichkeiten. Dabei bedeutet
  - C 1: Standarduntersuchungen (z. B. Inspektion, Palpation, Röntgen)
  - C 2: spezielle Untersuchungen (z. B. ERCP, Computertomografie)
  - C 3: chirurgische Exploration, Zytologie, Biopsie
  - C 4: nach chirurgischem Eingriff und histopathologischer Untersuchung
  - C 5: nach Autopsie

Grading

Das Grading ist ein **Maß für die Differenzierung und Aggressivität der Tumorzellen**. Es ergibt sich aus histologischen Befunden. Dabei gilt: Je besser das Gewebe differenziert und je ähnlicher es

Tab. **3.4** Indizes bei der TNM-Klassifikation.

T		N		M	
T 0	kein Tumor	N0	kein Lymphknotenbefall	M0	keine Fernmetastasen vorhanden
T 1, T 2, T 3, T 4	zunehmende Größe bzw. Eindringtiefe	N1, N2, N3	zunehmender Lymphknotenbefall	M1	Fernmetastasen vorhanden
Tis oder Ta	Carcinoma in situ				
Tx	kann nicht beurteilt werden	Nx	kann nicht beurteilt werden	Mx	kann nicht beurteilt werden

dem Ursprungsgewebe ist, umso besser ist in der Regel die **Prognose**. Es gibt 4 Stufen des Gradings:

- G1: gut differenziert, wenig aggressives Zellwachstum, geringer Malignitätsgrad
- G2: mäßig differenziert, mäßig aggressives Zellwachstum, mittlerer Malignitätsgrad
- G3: schlecht differenziert, schnelles, aggressives Zellwachstum, hoher Malignitätsgrad
- G4 undifferenziert, schnelles, aggressives Zellwachstum, sehr hoher Malignitätsgrad

Fazit – Das müssen Sie wissen

Tumoreinteilungen

Tumoren werden unterteilt in gutartige **(benigne)**, bösartige **(maligne)** und halb bösartige **(semimaligne)** Tumoren. Des Weiteren gibt es **Präkanzerosen** (Gewebeveränderungen mit einem erhöhten Entartungsrisiko) und **Carcinoma in situ** (Karzinom noch oberhalb der Basalmembran, deshalb noch nicht metastasiert). Aus der Einteilung nach dem Ursprungsgewebe ergibt sich die Namensgebung von Tumoren.
Für Therapie und Prognose ist es wesentlich, ob, wie schnell und wie zerstörerisch ein Tumor sich ausbreitet. In die Beurteilung fließen das Staging (Ausbreitung) und das Grading (Differenzierungsgrad) des Tumors ein.

Staging

Beschreibt die **Ausbreitung** des Tumors im Organismus. Die TNM-Klassifikation teilt den Tumor nach 3 Kriterien ein:

- **T** = lokale Tumorausbreitung: lokale Begrenzung des Tumors, wohin wächst er?
- **N** = nodaler Befall: Sind Lymphknoten befallen? Wenn ja, welche?
- **M** = Metastasenbildung: Liegen Fernmetastasen vor?

Grading

Benennt den **Differenzierungs- und Malignitätsgrad** eines Tumors. Je geringer differenziert die Zellen, desto größer der Malignitätsgrad und desto schlechter die Prognose. Es gibt insgesamt 4 Stufen:

- **G1**: hochgradige Differenzierung, geringer Malignitätsgrad
- **G2**: mittelgradige Differenzierung, mittlerer Malignitätsgrad
- **G3**: geringe Differenzierung, hoher Malignitätsgrad
- **G4**: keine Differenzierung, sehr hoher Malignitätsgrad

3.5.3 Pathophysiologie der Tumorentstehung

Bösartige Tumoren entstehen durch **überschießendes, unkontrollierbares Wachstum** von Zellen. DNA-Schäden, die in den Zellen ständig auftreten, werden in der Regel durch DNA-Reparatursysteme korrigiert. Bei Tumorerkrankungen ist

- das **Zellteilungsprogramm gestört**, sodass es zum autonomen und irreversiblen Überschusswachstum kommt.
- das Reparaturprogramm unwirksam.
- das Immunsystem in diesem Falle ineffizient.

Für die Tumorentwicklung reicht die irreversible Schädigung **einer einzigen Zelle** aus. Die primäre Schädigung wird als Auslösung oder Initiation bezeichnet. Zwischen dieser Initiationsphase und dem tatsächlichen Ausbruch des Tumors (Beginn der Zellteilung) können oft 5 bis 30 Jahre liegen. Diese Zeit, in der eigentlich nichts geschieht, nennt man Latenzperiode.

Tumoren bestehen aus 2 Komponenten: den autonom wachsenden Tumorzellen im eigentlichen Sinne und einer Bindegewebsveränderung, die durch die Tumorzellen veranlasst wird, z. B. neues Blutgefäßwachstum zur Tumorversorgung.

3.5.4 Risikofaktoren

Kanzerogene. Kanzerogene oder Karzinogene sind Faktoren oder Substanzen, die eine Entstehung von malignen Tumoren fördern (▶ **Abb. 3.5**). Man unterscheidet z. B. chemische, physikalische und biologische Kanzerogene. Wichtige Kanzerogene sind u. a.:

- chemische Kanzerogene: z. B. **Benzpyrene** (entstehen z. B. in Grillgut, das über Holzkohle gegrillt wird), **Aflatoxine** (Pilzgifte, die in bestimmten Schimmelpilzarten vorkommen), **Benzol** (Tabakrauch), **Schwermetalle** (u. a. Cadmium, Nickel)
- physikalische Kanzerogene: u. a. **UV-Strahlung** (Sonnenbrand!), **radioaktive Strahlung** (u. a. Röntgenstrahlung), **Asbestfasern**
- biologische Kanzerogene, z. B. Onkoviren wie **HPV** (humanes Papillomavirus) bei Zervixkarzinom oder **Hepatitis-B-Virus** bei Leberzellkarzinom

Weitere Faktoren.

- **genetische Faktoren**: erbliche Disposition (erhöhtes Krankheitsrisiko wird vererbt)
- **Spontanmutationen** (z. B. Philadelphia-Chromosom, das zur CML – chronischen myeloischen Leukämie – führt).

Abb. 3.5 Tumorentstehung.

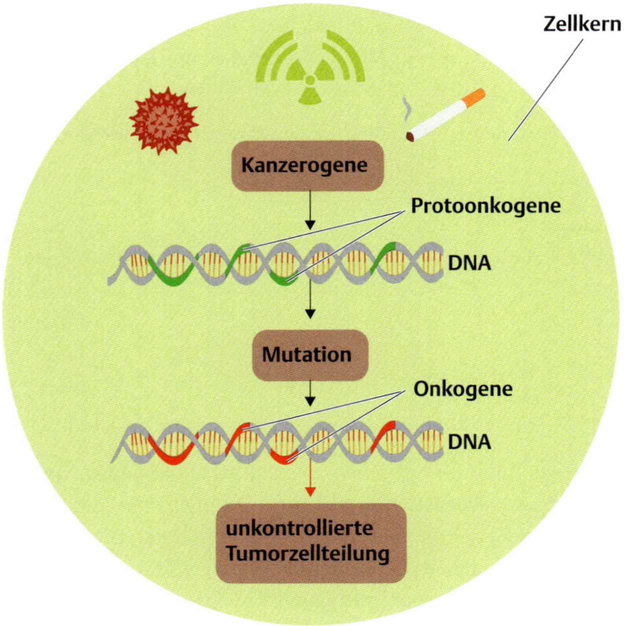

Stark vereinfachte Darstellung der Tumorentstehung. Die kanzerogenen Stoffe (z. B. Strahlung, Tabakrauch, Viren) führen zu einer Veränderung des Genoms (DNA). Es entstehen sog. Onkogene. Diese Veränderungen lösen ein unkontrolliertes Tumorzellwachstum aus. *Abb. aus: I care Krankheitslehre. 2., überarbeitete Auflage. Thieme; 2020. Nach: Silbernagl S, Lang F, Hrsg. Taschenatlas Pathophysiologie, 5. Auflage. Thieme; 2017*

- **jahrzehntelang chronische Erkrankungen** (u. a. Achalasie, Ulcus ventriculi, Darmpolypen, Gallenblasensteine, chron. aggressive Hepatitis, Leberzirrhose, AIDS)
- **hormonelle Einflüsse** (z. B. Östrogene, Gestagene)
- **Alter**

Fazit – Das müssen Sie wissen

Tumorentstehung und Risikofaktoren

Bei der Tumorentstehung sind **Zellteilung** und **Zelldifferenzierung** gestört, sodass es zu überschießendem und unkontrollierbarem Wachstum kommt. Faktoren, die zu Tumorentstehung führen können, sind:

- **chemische Kanzerogene**: u. a. Benzpyrene, Aflatoxine, Benzol, Schwermetalle (u. a. Cadmium, Nickel)
- **physikalische Kanzerogene**: u. a. UV-Strahlung, radioaktive Strahlung, Asbestfasern.
- **biologische Kanzerogene**, z. B. Onkoviren wie HPV (humanes Papillomavirus) bei Zervixkarzinom oder Hepatitis-B-Virus bei Leberzellkarzinom)
- **genetische Faktoren**: erbliche Disposition, d. h., ein erhöhtes Erkrankungsrisiko wird vererbt.
- **Spontanmutationen**
- **jahrzehntelange chronische Erkrankungen** (u. a. Achalasie, Ulcus ventriculi, Darmpolypen, Gallenblasensteine, chron. aggressive Hepatitis, Leberzirrhose, AIDS)
- **hormonelle Einflüsse** (z. B. Östrogene, Gestagene)
- **Alter**

3.5.5 Metastasierung

Maligne Tumoren wachsen infiltrativ und zerstörerisch. Dabei zerstören sie Nachbargewebe und auch Blut- und Lymphgefäße, weshalb es bei malignen Tumoren immer wieder zu Blutungen kommt. Durch Einbruch in Blut- oder Lymphgefäße können Tumorzellen mitgeschwemmt werden und sich woanders festsetzen und weiter teilen. So entstehen **Fernmetastasen**. Man unterscheidet:

- **lokale Metastasierung**: Metastasen in direkter Nähe des Primärtumors durch Verschleppung in umliegendes Gewebe
- **kavitäre Metastasierung**: Metastasen durch Einbruch in Körperhöhlen (Pleura, Perikard, Peritoneum)
- **liquorgene Metastasierung**: Metastasenverbreitung durch den Liquor
- **iatrogene Metastasierung**, auch Impfmetastasierung genannt: eine seltene, vom Arzt ausgelöste Metastasierung, z. B. bei einer Biospsie oder einer Operation
- **lymphogene Metastasierung**: Hier finden sich die Metastasen v. a. zuerst im regionären Lymphknoten, dem sog. Wächter-, Sammel- oder Sentinel-Lymphknoten. Dieser spielt eine besondere Rolle, da man in den meisten Fällen davon ausgeht, dass bei Tumorfreiheit des Wächterlymphknotens auch keine Metastasen in anderen Lymphknoten vorliegen
- **hämatogene Metastasierung**: Bei der hämatogenen Metastasierung gelangen die Tumorzellen mit dem Blutstrom in andere Organe. Häufig betroffene Organe sind Knochen, Leber und Lunge, da durch diese Organe viel Blut aus den vorangeschalteten Organen fließt

Fazit – Das müssen Sie wissen

Metastasierung

Geraten Tumorzellen aus dem Ursprungstumor an andere Orte im Organismus, entstehen dort Tochtergeschwulste = Metastasen. Dies erfolgt vorwiegend auf 3 Wegen:
lymphogen: die Tumorzellen gelangen in die Lymphgefäße und über diese in regionäre Lymphknoten. **Hämatogen**: Die Tumorzellen gelangen mit dem Blutstrom in andere Organe. **Kavitär**: Die Tumorzellen gelangen innerhalb von Körperhöhlen (Pleura-, Peritonealraum) zu anderen Strukturen/ Organen.

3.5.6 Symptomatik von Tumoren

Tumoren werden oft erst spät erkannt. **Frühsymptome gibt es i. d. R. nicht!** Deshalb sind sog. Warnsymptome für den Heilpraktiker von besonderer Bedeutung. Diese Warnsymptome können auf einen Tumor hinweisen, müssen aber nicht. Sie müssen aber unbedingt abgeklärt werden.

Warnsymptome für Tumorerkrankungen:

- schmerzlose, nicht verschiebliche **Lymphknotenschwellungen**
- **B-Symptomatik**: Fieber, Abgeschlagenheit, Nachtschweiß, Gewichtsabnahme (> 10 % in ½ Jahr), BSG-Erhöhung
- rezidivierende schmerzlose **Blutungen** (Blut im Stuhl, Blut im Urin, Bluthusten, Bluterbrechen etc.)

- typische **Organsymptome**, s. beim jeweiligen Organ (z. B. Virchow-Lymphknoten bei Magenkarzinom, abwechselnd Durchfall und Verstopfung bei Darmkrebs, fleischwasserfarbener Ausfluss bei Uteruskarzinomen etc.)

Zusätzlich können weitere Symptome auftauchen wie chronische Schmerzen, Verdrängungserscheinungen und typische **Organsymptome**.

Weitere typische Symptome können unklares Fieber, unklare Anämie, Leistungsknick, Schwäche, Abneigung gegen Fleisch, generalisierte Lymphknotenschwellungen und Kachexie (Auszehrung) sein.

Besondere Symptome sind sog. **paraneoplastische Syndrome**, z. B. Produktion von hormonähnlichen Substanzen (ADH-, ADTH-, PTH-ähnliche Substanzen bei Bronchialkarzinom) oder besondere immunologische Reaktionen.

Fazit – Das müssen Sie wissen

Tumor-Symptomatik

Frühsymptome gibt es i. d. R. nicht. **Warnsymptome** sind unbedingt abzuklären. Dazu gehören B-Symptomatik, Blutungen, Lymphknotenschwellungen und typische Organ-Warn-Symptome. **Spätere Symptome** können chronische Schmerzen, Verdrängungserscheinungen, Fieber, Anämie, Schwäche, Abneigung gegen Fleisch und Kachexie sein. **Paraneoplastische Symptome** kommen manchmal durch Produktion hormonähnlicher Substanzen oder immunologische Reaktionen zustande.

3.5.7 Tumordiagnostik

Früherkennungsuntersuchungen. Da Tumoren meist erst spät Symptome verursachen und da die Heilungschancen umso besser sind, je früher ein Tumor erkannt wird, gibt es Früherkennungsprogramme. Dazu gehören **Blut**- und **Urinuntersuchung**, **Inspektion** der Haut, Test auf **okkultes Blut**, **Rektaluntersuchung** und **Darmspieglung** bei Darmkrebs, Rektaluntersuchung bei Prostatakarzinom, **Palpation** und **Sonografie** und **Mammografie** bei Brustkrebs, **PAP-Abstrich** bei Zervixkarzinom.

Tumorsuche. Bei Tumorverdacht können gezielte Untersuchungen durchgeführt werden, die den Verdacht erhärten, bestätigen oder entkräften können. Dazu gehört das **klinische Bild**, **Laboruntersuchungen** (BSG, Anämie, Leukozyten, Tumormarker), **bildgebende Verfahren** (Ultraschall, Röntgen, CT, MRT, Szintigrafie).

Um welche Art von Tumor es sich handelt und ob er gut- oder bösartig ist, kann in aller Regel erst durch eine **histologische Untersuchung** des betroffenen Gewebes sicher festgestellt werden. Dafür muss eine Gewebeprobe entnommen werden. Dies kann entweder durch eine Biopsie oder operativ erfolgen. Hierbei erfolgen auch Staging (S. 56) und Grading (S. 56). In der Histologie zeigt sich eine Malignität durch folgende Anzeichen:

- Die Zellkerne sind unterschiedlich groß und geformt.
- Zellmembranen sind entrundet.
- Das Zytoplasma ist vielgestaltiger.
- Die Farbintensität ist erhöht.

Primärtumor oder Metastase? Wichtig bei der Erstdiagnose ist auch herauszufinden, ob es sich bei dem Befund um einen Primärtumor oder um Metastasen handelt. Aufschluss darüber gibt in der Regel die Gewebeprobe sowie teilweise deren molekulargenetische und immunologische Untersuchung. Wenn der Verdacht auf Metastasen besteht oder Metastasen nachgewiesen sind, muss der Primärtumor gesucht werden. Genauso ist es bei diagnostiziertem Primärtumor unumgänglich, gezielt nach Metastasen zu suchen. Dabei hilft die Kenntnis der Metastasierungswege der Primärtumoren.

Tumormarker. Manche Krebsarten produzieren bestimmte Antigene, Enzyme oder Stoffwechselprodukte, die auf das Vorliegen eines Tumors hinweisen können, sog. Tumormarker. Beispiele dafür sind das prostataspezifische Antigen (PSA) bei Prostatakarzinom, oder das α_1-Fetoprotein bei Leberzellkarzinom oder das karzinoembryonale Antigen (CEA) bei kolorektalen Tumoren.

Das Vorhandensein eines Tumormarkers bedeutet aber nicht, dass ein Tumor tatsächlich vorliegen muss. Außerdem gibt es bei vielen Tumoren keine Tumormarker. Tumormarker sind also nicht beweisend! Tumormarker werden daher nicht zur Erstdiagnostik eingesetzt, sondern insbesondere zur Verlaufskontrolle mit herangezogen.

Paraneoplastische Syndrome. Wie Tumormarker können auch sog. paraneoplastische Syndrome als Tumorindikatoren dienen. Unter paraneoplastischen Syndromen versteht man Erscheinungen, die im Rahmen einer Tumorerkrankung auftreten und nach Entfernung des Tumors wieder verschwinden. Hervorgerufen werden sie durch Substanzen, die von den Tumoren gebildet werden, wie z. B. Hormone oder Zytokine, oder durch gegen den Tumor gerichtete Immunreaktionen.

3.5.8 Tumortherapie

Eine bösartige Tumorerkrankung erfordert ein konsequentes Vorgehen, um den Tumor, wenn möglich, komplett zu beseitigen bzw. seine Ausbreitung zu verhindern oder einzudämmen. Bevor eine Therapie begonnen wird, werden die klinische und histologische Diagnose sowie die TNM-Klassifikation des Tumors festgestellt. Welche Therapieform oder welche Therapiekombinationen angewendet werden, hängt von vielen Faktoren ab: Tumorausbreitung, Malignitätsgrad, Tumoreigenschaften, Alter und Allgemeinzustand des Patienten, Prognose, Wünschen des Patienten u. a.

In den meisten Fällen gestaltet sich die Therapie interdisziplinär, also mit einer Kombination mehrerer Methoden (▸ **Abb. 3.6**). Die 3 Hauptmethoden sind:

- **Operation**: vollständige Entfernung des Tumors und benachbarter Lymphknoten. Leider ist eine Operation nicht immer möglich.
- **Bestrahlung**: Verkleinerung oder Zerstörung des Tumors durch ionisierende Strahlen. Voraussetzung für den Erfolg ist die Strahlensensibilität des Tumors.
- **Chemotherapie**: Zytostatika, die die Zellteilung hemmen. Sie haben allerdings starke Nebenwirkungen wie Übelkeit, Erbre-

Abb. 3.6 Die Säulen der schulmedizinischen Tumortherapie.

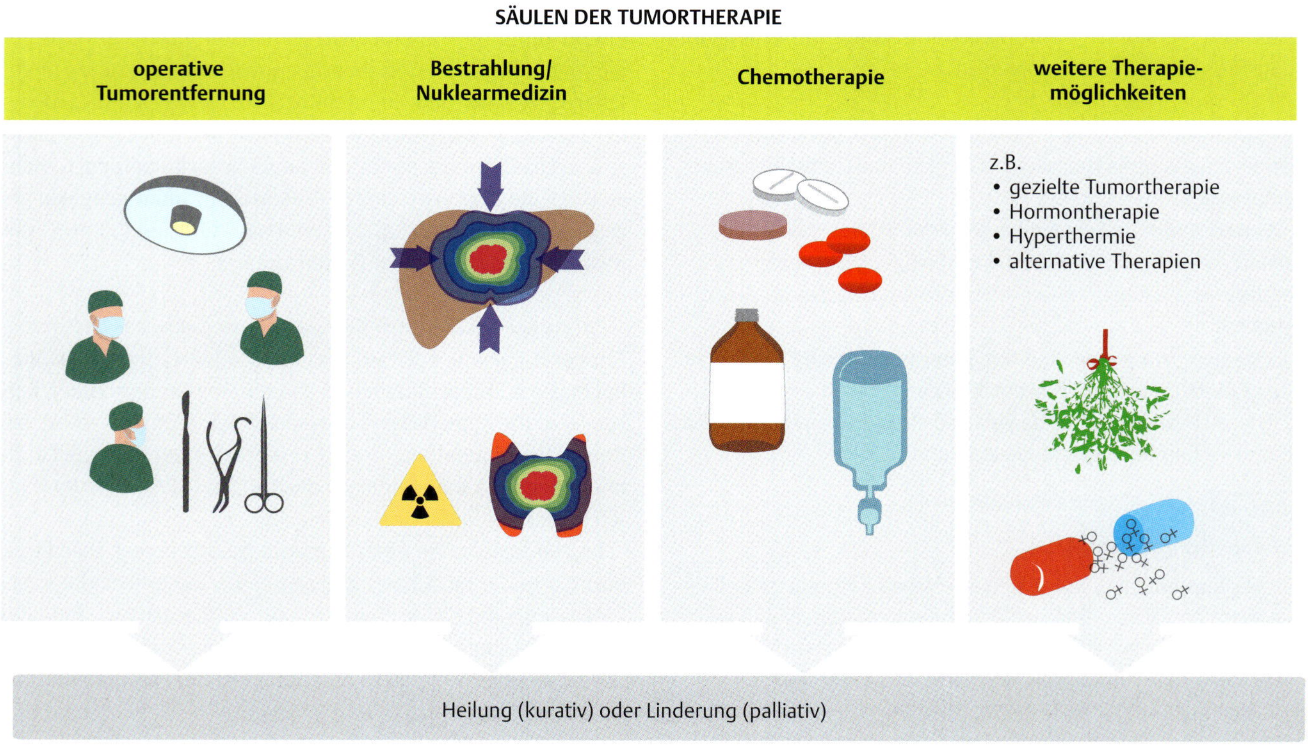

Die 3 Säulen der Tumortherapie sind Operation, Bestrahlung und Chemotherapie. Hinzu kommen weitere Therapiemöglichkeiten. *Abb. aus: I care Krankheitslehre. 2., überarbeitete Auflage. Thieme; 2020*

chen, Haarausfall, Fieber, Infektanfälligkeit, Anämie, Blutungsneigung, Unfruchtbarkeit. Sie wirken toxisch auf Haarzellen, Schleimhäute, Knochenmark (Blut) und Spermienproduktion. Außerdem besteht ein Risiko für Zellmutationen.

Weitere Therapiemöglichkeiten sind **Hormontherapie** (v. a. bei Tumoren der Geschlechtsorgane), **Immuntherapie** (z. B. Interferon, Antikörper, Misteltherapie), **Nukleartherapie** (radioaktives Jod bei der Schilddrüse oder radioaktiver Phosphor beim Knochen) **Radioimmuntherapie** (Kombination von Immuntherapie und Strahlentherapie), **Hyperthermie** (UV-Strahlen oder gezielt mit Sonde) und noch weitere neuere Ansätze.

Im Spätstadium einer unheilbaren Erkrankung wird eine **palliativ orientierte Betreuung** notwendig. Die palliativmedizinische Betreuung bezieht sich nicht nur auf die letzten Lebenstage, sondern erstreckt sich bei vielen Patienten über Wochen und Monate. Ziel ist dabei immer die Verbesserung der Lebensqualität von Patienten und ihren Familien, die mit Problemen konfrontiert sind, die mit einer lebensbedrohlichen Erkrankung einhergehen.

Fazit – Das müssen Sie wissen

Tumordiagnostik und Therapie

Zu den **Krebs-Vorsorgeuntersuchungen** gehören Untersuchungen von **Blut**, **Urin, Haut, okkultes Blut, Rektaluntersuchung, Darmspiegelung, Brust** und **PAP-Abstrich**.
Zur Tumorsuche herangezogen werden die **Symptome, Laboruntersuchungen, bildgebende Verfahren, histologische Untersuchungen** und teilweise **Tumormarker.**
Die 3 Säulen der Haupttherapie sind **Operation, Chemotherapie** und **Bestrahlung**. Daneben kommen auch noch andere Therapiemöglichkeiten zum Einsatz.

HP-Praxis

Bei **Tumorverdacht** sind Patienten vom Heilpraktiker **unverzüglich an einen Arzt** zu verweisen! Ein Heilpraktiker darf begleitend behandeln.

Transferbeispiel

Nachtschweiß

Lesen Sie das Gespräch eines Heilpraktikers mit seinem Patienten, der von Nachtschweiß berichtet, unter https://hp-kolleg.haug-verlag.de. Sie finden es unter Lernmodul 2.

3.6 Vertiefungsfragen zur allgemeinen Pathologie

Vertiefungsfragen

Frage 1

Können Tumoren in jedem Gewebe entstehen?

Musterlösung:

Nein. Damit ein Tumor entstehen kann, müssen sich die Zellen teilen können. Skelett- und Herzmuskelzellen sowie Neurone sind z. B. nicht mehr teilungsfähig, sodass hier keine Tumoren entstehen können (Gliazellen hingegen sind teilungsfähig = Tumoren möglich, z. B.: Gliome und Gliasarkome).

Frage 2

Nennen Sie Gemeinsamkeiten und Unterschiede zwischen einer Neoplasie und einer Hyperplasie. Wie unterscheiden sich Hyperplasie und Hypertrophie?

Musterlösung:

Gemeinsamkeit zwischen Neoplasie (= gut- oder bösartiger Tumor) und Hyperplasie (Zunahme der Zellzahl): vermehrte Zellteilung. Unterschied: Bei der Hyperplasie läuft die Zellzunahme regelrecht und vom Körper gewollt ab, Zellen teilen sich durch Mitose. Bei der Neoplasie findet eine „Entartung“ des Zellteilungsprogramms statt, sodass sich die Zelle unkontrolliert teilt. Eine Hyperplasie ist normalerweise reversibel, während die Neoplasie normalerweise irreversibel ist. Unterschied Hypertrophie (Größenzunahme eines Gewebes oder Organs) und Hyperplasie: Bei der Hypertrophie vergrößern sich die Zellen. Sie nehmen nicht an Zahl zu.

Frage 3

Wie müsste man – wenn man nur die Wortbedeutung beachtet – ein alveoläres Lungenödem eigentlich bezeichnen?

Musterlösung:

Beim Lungenödem ist im Interstitium der Lunge zu viel Flüssigkeit. Ab einer bestimmten Menge wird das Wasser in die Alveolen gepresst. Ab diesem Punkt handelt es sich eigentlich nicht mehr um ein Ödem, sondern um einen Erguss, da Flüssigkeit in eine (schon vorhandene) Körperhöhle übertritt. Eigentlich müsste es heißen: „Lungenödem (interstitiell) mit alveolärem Erguss“ oder kürzer „Lungenerguss“. Nichtsdestotrotz hat sich in Deutschland der Begriff „alveoläres Lungenödem“ durchgesetzt.

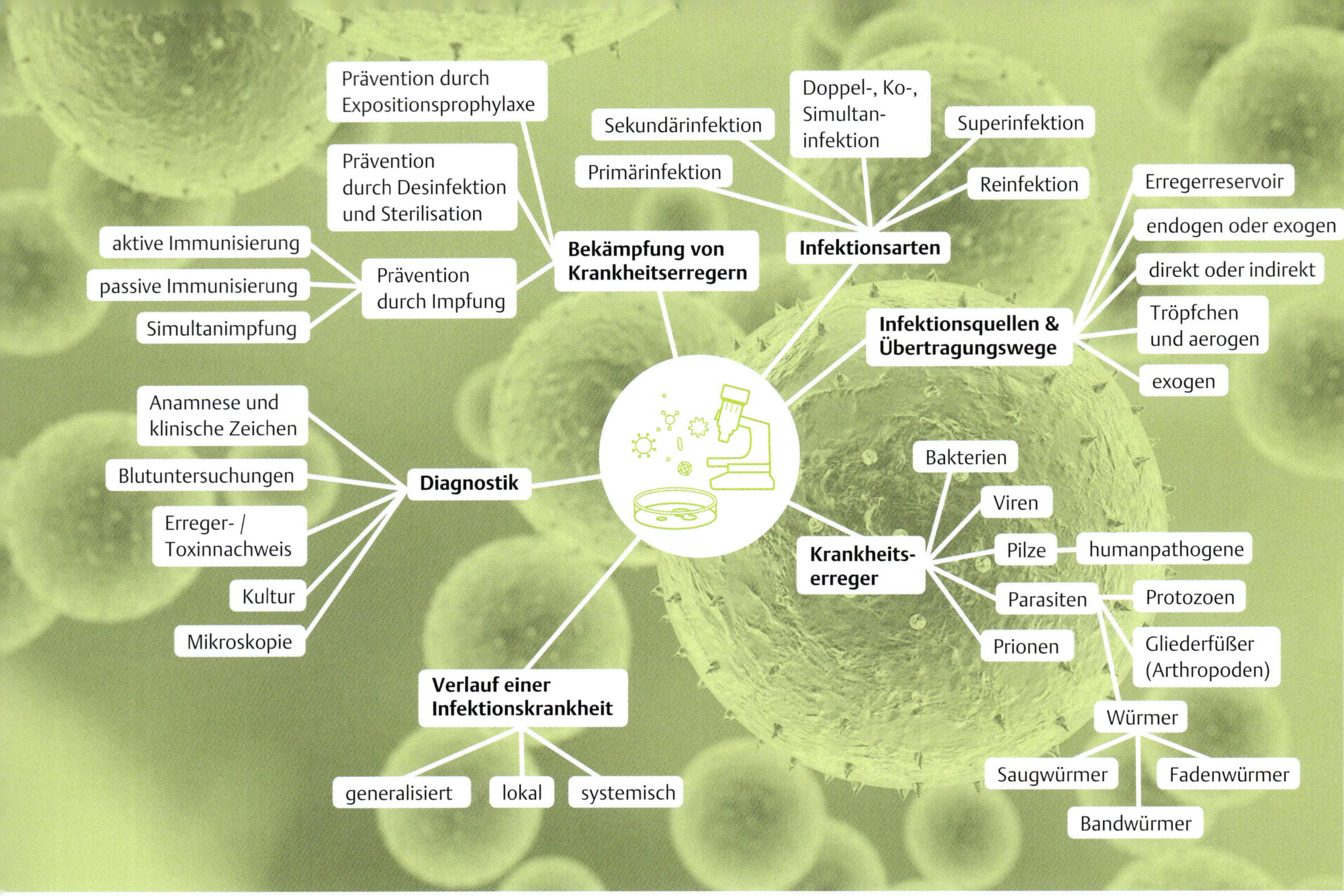

4 Grundlagen der Infektiologie

4.1 Infektion und Infektionskrankheiten

Die Infektiologie ist die Lehre von den Infektionskrankheiten. Zur Erfassung, Überwachung und Prävention von Infektionskrankheiten ist auf Bundesebene das Robert Koch-Institut (rki.de) zuständig, auf Landesebene sind es die Gesundheitsämter.

Im medizinischen Sprachgebrauch muss zwischen Infektion und Infektionskrankheit unterschieden werden. Der Begriff **Infektion** umfasst die Aufnahme eines Krankheitserregers und seine Entwicklung oder Vermehrung im menschlichen Organismus. Sobald Symptome auftreten, handelt es sich um eine **Infektionskrankheit**.

Ob eine Infektionskrankheit ausbricht, hängt vom Immunsystem des Infizierten und der Pathogenität und Virulenz (s. u.) der Erreger ab.

Definition

Infektionskrankheiten

Infektionskrankheiten werden durch Mikroorganismen (Erreger wie Bakterien, Viren, Pilze, Protozoen, Prionen) oder durch Parasiten verursacht. Eine Ansteckung kann durch direkten (z. B. Händeschütteln) oder indirekten (z. B. Türklinken) Kontakt erfolgen. Infektionskrankheiten sind weltweit eine der häufigsten Todesursachen (z. B. durch Lungenentzündung, Durchfallerkrankung, AIDS, Tuberkulose oder Malaria).

Für den Heilpraktiker sind Infektionskrankheiten nach dem **Infektionsschutzgesetz** (IfSG; siehe Kap. 5 „Infektionsschutzgesetz“ (S. 83)) ein wichtiges Thema, da er für diese Infektionskrankheiten Behandlungsverbot und teilweise auch eine Meldepflicht hat. Die meisten Infektionskrankheiten betreffen bestimmte Organe und werden in den entsprechenden Kapiteln besprochen. Organübergreifende Infektionskrankheiten finden Sie in Kap. 6 „Organübergreifende Infektionen“ (S. 102).

Lerntipps

Schriftliche und mündliche Prüfung

In den zurückliegenden schriftlichen Heilpraktikerprüfungen wurden von den insgesamt 60 Multiple-Choice-Fragen 5–10 zu Infektionskrankheiten gestellt.

In den mündlichen Prüfungen kommt fast immer eine Infektionskrankheitsfrage vor.

4.1.1 Infektion

Definition

Infektion

Eine Infektion ist „die Aufnahme eines Krankheitserregers und seine nachfolgende Entwicklung oder Vermehrung im menschlichen Organismus“ (§ 2 Infektionsschutzgesetz).

Infektionsarten

Man kann verschiedene Infektionsarten unterscheiden (▶ **Tab. 4.1**).

Tab. 4.1 Infektionsarten.

Begriff	Definition
Primärinfektion	Erstkontakt mit einem Erreger
Sekundärinfektion	Folgeinfektion mit einem 2. Erreger. Häufig kommt es zu bakteriellen Sekundärinfektionen (meist nach einer viralen Primärinfektion).
Doppelinfektion/ Koinfektion/ Simultaninfektion	Gleichzeitige Infektion mit 2 verschiedenen Erregern.
Superinfektion	In der Medizin: Sekundärinfektion mit einem bakteriellen Erreger bei bestehendem viralem Infekt. In der Virologie: Während einer bestehenden viralen Infektion erfolgt eine erneute virale Infektion mit dem gleichen Erreger (aber unterschiedlicher Stamm). Bsp.: Infektion mit Hepatitis D während einer Infektion mit Hepatitis B.
Reinfektion	Zu einem späteren Zeitpunkt erfolgte erneute Infektion.

Infektionsquellen

Infektionsquellen sind Orte, von denen Mikroorganismen zu einem Wirt gelangen. Man unterscheidet zwischen dem eigentlichen **Erregerreservoir**, in dem die Erreger leben, und „Zwischenstationen“ wie z. B. Händen oder Türklinken.

Erregerreservoire. Zu den Erregerreservoiren zählen der **Mensch** (kranker Mensch, Ausscheider, gesunder Keimträger), **Tiere** (kranke Tiere, Ausscheider, gesunde Keimträger), durch Krankheitserreger verunreinigte Lebensmittel sowie die **Umwelt** (Boden, Wasser, Luft). Eine Infektionskrankheit, die von Mensch zu Mensch übertragen wird, heißt **Anthroponose**; eine von Tier zu Mensch übertragene **Zoonose**.

Übertragung und Infektionswege

Bevor es zu einer Infektion kommt, muss der Erreger aus der Infektionsquelle in den Organismus gelangen und dort den von ihm ausgelösten Abwehrmechanismen des körpereigenen Immunsystems zumindest zeitweise widerstehen. Die verschiedenen Begrifflichkeiten für diese Übertragungswege können manchmal verwirren. Hilfreich sind folgende Erläuterungen, wie auch in ▶ **Abb. 4.1** zusammengefasst:

Eintrittspforten. Zu den Eintrittspforten zählen die **Schleimhäute** und die (mikroskopisch verletzte) **Haut**.

Endogene und exogene Infektion. Diese sind wie folgt definiert:

- **endogen**: Eine Infektion mit Bakterien der eigenen Körperflora (endogen = „von innen“). Ein Erreger gelangt von dem Ort, an dem er Bestandteil der Normalflora ist, an eine Stelle, an der er pathogen wirkt. Typisches Beispiel: Harnwegsinfekt durch E. coli (normale Darmbakterien).
- **exogen**: Die Infektion erfolgt durch einen Erreger aus der Umgebung.

Direkte und indirekte Übertragung. Der Empfänger hat entweder direkten Kontakt mit der Infektionsquelle (z. B. einem infizierten Menschen, hierzu zählt auch die Tröpfcheninfektion) oder mit Ausscheidungsprodukten der Infektionsquelle (z. B. Urin, Stuhl, Körpersekret) oder nur indirekten Kontakt mit der Infektionsquelle, da die Übertragung über „Zwischenstationen“ erfolgt.

Hände als Überträger von Krankheitserregern können einen direkten und einen indirekten Übertragungsweg darstellen.

HP-Praxis

Hände als Infektionsquelle

Der Hauptübertragungsweg in der medizinischen Praxis sind die Hände. Deshalb ist die hygienische Händedesinfektion von größter Bedeutung.

Sie sind direkter Übertragungsweg, wenn ein infizierter Mensch die Erreger über seine eigenen Hände an jemand anderen weitergibt, und indirekter, wenn z. B. Heilpraktiker Krankheitserreger eines Patienten auf einen anderen übertragen. Letzteres ist ein typisches Beispiel für eine sog. **iatrogene** Infektion – d. h. eine Infektion, die durch medizinische Tätigkeiten verursacht wird. Zur indirekten Übertragung gehört auch die Übertragung durch **Tiere und Insekten**. Man bezeichnet Insekten, die durch Stiche oder Bisse Erreger übertragen, als **Vektoren** oder (nach § 2 IfSG) als **Gesundheitsschädlinge**. Auch die Übertragung durch Wasser, Lebensmittel, Staub, Erde und kontaminierte (= mit Erregern besetzte) Gegenstände wie z. B. Türklinken oder Wasserhähne ist indirekt.

Tröpfcheninfektion und aerogene Übertragung. Die Übertragung durch infektiöse **Tröpfchen** erfolgt häufig beim Husten, Niesen oder Sprechen. Bei der **aerogenen Übertragung** erfolgt die Weitergabe der Erreger durch sehr kleine Sekrettröpfchen (Aerosole, Tröpfchenkerne < 5 µm) z. B. über die Atmung oder Staubpartikel über die Luft.

Abb. 4.1 Überblick Infektionen.

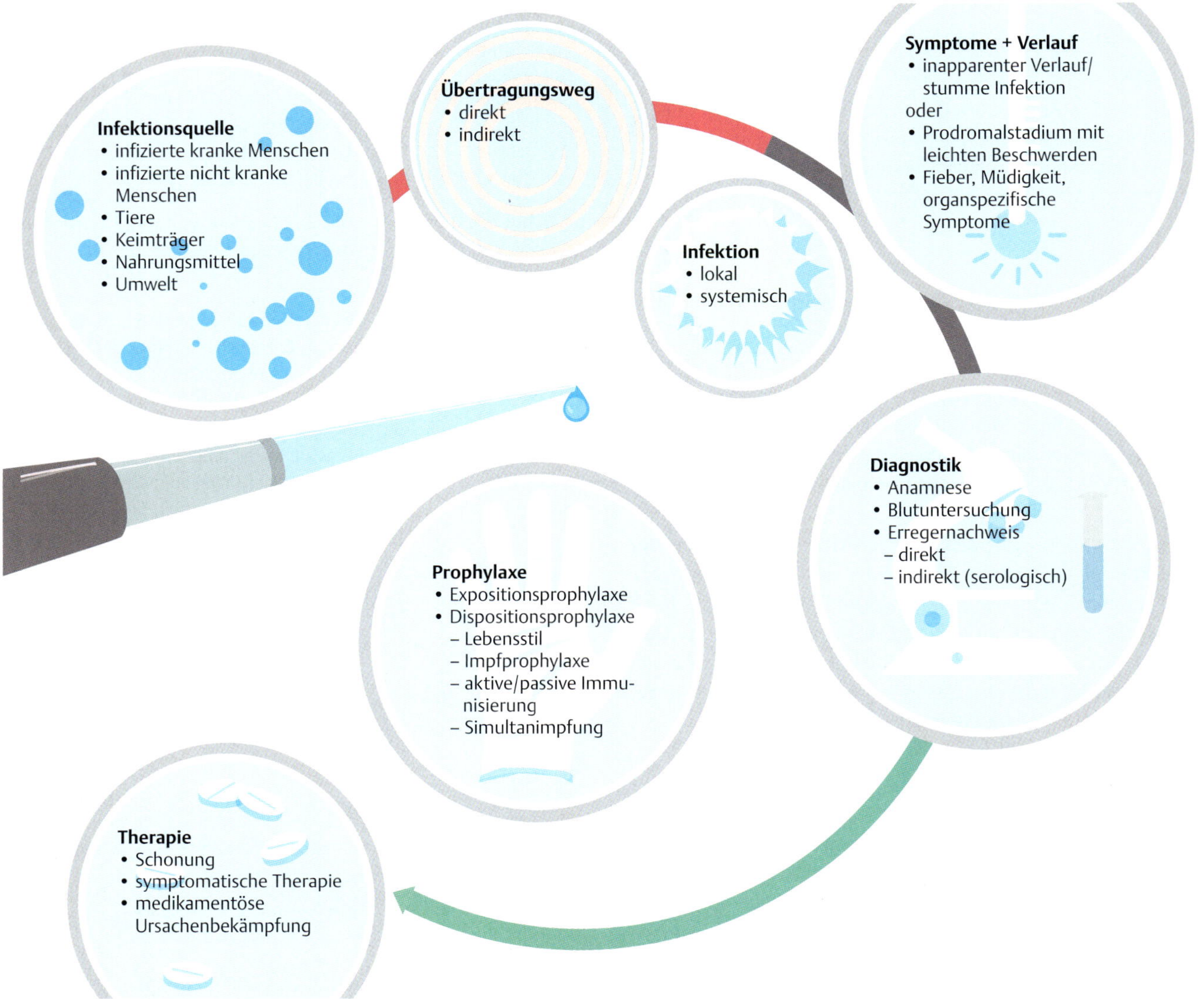

Die wichtigsten Aspekte einer Infektion von der Infektionsquelle bis zur Therapie. *Abb. aus: I care Krankheitslehre. 2., überarbeitete Auflage. Thieme; 2020*

Merke

Unterschied Tröpfcheninfektion und aerogene Übertragung

Unterschiede sind **Größe** und **Reichweite**. Übertragungsfähige Tröpfchen sind > 5 µm, Aerosole < 5 µm groß. Bei **Aerosolen** kann die Feuchtigkeit verdampfen und die Erreger können über **Stunden in der Luft** „hängen“ bleiben und **längere Strecken** zurücklegen. **Tröpfchen** sinken relativ **rasch zu Boden** und legen **max. 1 Meter** Entfernung zurück.

Kontaktinfektion. Als Kontaktinfektion wird die Übertragung eines Erregers durch **Berührung** oder sonstigen Körperkontakt bezeichnet. Kontaktinfektionen können **direkt** (Hände) und **indirekt** erfolgen, z. B. **fäkal-oral** durch kontaminierte Hände oder Lebensmittel oder durch verschmutztes Wasser (typischer Übertragungsweg bei Gastroenteriden). Bei der **Schmierinfektion** wird z. B. die Hand mit erregerhaltigem Material, z. B. Sputum, Eiter oder Sekret, kontaminiert, anschließend bringt man dieses in den Körper ein, z. B. indem man sich an den Mund fasst. Wird die Erkrankung beim **Geschlechtsverkehr** übertragen, spricht man von sexuell übertragbaren Erkrankungen (STD, sexually transmitted diseases (S. 91)). Hierzu zählen u. a. Gonorrhö, Syphilis, HIV, humanes Papillomavirus, Hepatitis B und C.

Nosokomiale Infektionen. Dies sind Infektionen, die durch stationäre oder ambulante medizinische Maßnahmen erworben werden. Normalerweise bezieht sich dies auf Krankenhäuser. Nach der Definition im Infektionsschutzgesetz fallen auch Heilpraktikerpraxen und andere ambulante Einrichtungen unter diesen Begriff. Eine **iatrogene Übertragung** entsteht durch eine ärztliche Maßnahme, z. B. bei einer Bluttransfusion oder bei unsteriler Arbeitsweise.

Weitere Übertragungswege. Dazu gehört u. a. die Übertragung über den Mund (**orale Infektion**, z. B. über Lebensmittel). Bei **parenteralen Infektionen** verläuft die Infektion „unter Umgehung des Verdauungstraktes", also z. B. über Blut oder Geschlechtsverkehr (s. o.). Infektionen können auch durch Austausch von **Körperflüssigkeiten** (Geschlechtsverkehr, Nadeln, Wunden, Bluttransfusionen) stattfinden oder als **Wundinfektion** mit erregerhaltiger Erde. Bei Mutter-Kind-Übertragungen unterscheidet man zwischen **pränatal** (meist diaplazentar oder seltener aufsteigend von außen), **perinatal** (während der Geburt) und **postnatal** (z. B. Stillen, Küssen).

Fazit – Das müssen Sie wissen

Infektionsquellen und Übertragungswege

Infektionsquellen: von Erregern besiedelte oder infizierte Menschen oder Tiere, mit Erregern verunreinigte Nahrungsmittel bzw. verunreinigtes Wasser, die Umwelt oder Gegenstände, auf denen sich Erreger befinden (z. B. Türklinken, Wasserhähne). Sehr wichtig ist eine hygienische Händedesinfektion.
Die Übertragung des Erregers erfolgt durch **direkten** Kontakt mit der Infektionsquelle, z. B. über Körperflüssigkeiten, oder **indirekt**, z. B. über verunreinigtes Wasser, verunreinigte Nahrungsmittel, die Luft. **Eintrittsstellen**, durch die der Erreger in den Körper gelangt, sind Haut und Schleimhäute. Bei einer **endogenen Infektion** stammt der Erreger aus dem eigenen Körper; er hat seinen Lebensraum (z. B. bei E. coli der Darm) verlassen und an einer anderen Stelle des Körpers (z. B. in den Harnwegen) eine Infektion ausgelöst. Wenn der Erreger aus der Umgebung stammt, spricht man von einer **exogenen** Übertragung. Die häufigsten Übertragungswege sind die **Tröpfcheninfektion** und die **Kontaktinfektion**.

4.1.2 Krankheitserreger

Definition

Krankheitserreger

Ein Krankheitserreger ist „ein vermehrungsfähiges Agens (Virus, Bakterium, Pilz, Parasit) oder ein sonstiges biologisches transmissibles Agens, das bei Menschen eine Infektion oder übertragbare Krankheit verursachen kann" (§ 2 Infektionsschutzgesetz [IfSG]).

Zu den Krankheitserregern zählen Bakterien, Viren, Pilze, Parasiten und Prionen. Die meisten Infektionskrankheiten werden durch Bakterien oder Viren verursacht.

Pathogenität und Virulenz

Definition

Pathogenität und Virulenz

„Pathogenität" bezeichnet die Fähigkeit eines Erregers, eine Krankheit in einem definierten Wirt auszulösen (Krankheit im Menschen = humanpathogen). **„Virulenz"** (= Giftigkeit) ist die Ausprägung der Pathogenität.

Es gibt **obligat pathogene Erreger** (Erreger, die immer eine Krankheit auslösen) und **fakultativ pathogene Erreger** (auch opportunistische Erreger genannt). Letztere verursachen nur in bestimmten Situationen Infektionen, z. B. wenn sie außerhalb ihrer normalen anatomischen Nische vorkommen oder bei Immunschwäche.

Erreger mit einer hohen Pathogenität und einer hohen Virulenz sind sehr infektiös, d. h., es ist nur eine geringe Dosis nötig, um sich zu infizieren. Mit **„kontagiös"** ist gemeint, dass der Erreger ansteckend ist, also übertragen werden kann.

Erreger zeigen in der Regel eine besondere **Affinität** (Neigung) zu bestimmten Organen oder Organsystemen. So befallen z. B. die Pneumokokken insbesondere Zellen des Atmungssystems, die Enterobakterien insbesondere Zellen des Gastrointestinaltraktes.

Bakterien

Bakterien sind einzellige Lebewesen, die keinen von einer Membran umgebenen Zellkern enthalten. Sie bestehen aus einer Zellmembran, oft noch einer zusätzlichen Zellwand, Zytoplasma, Ribosomen und einem sog. Kernäquivalent oder Nukleoid. Bakterien ohne Zellwand sind z. B. Mykoplasmen. Für Mycoplasma hominis hat der Heilpraktiker Behandlungsverbot, da es sexuell übertragbar ist. Bakterien zählen zu den **Prokaryoten** (Lebewesen ohne Zellkern). Lebewesen mit Zellkern werden zu den **Eukaryoten** gerechnet. Die DNA der Bakterien liegt als sog. **Kernäquivalent/Nukleoid** frei im Zytoplasma. Manche Bakterien besitzen zusätzlich kleine ringförmige DNA-Moleküle, sog. **Plasmide**. Bakterien besitzen Zellorganellen (▶ **Abb. 4.2**) und damit auch einen Stoffwechsel.

Bakterien vermehren sich ungeschlechtlich durch Zellteilung. Bestimmte Bakterien können **Sporen** bilden. Sporen sind Dauerformen, bei denen die Stoffwechseltätigkeit des Bakteriums extrem reduziert ist, wodurch es in nährstoffarmen Gebieten lange überleben kann. Einige Bakterien (u. a. Rickettsien, Chlamydien) leben und vermehren sich intrazellulär.

Da Bakterien einen Stoffwechsel besitzen, erzeugen sie häufig Bakterientoxine, die für den menschlichen Organismus giftig sind. Bakterientoxine werden unterteilt in **Exotoxine**, die von den Bakterien produziert werden, und **Endotoxine**, die beim Bakterienzerfall entstehen.

Lerntipps – Schriftliche Prüfung

Infektionskrankheiten

In der schriftlichen Prüfung werden v. a. Infektionskrankheiten gefragt, die im Infektionsschutzgesetz (IfSG) erwähnt oder die in Deutschland häufig und für Heilpraktiker relevant sind. Manchmal wird aber auch nach Erregern gefragt, die nicht im IfSG vorkommen, z. B. nach Pseudomonas aeruginosa. Er gehört zu den häufigsten Krankenhauskeimen und verursacht u. a. Pneumonien.

Abb. 4.2 Aufbau einer Bakterienzelle.

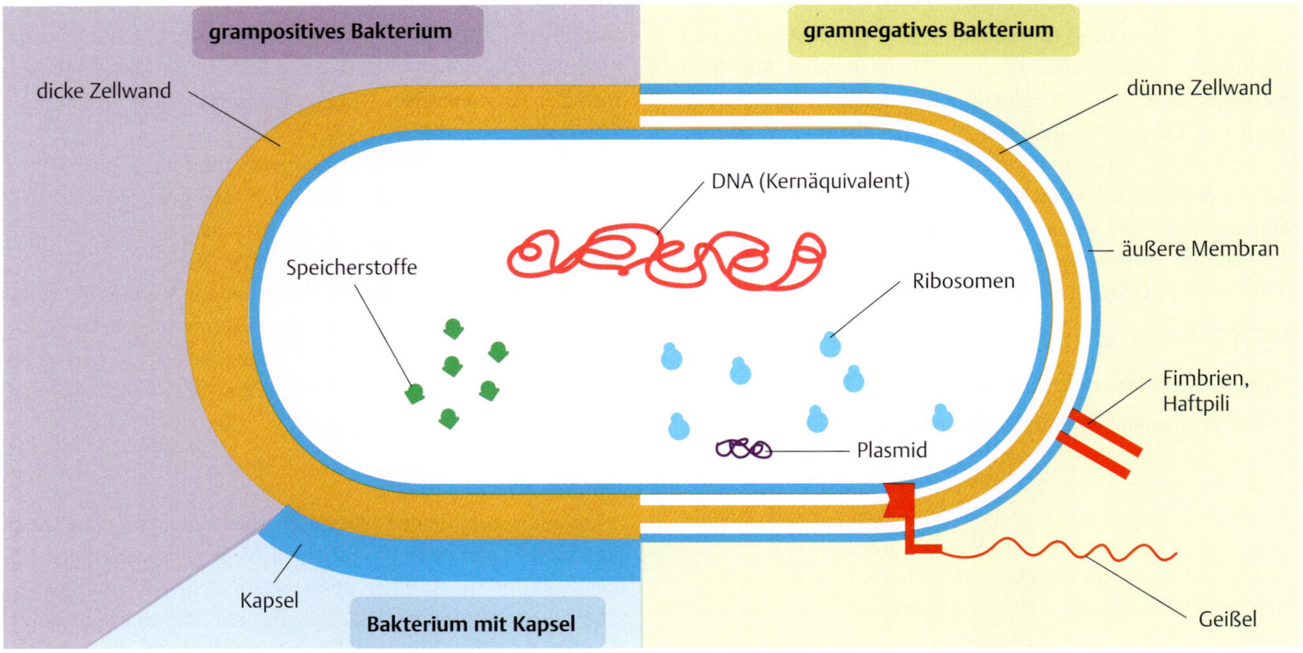

Bakterien bestehen aus einer Zellwand, einer Zellmembran, dem Zytoplasma, Ribosomen und einer frei im Zytoplasma liegenden DNA. Die Zellwand ist bei grampositiven Bakterien dicker als bei gramnegativen. Hinzu kommen bei einigen Bakterien Plasmide, Fimbrien und Geißeln oder eine Kapsel. *Abb. aus: I care Krankheitslehre. 2., überarbeitete Auflage. Thieme; 2020*

Form

Nach der äußeren Form können Bakterien in **Kokken** (Kugeln), **Stäbchen** (länglich) und **Schraubenförmige** (korkenzieherartig) eingeteilt werden (▶ **Abb. 4.3**).

- **Kokken** trennen sich nach der Zellteilung häufig nicht komplett, sondern bleiben in Kleingruppen zusammen. Je nachdem spricht man von **Diplokokken** (2 Kokken: Meningokokken, Gonokokken, Pneumokokken), Tetrakokken (4 Kokken), **Staphylokokken** (haufenförmig gelagerte Kokken, v. a. Staphylococcus aureus) oder **Streptokokken** (kettenförmig gelagerte Kokken); Streptokokken werden noch nach ihrem Nährboden unterschieden in α-, β- und γ-hämolysierende Streptokokken und nach Oberflächenstrukturen in Gruppen (A, B, C, D, usw.). Bei den Infektionskrankheiten spielen vor allem die β-hämolysierenden Streptokokken der Gruppe A eine große Rolle.
- **Stäbchen** sind länglich und können weiter unterteilt werden in **Sporenbildner** (Clostridien und Bacillus anthracis) und **Nicht-Sporenbildner**.
- **Schraubenförmige** Bakterien haben eine schrauben- oder korkenzieherähnliche Form. Sie sind entweder aktiv bewegliche **Spirochäten** (Treponema pallidum, Leptospiren, Borrelien) oder starre **Spirillen**.

Anfärbbarkeit

Je nach Bakterienart können im Labor verschiedene Färbemethoden angewandt werden. Unterschiede im Aufbau der Zellwand sind die Ursache für ihre Anfärbbarkeit.

Gramfärbung. Die bekannteste Färbung ist die sog. Gramfärbung. **Rot** gefärbte Bakterien gehören zu den **gramnegativen** Bakterien, **blau** gefärbte zu den **grampositiven**. Die Gramfärbung ist bei der Antibiotikatherapie von Bedeutung, da sich vor allem grampositive Bakterien gut mit Antibiotika behandeln lassen.

! Cave

Septischer Schock und Jarisch-Herxheimer-Reaktion

Manche Bakterien (v. a. gramnegative) erzeugen bei ihrem Zerfall durch die **Antibiotikatherapie** Endotoxine. Diese können bis zum **septischen Schock** führen. Deshalb können Antibiotika in manchen Fällen kontraindiziert sein! Dies ist z. B. bei **EHEC** (enterohämorrhagische Escherichia coli) der Fall.
Endotoxine sind auch für die sog. **Jarisch-Herxheimer-Reaktion** verantwortlich. Symptome sind **plötzliches Fieber** und eine **Verschlimmerung der Symptome** der ursprünglichen Infektionskrankheit. Die Jarisch-Herxheimer-Reaktion kann z. B. bei der antibiotischen Therapie von EHEC, Lyme-Borreliose, Syphilis und Meningitis auftreten.

Ziehl-Neelsen-Färbung. Durch diese Färbung lassen sich **säurefeste Bakterien** (Mykobakterien; z. B. Mycobacterium tuberculosis und Mycobacterium leprae) von nicht-säurefesten Bakterien unterscheiden.

Sauerstoffverhalten

Aerobe Bakterien benötigen Sauerstoff für ihren Stoffwechsel (z. B. Staphylokokken oder Pseudomonas). **Anaerobe** Bakterien kommen ohne Sauerstoff aus. Sie können weiter unterschieden werden in:

Abb. 4.3 Morphologie von Bakterien.

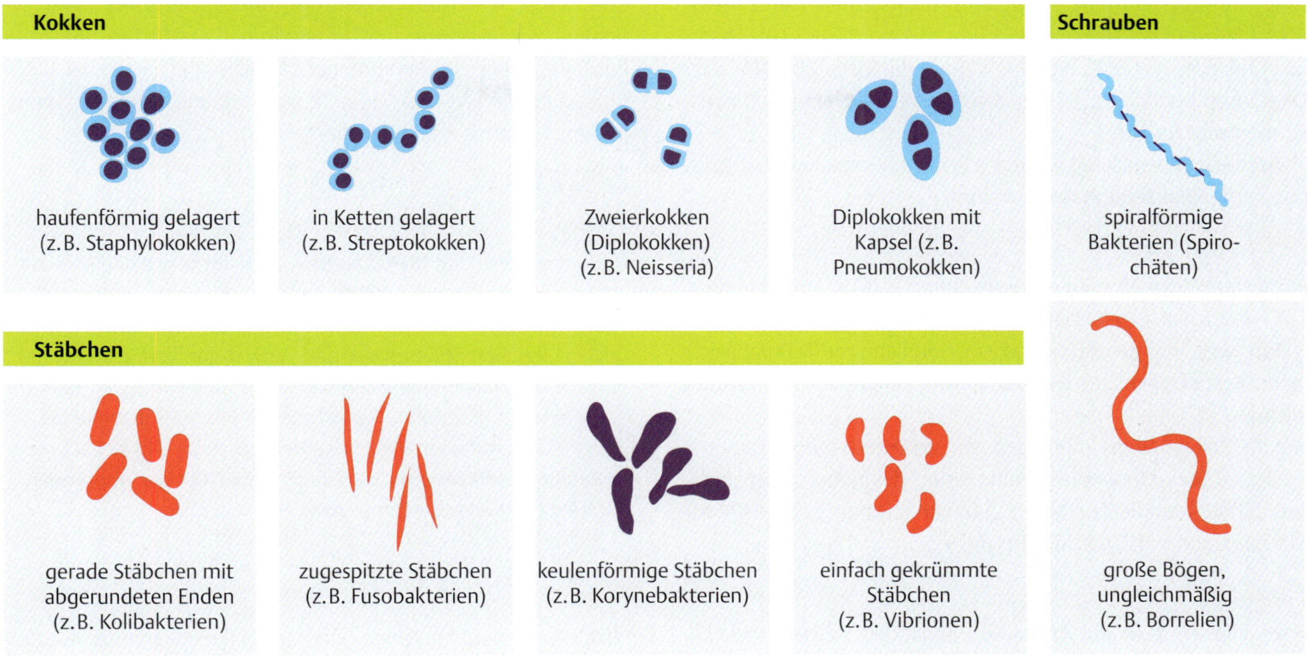

Man unterscheidet kugelförmige (Kokken), stäbchenförmige sowie spiralförmige Bakterien. Manche kugelförmigen Bakterien lagern sich haufenförmig (meist Staphylokokken), kettenförmig (Streptokokken) oder paarweise (Diplokokken = Neisserien) zusammen. *Abb. aus: I care Krankheitslehre. 2., überarbeitete Auflage. Stuttgart: Thieme; 2020. Nach: Hof H, Schlüter D, Dörries R, Hrsg. Duale Reihe Medizinische Mikrobiologie. 7. Auflage. Thieme; 2019*

- **Fakultativ anaerob**: können sowohl mit als auch ohne Sauerstoff überleben (z. B. Escherichia coli oder Streptokokken)
- **Obligat anaerob**: können nur bei Sauerstoffabwesenheit überleben (z. B. Clostridien oder Fusobacterium spp.)

Therapie

Bakterien können i. d. R. durch Antibiotika medikamentös bekämpft werden. Unterschiedliche Antibiotika greifen an verschiedenen Strukturen der Bakterien an.

Fazit – Das müssen Sie wissen

Bakterien

Bakterien sind einzellig und besitzen Zellorganellen, aber keinen Zellkern (**Prokaryoten**). Aufgrund ihres Stoffwechsels entstehen häufig **Toxine**. Der Aufbau ihrer Zellwand bestimmt, wie sie sich anfärben lassen. Einige Bakterien (u. a. **Rickettsien**, **Chlamydien**) leben und vermehren sich **intrazellulär**. Mit der häufigsten Färbemethode, der Gramfärbung, lassen sie sich in **grampositiv** und **gramnegativ** einteilen. Weitere Einteilungskriterien sind ihre Form (kugel-, stäbchen- oder spiralförmig) und ob sie auf Sauerstoff bzw. dessen Abwesenheit angewiesen sind (**Aerobier** vs. **Anaerobier**). Bakterien, die beim Menschen Krankheiten auslösen, besitzen Pathogenitätsfaktoren wie Adhäsionsfaktoren, Toxine, schädigende Enzyme oder eine Kapsel; letztere erschwert es Zellen des Immunsystems, das Bakterium zu zerstören. **Sporen** sind überlebensfähige Dauerformen der Bakterien Die Therapie geschieht normalerweise durch **Antibiotika**.

Viren

Viren sind viel kleiner als Bakterien: 20–330 nm = 0,02–0,33 µm; die größten Viren sind ungefähr so groß wie die kleinsten Bakterien. Sie bestehen aus einem Stück Erbmaterial – **DNA** (Desoxyribonukleinsäure) oder **RNA** (Ribonukleinsäure) – sowie **Proteinen** und **Kohlehydraten** (▶ **Abb. 4.4**). Da sie keine Zellorganellen besitzen, haben sie auch **keinen Stoffwechsel** und produzieren keine Toxine.

Abb. 4.4 Aufbau eines Viruspartikels mit Hülle.

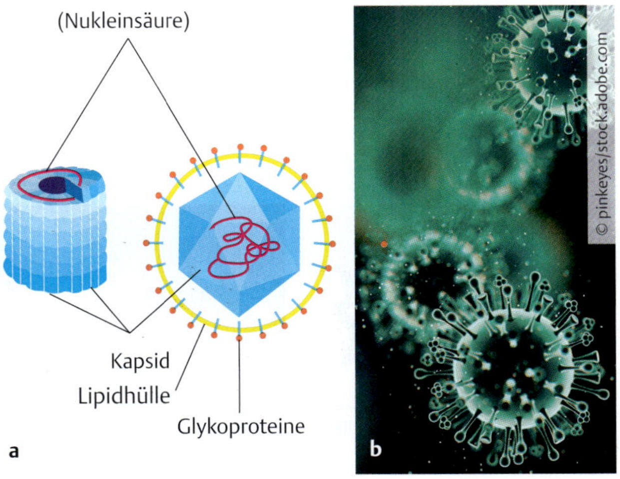

a Alle Viren enthalten ein Stück Nukleinsäure, die von einem Kapsid aus Proteinen umgeben ist. Hinzu kommen weitere Proteine und Kohlenhydrate sowie bei einigen Viren eine Hülle aus Lipiden. *Abb. aus: I care Krankheitslehre. 2., überarbeitete Auflage. Thieme; 2020*

b Darstellung eines Virus. *Foto: pinkeyes – stock.adobe.com*

Viren vermehren sich intrazellulär durch eine Umprogrammierung der Wirtszell-DNA, die durch Proteinsynthese neue Virus-DNA/RNA herstellt. Je nachdem, ob das Erbgut (Genom) des Virus aus RNA oder aus DNA besteht, werden die Viren als **RNA-** oder **DNA-Viren** bezeichnet. Häufig wird die Wirtszelle bei der Virusvermehrung zerstört.

Viren können auch Bakterien als Wirtszelle befallen; solche Viren werden **Bakteriophagen** genannt.

Onkogene Viren

Bestimmte Viren sind an der Entstehung von Tumoren beteiligt, z. B. humane Papillomaviren (HPV) beim Zervixkarzinom (▶ **Tab. 4.2**). Ihre genetische Information kann die Teilung befallener Körperzellen stören und unkontrolliertes Zellwachstum auslösen.

Zum Teil können Impfungen vor entsprechenden Tumoren schützen. Die ständige Impfkommission des Robert Koch-Instituts (STIKO) empfiehlt z. B. seit 2007 die Impfung gegen HPV für Mädchen und seit 2018 auch für Jungen.

Therapie

Viren können nicht mit Antibiotika behandelt werden. Viele Virusinfektionen werden nur **symptomatisch** behandelt, da aufgrund fehlender struktureller Angriffspunkte und des fehlenden Stoffwechsels wenige gezielte Medikamente existieren. Bei manchen Viren wird die Vermehrung durch sog. **Virostatika** gehemmt, z. B. Aciclovir bei Herpesviren, Tamiflu bei Influenza, Cocktailmix bei HIV. Als vorbeugende Maßnahme kann bei vielen Viren geimpft werden (u. a. Masern, Röteln, Mumps, Windpocken, Hepatitis A und B, Poliomyelitis).

Tab. 4.2 Beispiele onkogener Viren.

Virus	Tumorerkrankungen
humane Papillomaviren der High-Risk-Gruppe (16, 18, 31, 33)	insbesondere Zervixkarzinom
humanes Herpesvirus 4 = Epstein-Barr-Virus (EBV)	Tumore im Bereich des Nasen-Rachen-Raums, Lymphome
humanes Herpesvirus 8	Kaposi-Sarkom
humanes T-Zell-Leukämie-Virus 1 (HTLV-1)	T-Zell-Leukämie
Hepatitis-B-Virus	Leberzellkarzinom
Hepatitis-C-Virus	Leberzellkarzinom

Fazit – Das müssen Sie wissen

Viren

Viren bestehen aus **DNA oder RNA** sowie Proteinen und Kohlenhydraten. Sie besitzen **keine Zellorganellen** und damit auch **keinen eigenen Stoffwechsel** und produzieren **keine Toxine**. Viren **befallen Wirtszellen** und nutzen zur Vermehrung die Wirts-DNA. **Onkogene Viren** sind an der Entstehung von Tumoren beteiligt (z. B. HPV – Zervixkarzinom). Viren können teilweise mit **Virostatika** therapiert werden, bis heute gibt es aber nur **wenige Medikamente**. Bei einigen Viren können **Impfungen** zur Prophylaxe eingesetzt werden.

Pilze

Pilze (Fungi) sind einzellige oder vielzellige eukaryotische Lebewesen (mit Zellkern) und bilden neben Tieren und Pflanzen ein eigenes Reich in der Biologie.

Humanpathogene Pilze

Die meisten **humanpathogenen Pilze** (▶ **Abb. 4.5**) sind wenig virulent. Oft besiedeln potenziell pathogene Pilze auch Bereiche des menschlichen Organismus, ohne krank zu machen (z. B. Candida im Darm). Sie sind aber potenzielle Krankheitserreger z. B. bei Immunschwäche oder Antibiotikatherapie.

Zusatzinfo

Pneumocystis-Pneumonie

Die Pneumocystis-Pneumonie tritt sehr häufig als erste Erkrankung bei **AIDS** auf. Ausgelöst wird sie durch den **Schlauchpilz Pneumocystis jirovecii**. Früher und häufig noch in vielen Büchern wurde bzw. wird als Verursacher der Erreger Pneumocystis carinii vermutet. Zudem wurden Pneumozysten fälschlicherweise als Protozoen eingestuft.

Abb. 4.5 Einige humanpathogene Pilze.

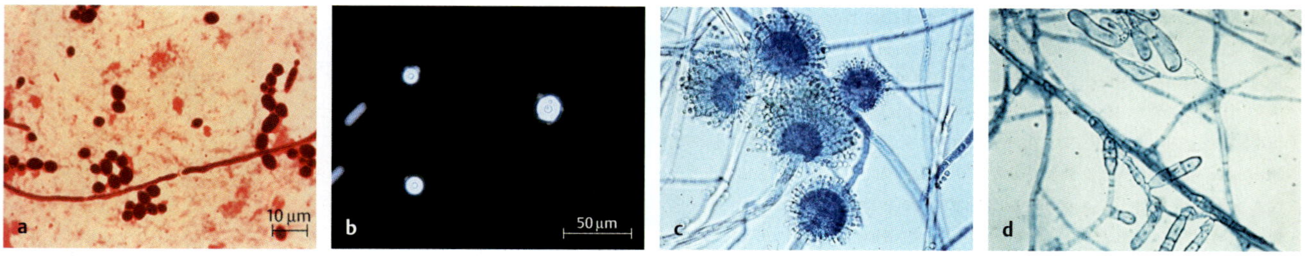

a Candida albicans: Gramfärbung, erkennbar sind die rundlichen Hefezellen und Myzelhyphen (= Pilzfäden). *Abb. aus: Kayser F, Böttger E, Deplazes P et al., Hrsg. Taschenlehrbuch Medizinische Mikrobiologie. 13. Auflage. Thieme; 2014*

b Cryptococcus neoformans: Im Tuschepräparat ist die dicke Schleimkapsel um die Pilzzelle herum als helle Aussparung zu erkennen. *Abb. aus: Kayser F, Böttger E, Deplazes P et al., Hrsg. Taschenlehrbuch Medizinische Mikrobiologie. 13. Auflage. Thieme; 2014*

c Aspergillus (Gießkannenschimmel). *Abb. aus: Groß U, Hrsg. Kurzlehrbuch Medizinische Mikrobiologie und Infektiologie. 3. Auflage. Thieme; 2013*

d Epidermophyton floccosum. *Abb. aus: Groß U, Hrsg. Kurzlehrbuch Medizinische Mikrobiologie und Infektiologie. 3. Auflage. Thieme; 2013*

Tab. 4.3 Humanpathogene Pilze nach dem DHS-System.

Pilz	Vorkommen	wichtige Vertreter	Erkrankung	IfSG
Dermatophyten	spezialisiert auf Haut, Haare, Nägel	z. B. Trichophyton rubrum	Haut- Kopf-, Nagelpilz	-
Hefepilze (auch Sprosspilze)	leben v. a. im Darm, können aber auch an anderen Körperstellen vorkommen	Candida albicans	Soor, Candidose	Genitalmykose, **sex. übertragbar**[1]
Schimmelpilze	überall in der Umwelt vorhanden	Aspergillus	Atemwege, kanzerogen	-

[1]IfSG: bei sex. übertragbaren Infektionskrankheiten hat der **Heilpraktiker prinzipiell Behandlungsverbot**

Pilzerkrankungen (= **Mykosen**) treten meist **lokal** begrenzt auf. Sie können aber auch systemisch (S. 77) verlaufen, was aber in den meisten Fällen nur bei ausgeprägter Immunschwäche vorkommt (z. B. Pneumocystis-Pneumonie bei HIV-Infektion (S. 91)). In schweren Fällen kann es auch zur **Pilzsepsis** kommen. Von einer **Mykotoxikose** spricht man, wenn Pilze Gifte produzieren, die den menschlichen Organismus schädigen. Ein Beispiel ist die leberschädigende Wirkung des Giftes **Aflatoxin**, das von dem Schimmelpilz Aspergillus flavus produziert und durch Verzehr schimmliger Lebensmittel aufgenommen wird.

Humanpathogene Pilze können nach dem DHS-System unterteilt werden (▸ **Tab. 4.3**).

Daneben gibt es noch biphasische oder dimorphe Pilze, z. B. Histoplasmen. Sie können je nach Umgebungsbedingungen von einer Form (Sprosszellen) in eine andere (Myzel) wechseln.

Dermatophyten. Dermatophyten (Fadenpilze) sind Hautpilze, die sich vom Keratin der Haut, der Haare und der Nägel ernähren: **Hautpilz, Kopfpilz, Nagelpilz**. Sie sind infektiös. Im Infektionsschutzgesetz (S. 83) sind sie nicht erwähnt, d. h., der Heilpraktiker darf sie behandeln.

Hefe-, Sprosspilze. Hefe- und Sprosspilze gehören teilweise zur natürlichen Haut-, Schleimhaut- und Darmflora (z. B. Candida). Bei Abwehrschwäche, Zytostatikagabe oder Antibiotikatherapie können sie sich übermäßig vermehren und Candidosen/Candidiasen auslösen: **Soor** in Mund und Speiseröhre sowie in der Vagina; Windeldermatitis. Gefürchtet sind die **systemischen Candidosen** mit Organbefall und Sepsis. Der Pilz **Malassezia furfur** kann die Hautpilzerkrankung **Pityriasis versicolor** auslösen.

Schimmelpilze. Schimmelpilze (Fadenpilze) kommen überall in der Natur vor und haben nützliche Aufgaben als „Fäulnisfresser“. In hohen Konzentrationen können sie allerdings krank machen. Über die Atemwege aufgenommene Schimmelsporen können **Allergien** und **Atemwegserkrankungen** auslösen, über Nahrung aufgenommene Schimmelpilze können **kanzerogen** wirken. Bei Immunschwäche können sie schwere systemische Erkrankungen auslösen. Der wichtigste Vertreter ist **Aspergillus (flavus)**, der das Gift **Aflatoxin** bildet.

Dimorphe Pilze. Sie können ebenfalls Infektionskrankheiten auslösen, vor allem in den Atemwegen.

Therapie

Pilzerkrankungen werden mit **Antimykotika** behandelt. Diese wirken entweder **fungizid** = abtötend oder **fungistatisch** = wachstumshemmend. Hautpilze kann man äußerlich **lokal** (Creme, Salbe) behandeln, tiefere Infektionen werden **systemisch** (oral mit Säften, Tabletten oder Kapseln, in seltenen Fällen intravenös) behandelt. Nebenwirkungen gibt es v. a. bei systemischer Therapie.

Fazit – Das müssen Sie wissen

Pilze

Pilze sind ein- oder mehrzellige Eukaryoten. Sie gehören u. a. zur normalen Körperbesiedlung (Haut, Schleimhaut). Medizinisch relevante Pilze werden nach dem DHS-System eingeteilt in **Dermatophyten, Hefe-/Sprosspilze, Schimmelpilze.** Eine Pilzerkrankung (**Mykose**) ist meist **lokal** (Haut, Nägel, Speiseröhre etc.), kann aber v. a. bei Immunschwäche **systemisch** und gefährlich werden. Wichtige Pilze sind **Candida** und **Aspergillus**. Aspergillus flavus bildet das Gift **Aflatoxin**, welches leberschädigend und sehr wahrscheinlich kanzerogen ist.

Parasiten – Überblick

Parasiten sind ein- oder mehrzellige Lebewesen, die sich auf Kosten eines anderen, meist größeren Lebewesens (Wirt) ernähren (Schmarotzer) oder dieses zu Fortpflanzungszwecken befallen. Parasiten werden unterteilt in:

- **Ektoparasiten** (auf dem Organismus lebend)
- **Endoparasiten** (im Organismus lebend)

und in

- **Einzeller**: Protozoen
- **Vielzeller**: v. a. Gliederfüßer und Würmer

Parasiten durchlaufen oft mehrere Entwicklungsstadien in Zwischenwirten, bevor sie sich im Endwirt aufhalten. Sie können den Wirt direkt schädigen oder Krankheitserreger übertragen. Erkrankungen durch Parasiten bezeichnet man als **Parasitosen**. Die meisten Parasiten sind für den Menschen pathogen, vereinzelt gibt es aber auch Parasiten, die keine Krankheiten auslösen, z. B. im Darm. Protozoen und Würmer werden mit wenigen Ausnahmen nicht von Mensch zu Mensch übertragen, sondern z. B. durch Mücken, kontaminierte Nahrungsmittel oder kontaminiertes Wasser. Medizinisch von Bedeutung sind vor allem die einzel-

Tab. 4.4 Medizinisch relevante Protozoen.

Protozoen	Vorkommen	Infektionskrankheit	Paragraf im IfSG
Plasmodien	tropische Malariagebiete, in Deutschland aus dem Urlaub	Malaria	§ 7 (3)
Toxoplasma gondii	weltweit, häufig	Toxoplasmose	§ 7 (3)
Giardia lamblia	weltweit	Gastroenteritis	§ 7
Cryptosporidium parvum	weltweit	Gastroenteritis	§ 7
Trichomonaden	weltweit	v. a. Scheideninfektionen	**sex. übertragbar**[1]
Amöben	Tropen/Subtropen, in Deutschland evtl. aus dem Urlaub	Amöbenruhr	nicht im IfSG erwähnt (trotzdem Gastroenteritis § 6)

[1]IfSG: Bei sex. übertragbaren Infektionskrankheiten hat der **Heilpraktiker prinzipiell Behandlungsverbot**.
§ 6: Meldepflicht und Behandlungsverbot für Heilpraktiker
§ 7: Meldepflicht für Erregernachweis (Labor, Pathologie), Behandlungsverbot für Heilpraktiker
§ 7 (3): anonyme Meldepflicht für Erregernachweise (Labore, Pathologie), Behandlungsverbot für Heilpraktiker

ligen **Protozoen** sowie die mehrzelligen **Würmer** und **Gliederfüßer**.

Parasiten – Protozoen

Protozoen (Synonym: Urtierchen) sind einzellige Eukaryoten, d. h. Einzeller mit Zellkern (▸ **Abb. 4.6**). Bei schlechten Bedingungen können sie widerstandsfähige Stadien ausbilden **(Zysten)**. Auch unter den Protozoen gibt es menschenpathogene Arten (siehe ▸ **Tab. 4.4**).

Therapie. Je nach Erreger kommen unterschiedliche Medikamente, u. a. Antibiotika, zum Einsatz.

Abb. 4.6 Protozoen – Entamoeba histolytica.

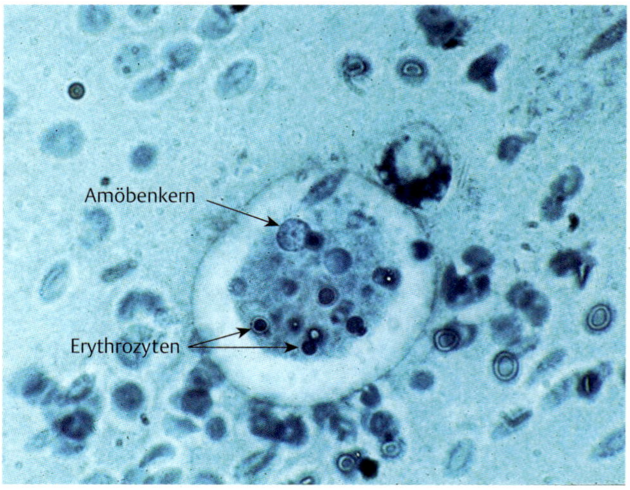

Invasiver Gewebetrophozoit von Entamoeba histolytica. Entamoeba histolytica ist der Erreger der Amöbenruhr. Der invasive Trophozoit lebt im Dünndarm, phagozytiert Erythrozyten (hier in der Abb. zu sehen) und zerstört durch porenbildende Enzyme das Gewebe im Kolon (Folge: Kolitis). *Abb. aus: Groß U. Diagnostik. In: Groß U, Hrsg. Kurzlehrbuch Medizinische Mikrobiologie und Infektiologie. 3. Auflage. Thieme; 2013*

Parasiten – Würmer (Helminthen)

Würmer sind mehrzellige Organismen. Viele Würmer wechseln während der Vermehrung ihren Wirt. Der ausgewachsene Wurm lebt und vermehrt sich geschlechtlich im Endwirt, die Larven entwickeln sich in einem Zwischenwirt.

In der Medizin von Bedeutung sind folgende endoparasitäre Würmer (siehe auch ▸ **Tab. 4.5**):

- **Fadenwürmer** (Nematoden), darunter auch Spulwürmer (Askariden), Madenwürmer (Oxyuren), Trichinen
- **Bandwürmer** (Zestoden)
- **Saugwürmer** (Egel, Trematoden)

Würmer schädigen den Wirt/Zwischenwirt entweder in Form einer **Gastroenteritis** oder durch die **Bildung von Zysten**, die die Larven der Würmer enthalten. Die Zysten verdrängen das normale Organgewebe oder dringen tumorartig in das Gewebe ein und zerstören es.

Therapie. Anthelminthika (Wurmmittel), z. B. Albendazol, Mebendazol. Bei Madenwürmern zusätzlich: gründliches Händewaschen, evtl. Hände desinfizieren (nur chlorhexidinhaltige Desinfektionsmittel töten die Eier ab), Unterwäsche und Bettwäsche täglich wechseln und bei 60–90 °C waschen/kochen, Spielzeug mit heißem Wasser reinigen, Fingernägel kurz halten, Familienangehörige evtl. vorsorglich mitbehandeln.

Fadenwürmer (Nematoden)

Fadenwürmer gehören zu den häufigsten Endoparasiten des Menschen (heute v. a. in Entwicklungsländern). Zu den Fadenwürmern gehören Spulwürmer, Madenwürmer und andere Nematoden, wie Hakenwürmer und Filarien. Medizinische Relevanz haben Fadenwürmer als Ursache für **Gastroenteritis**. Infektion:

- fäkal-oral (Wurmeier)
- durch rohes Fleisch (Larven)

Tab. **4.5** Medizinisch relevante Würmer.

Wurm	Beispiele	Infektionskrankheit im IfSG	Paragraf im IfSG
Saugwürmer	in Europa bei Menschen unbedeutend, Vorkommen bei Tieren		-
	in den Tropen: Bilharziose = Schistosomiasis		-
Bandwürmer	Hunde- und Fuchsbandwurm	Echinokokkose	§ 7 (3)
	Fischbandwurm	evtl. Gastroenteritis, evtl. Vitamin-B_{12}-Mangel-Anämie	§ 6
	Rinder- und Schweinebandwurm	evtl. Gastroenteritis	§ 6
Fadenwürmer	Spulwürmer	evtl. Gastroenteritis, evtl. Organbefall	§ 6
	Trichinen (Trichinella spiralis)	Trichinose	§ 7
	Madenwürmer	Oxyuriasis (häufig; mit Gastroenteritis selten)	nur bei Entzündung § 6

§ 6: Meldepflicht und Behandlungsverbot für Heilpraktiker
§ 7: Meldepflicht für Erregernachweis (Labor, Pathologie), Behandlungsverbot für Heilpraktiker
§ 7 (3): anonyme Meldepflicht für Erregernachweise (Labore, Pathologie), Behandlungsverbot für Heilpraktiker

- durch aktives Eindringen der Larven in die Haut (bei Hakenwürmern)
- Insektenstiche (bei Filarien)

Zu den medizinisch in Europa relevanten Erkrankungen, die durch Fadenwürmer verursacht werden, zählen:

Askaridose. Die Askaridose (Synonym Askariasis) wird von Spulwürmern (Ascaris lumbricoides) verursacht. Die Infektion erfolgt durch mit Wurmeiern verunreinigte Lebensmittel (z. B. Salat). Über den Stuhl werden Wurmeier ausgeschieden, die außerhalb des Körpers 2–6 Wochen heranreifen müssen. Deshalb ist eine direkte Infektion von Mensch zu Mensch ausgeschlossen. Die Eier gelangen z. B. über Düngung mit menschlichen Fäkalien auf Lebensmittel (z. B. Salat, Gemüse). Im Dünndarm entwickeln sich die Wurmeier zu Larven. Die Larven gelangen über das Blut in Leber und Lunge. Aus den Alveolen gelangen sie über die Bronchien in den Rachen und von dort durch den ausgelösten Schluckreflex wieder in den Darm. Hier reifen sie zu erwachsenen geschlechtsreifen Spulwürmern aus, die nach 2–3 Monaten wieder Eier legen, die mit dem Kot ausgeschieden werden (▶ **Abb. 4.7**).

Symptome: bei Befall der Lunge: Husten (evtl. blutig), Atemnot, retrosternales Druckgefühl, evtl. Fieber, bei Kindern oft auch Lungenentzündung. Allergische Reaktionen sind möglich. Bei Befall des Darms: symptomlos oder Symptome der Gastroenteritis. Verstopfung bis Ileus (Darmverschluss) möglich. **Komplikationen**: Entzündungen von Gallenblase, Leber, Bauchspeicheldrüse; seltener auch von Nasennebenhöhlen oder Mittelohr).

Oxyuriasis. Die Oxyuriasis betrifft v. a. Kleinkinder und ist die häufigste Wurmerkrankung im Kindesalter. Erreger sind Madenwürmer. Die Würmer sind wenige Millimeter klein, eine Infektion bleibt oft lange unbemerkt. Typisches Symptom ist ein nächtlicher Juckreiz am After, da die weiblichen Würmer oft nachts aus dem After austreten und Eier in die umgebenden Hautfalten legen. Durch Kratzen gelangen die Eier unter die Fingernägel, von dort in den Mund und damit erneut in den Darm. Kontakt mit den Händen ist der wichtigste Übertragungsweg. Die Diagnose erfolgt durch Inspektion (After, Unterhose, Stuhl) oder mittels Klebestreifen (Eier und Würmer bleiben daran haften) und Untersuchung des Blutes (u. a. Eosinophile erhöht). Seltene Komplikationen sind eine Entzündung der Darmwand (Gastroenteritis) und bei Mädchen Entzündungen der Genitalien. Bei Madenwurmbefall selbst haben Heilpraktiker kein Behandlungsverbot, erst ab einer (seltenen) Gastroenteritis dürfen sie nicht mehr behandeln.

Abb. 4.7 Spulwürmer.

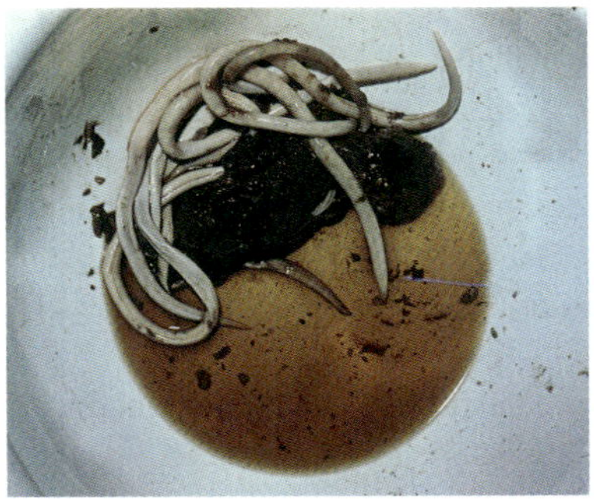

Mit dem Stuhl ausgeschiedene adulte Spulwürmer der Art Ascaris lumbricoides. Sie können eine Länge von bis zu 40 cm erreichen und haben ein regenwurmartiges Aussehen. *Abb. aus: Bialek R. Intestinale Helmintheninfektionen. In: Gortner L, Meyer S, Hrsg. Duale Reihe Pädiatrie. 5., vollständig überarbeitete Auflage. Thieme; 2018*

Trichuriasis. Die Trichuriasis (auch Trichuris trichiura) wird von Peitschenwürmern verursacht und spielt bei uns kaum eine Rolle. Sie kommt vor allem in den Tropen und Subtropen vor. Peitschenwürmer siedeln meist im Dickdarm und verursachen eine Gastroenteritis und schleimig-blutigen Durchfall.

Trichinose. Die Trichinose (Synonym Trichinellose) wird durch die Larven der Gattung Trichinella verursacht. Sie wird vor allem durch ungenügend erhitztes Schweinefleisch übertragen. Die Larven wandern in die Blut- und Lymphgefäße ein, gelangen in die Skelettmuskulatur und kapseln sich dort ab. Es entsteht verkalkendes Granulationsgewebe. Das 1. Stadium ist die Darm-Trichinose (Gastroenteritis), das 2. Stadium die Muskel-Trichinose mit allergischen Reaktionen. Die Trichinose darf vom Heilpraktiker **nicht behandelt** werden (§ 7 IfSG).

Bandwürmer (Zestoden)

Bandwürmer besitzen einen Kopf mit Saugnäpfen und einer Reihe von Gliedern. Die Infektion geschieht meist durch die Aufnahme von Finnen (Larven) in rohem Fleisch. Meist kommt es nur in der Wachstumsphase der Larven zu starkem Hunger, Gewichtsabnahme und Durchfällen. Danach verschwinden die Symptome wieder und der Parasit bleibt unbemerkt.

Relevante humanpathogene Bandwürmer sind u. a.:

- **Rinderbandwurm** (Taenia saginata, ▶ **Abb. 4.8**), häufig in Deutschland, Infektion: lokal auf den Darm begrenzt; Symptome: meist symptomlos, ansonsten Magen-Darm-Beschwerden (z. B. Übelkeit, Durchfall, Verstopfung), Gewichtsverlust
- **Schweinebandwurm** (Taenia solium), Krankheitsbild **Zysterkose**. Symptome: je nach Organ unterschiedlich, typisch Augen (Sehstörungen, ggf. Erblindung), Muskulatur (Schmerzen), Gehirn (= Neurozystizerkose mit neurologischen Ausfallerscheinungen, Kopfschmerzen und/oder Krampfanfällen)
- **Hundebandwurm** (Echinococcus granulosus), Krankheitsbild: **zystische Echinokokkose**: Larven befallen v. a. die Leber und bilden eine flüssigkeitsgefüllte Zyste, die langsam verdrängend wächst.
- **Fuchsbandwurm** (Echinococcus multilocularis), Krankheitsbild: **alveoläre Echinokokkose**: Larven befallen die Leber und zerstören das Gewebe (schwerwiegender Verlauf).
- **Fischbandwurm** (Diphyllobothrium latum), lebt im terminalen Ileum und kann dadurch Ursache einer **Vitamin-B_{12}-Mangel-Anämie** sein.

HP-Praxis

Echinokokkose

Die **Echinokokkose**, verursacht durch den Hunde- und Fuchsbandwurm, darf nach § 7 (3) IfSG durch den Heilpraktiker **nicht behandelt werden**. Der direkte oder indirekte Erregernachweis muss durch Labore oder anatomisch-pathologische Institute nichtnamentlich gemeldet werden

Saugwürmer (Trematoden)

Saugwürmer (Trematoden oder Egel) benötigen für ihren Lebenszyklus Zwischenwirte, z. B. im Falle der Schistomosomen (Pärchenegel) Wasserschnecken. Daher ist ein Befall mit Trematoden niemals ansteckend. In der Humanmedizin am bedeutsamsten sind die **Schistosomen**, die Erreger der **Bilharziose** (auch Schistosomiasis). Die Erkrankung ist v. a. in den Tropen und Subtropen verbreitet. Der Heilpraktiker hat nach dem Infektionsschutzgesetz (S. 89) Behandlungsverbot und evtl. Meldepflicht, wenn Trematoden den Darm befallen und eine **Gastroenteritis** verursachen. Die Blasenbilharziose z. B. darf der Heilpraktiker hingegen behandeln.

Abb. 4.8 Rinderbandwurm (Taenia saginata).

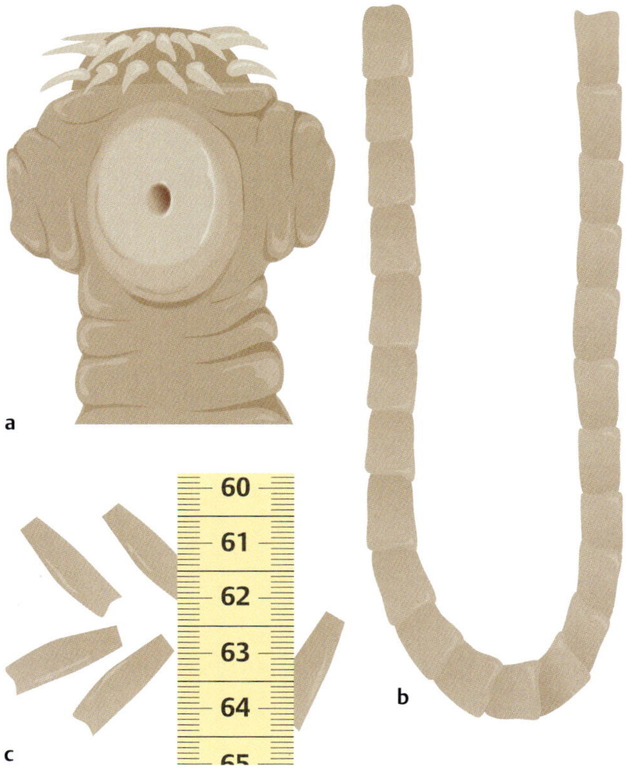

a Schematische Zeichnung des Bandwurmkopfs mit 4 Saugnäpfen, ohne Hakenkranz.
b Gliederkette aus einzelnen Teilen (Proglottiden).
c Abgang von Teilen der Gliederkette des Rinderbandwurms oder (häufiger) von Einzelgliedern – Proglottiden –, die sich noch stundenlang lang bewegen (kriechen) können.

Fazit – Das müssen Sie wissen

Parasiten – Protozoen und Würmer

Parasiten sind Eukaryoten, leben auf Kosten eines Wirts und können bei diesem Krankheiten verursachen. Man unterscheidet Einzeller (**Protozoen**) von Vielzellern (**Würmern und Gliederfüßern**). Protozoen und Würmer werden mit wenigen Ausnahmen nicht von Mensch zu Mensch, sondern durch Mücken, kontaminierte Nahrungsmittel oder kontaminiertes Wasser übertragen. Die meisten medizinisch relevanten **Protozoen** sind aus dem außereuropäischen Ausland importiert, z. B. Plasmodien (Malaria). Einige sind jedoch auch in Europa heimisch, z. B. **Amöben** (Amöbenruhr), **Trichomonas** (sexuell übertragbare Trichimonaden), **Toxoplasma** (Toxoplasmose). **Gastroenteritiden** können u. a. durch Giardia lamblia, Cryptosporidium parvum und Amöben hervorgerufen werden.

Würmer sind mehrzellige Organismen mit wirbellosem, schlauchförmigem Körper und kriechender Fortbewegung. Sie werden unterteilt in **Fadenwürmer** (Spulwürmer und Madenwürmer), **Bandwürmer** und **Saugwürmer** (Egel). Medizinische Relevanz haben v. a. die **Echinokokkosen** und die **Trichinose**, seltener andere Würmer als Erreger einer **Gastroenteritis**.

Parasiten – Gliederfüßer (Arthropoden)

Gliederfüßer werden u. a. unterteilt in

- Spinnentiere (8 Beine)
- Insekten (6 Beine)

Den Menschen direkt schädigen können giftige oder parasitäre Gliederfüßer (▸ **Abb. 4.9**), z. B. Skorpione (Gift) oder Krätzmilben (Parasit). Indirekt gefährlich sind Gliederfüßer, die mikrobielle Infektionserreger übertragen. Medizinisch relevant sind v. a. Stechmücken, Läuse, Flöhe, Zecken und Milben (▸ **Tab. 4.6** und ▸ **Abb. 4.9**).

Stechmücken. In tropischen und subtropischen Regionen sind sie Überträger von Krankheitserregern. Die Anophelesmücke überträgt **Malaria**, die Aedes-aegypti-Mücke überträgt das **Gelbfieber** und manche **virusbedingte Hämorrhagische Fieber**, die Tsetsefliege überträgt in Afrika die Schlafkrankheit

Fliegen. Medizinische Bedeutung haben auch (nichtstechende) Fliegen, da sie Krankheiten über **Kontakt- und Schmierinfektionen** übertragen können, z. B. Typhus oder Shigellenruhr.

Zecken. Zecken (Ixodida) gehören zu den Spinnentieren und können Krankheitserreger übertragen. Zeckenbiotope sind Waldränder, Gebüsche, Gräser. Die wichtigste Zeckenart ist der

Abb. 4.9 Einige parasitäre Arthropoden.

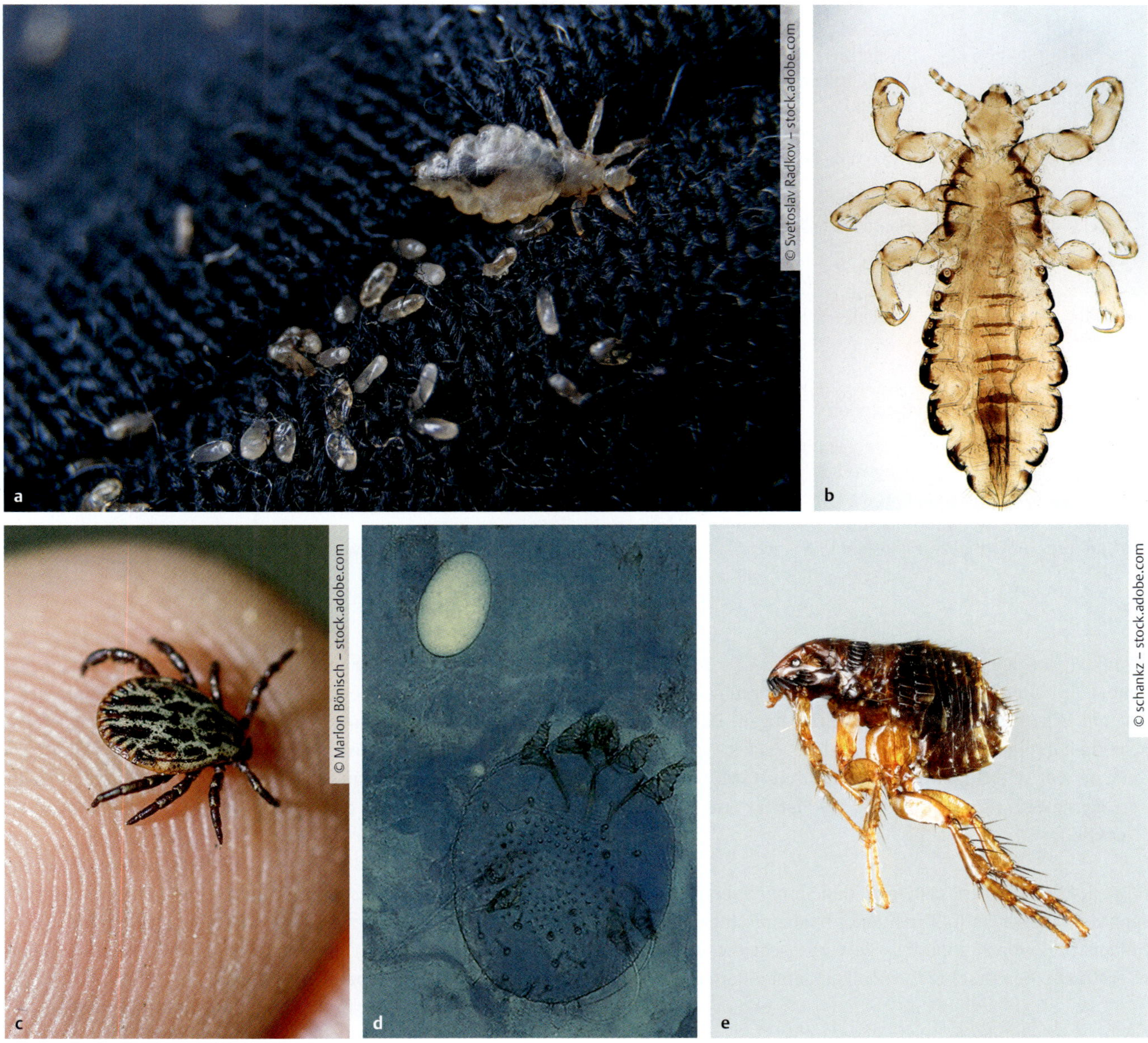

a Kopflaus und Läuseeier. *Foto: Svetoslav Radkov – stock.adobe.com*
b Nahaufnahme einer erwachsenen Kopflaus. *Abb. aus: Poeggel G, Hrsg. Kurzlehrbuch Biologie. 3. Auflage. Thieme; 2013*
c Zecke auf der Fingerspitze. *Foto: Marlon Bönisch – stock.adobe.com*
d Krätzmilbe. *Abb. aus: Fischer M. Skabies. In: Moll I, Hrsg. Duale Reihe Dermatologie*
e Floh. *Foto: schankz – stock.adobe.com*

Tab. 4.6 Medizinisch relevante Gliederfüßer.

Überträger	Krankheitsüberträger	Erkrankung (Erreger)	IfSG
Stechmücken	weibl. Anophelesmücke Gelbfiebermücke = Stegomyia aegypti (früher Aedes aegypti) v. a. Stegomya (früher Aedes) v. a. Stegomya verschiedene Stechmücken Mücken + Zecken	Malaria (Protozoen) Gelbfieber (Virus) Dengue-Fieber (Virus) Chikungunya-Virus Zikavirus West-Nil-Virus andere Arboviren	§ 7 § 7 § 7 § 7 § 7 § 7
Fliegen	alle Fliegen (fäkal-oral)	Gastroenteritiden, z. B. Typhus (Salmonellen) Shigellenruhr (Bakterien)	§ 6 § 6 § 6 + 7
Zecken	Gemeiner Holzbock Kleiderläuse, evtl. Zecken Staubinhalation, evtl. Zecken Zecken Zecken u. a. Insekten Hyalomma-Zecke	FSME (Virus) Lyme-Borreliose (Borrelien) Fleckfieber (Rickettsien) Q-Fieber (Coxiellen) Zecken-Rückfallfieber (Borrelien) Tularämie (Bakterium) Krim-Kongo-Fieber (Virus)	§ 7 - § 7 § 7 - § 7 § 7
Milben	Krätzmilbe Hausstaubmilbe	Krätze (Milbe) Allergie (Milbe)	§ 34 -
Läuse	Kopfläuse Filzläuse Kleiderläuse	Pedikulose (Läuse) Pedikulose (Läuse) Pedikulose (Läuse) Läuse-Rückfallfieber (Borrelien) Fleckfieber (Rickettsien)	erwähnt in § 34 **sex. übertragbar**[1] erwähnt in § 34 § 7 § 7
Flöhe	Rattenfloh	Pest (Bakterium)	§ 6

Im IfSG sind in den jeweiligen Paragrafen nicht die Krankheitsüberträger, sondern die Krankheitserreger bzw. die Krankheit genannt.
§ 6: Meldepflicht und Behandlungsverbot für Heilpraktiker.
§ 7: Meldepflicht für Labore und Anatomie/Pathologie, Behandlungsverbot für Heilpraktiker.
§ 34: sog. Schulparagraf, „Schulverbot". Behandlungsverbot für Heilpraktiker.
[1]IfSG: Bei sex. übertragbaren Infektionskrankheiten hat der Heilpraktiker prinzipiell **Behandlungsverbot**.

Gemeine Holzbock (Ixodes ricinus), der zu den Schildzecken gehört. Er haftet nach Befall des Wirts mindestens einige Tage fest am Wirt, um sich mit Blut vollzusaugen. Dabei können Krankheitserreger übertragen werden. Zecken spielen eine Rolle bei der Übertragung von FSME-Viren (**FSME**), von Borrelien **(Lyme-Borreliose)**, Coxiellen (**Q-Fieber**) und Rickettsien (**Fleckfieber**).

Milben. Milben (Acari) zählen zu den Spinnentieren, sind aber sehr klein (0,1-30 mm). Die human-medizinisch bedeutendste Milbenart ist die Krätzmilbe. Sie verursacht die sog. Skabies oder **Krätze**. Hausstaubmilbenkot kann eine Allergie auslösen.

Läuse. Menschenläuse (Pediculidae) sind 3–4 mm groß und saugen mehrmals täglich Blut. Bei Lausbefall spricht man von **Pedikulosis**. Unterschieden werden:

- **Kopfläuse:** treten oft in Kindergärten und Schulen in Erscheinung. Sie werden durch direkten Körperkontakt übertragen. Die Weibchen legen Eier (= sog. Nissen) am Haaransatz ab und verursachen Juckreiz auf der Kopfhaut, v. a. im Nacken und hinter den Ohren. Die entstehenden Kratzwunden können sich bakteriell sekundär infizieren (Staphylokokken).
- **Filz- oder Schamläuse:** befallen v. a. Schamhaare, aber auch alle anderen Haare außer den Kopfhaaren. Sie werden durch Geschlechtsverkehr oder durch anderen direkten Kontakt übertragen. Sie legen Nissen und verursachen Juckreiz.
- **Kleiderläuse:** legen die Nissen v. a. in Kleidernähten ab. Sie befallen auch den Menschen und stechen bevorzugt in haarfreie Hautpartien. Sie erzeugen neben Juckreiz kleine blaue Hämatome (Taches bleues) und sind Überträger von **Läuse-Rückfallfieber** und **Fleckfieber**. Läuse werden zudem in § 34 IfSG genannt. Dies bedeutet für Betroffene ein Tätigkeits- und Aufenthaltsverbot in Gemeinschaftseinrichtungen (für Kinder und Jugendliche, siehe Kap. 5.5.3).

Flöhe. Flöhe (Siphonaptera) sind stechend-saugende Insekten, die eine enorme Sprungkraft besitzen. Medizinisch am gefährlichsten ist der Pestfloh, dessen Hauptwirt die Wanderratte ist und der die Pest überträgt. Hunde-, Katzen-, Hühner-, Vogelflöhe spielen als Überträger keine Rolle. Meist liegen mehrere Flohstiche nebeneinander, da der Floh nicht immer gleich ein Blutgefäß erwischt. Sie jucken stark und können zu bakteriellen Sekundärinfektionen führen.

Wanzen. Bei den Wanzen (**Heteroptera**) sind v. a. 2 blutsaugende Gruppen medizinisch von Bedeutung: die Raubwanzen (Reduviidae) und die Bettwanzen (Cimicidae). Die **Bettwanze** saugt Blut. Meist finden sich sehr viele, in Reihe angeordnete Stiche („Wanzenstraße"), die sehr lange jucken. **Raubwanzen** übertragen in Mittel- und Südamerika die Chagas-Krankheit.

Therapie

Antiparasitika: Je nach Erkrankung wird unterschieden zwischen **Antiprotozoenmitteln** (z. B. Malaria), **Anthelminthika** (Wurmmitteln) und **Läuse- oder Milbenmitteln.**

Fazit – Das müssen Sie wissen

Parasiten – Gliederfüßer (Arthropoden)

Gliederfüßer sind **Spinnentiere** (Milben, Zecken) oder **Insekten** (Flöhe, Läuse, Mücken, Fliegen, Wanzen etc.). Sie spielen eine wichtige Rolle als Gesundheitsschädlinge (= Krankheitsüberträger, Vektor) für verschiedene im IfSG genannte Infektionskrankheiten. **Stechmücken** spielen v. a. als Überträger pathogener Protozoen (Malaria) und einiger Viren (Arboviren) eine Rolle; **Zecken** übertragen Bakterien (Borrelien, Rickettsien) und Viren (FSME); **Milben** rufen die stark juckende Hauterkrankung Krätze hervor.

Prionen

Prionen sind sehr kleine (10–15 nm) Proteine, die im menschlichen Organismus in normaler, physiologischer Form, als auch in pathologischer Faltung vorliegen (▶ **Abb. 4.10**). Das körpereigene Immunsystem erkennt falsch gefaltete Prionen nicht als fremd und bekämpft sie daher nicht. Prionen besitzen **keine DNA** und **keinen Stoffwechsel**. Sie sind äußerst resistent gegen Strahlen, Temperatur und chemische Einflüsse. Prionen können sich anscheinend selbstständig vermehren. Sie wurden erst in den vergangenen Jahrzehnten erforscht und sind bis heute nicht wirklich verstanden.

Prionenkrankheiten sind seltene, nicht behandelbare und tödlich endende Erkrankungen hauptsächlich des Gehirns, das schwammartig-löchrig wird. Mit der Zeit sterben die Zellen ab. Die Erkrankungen sind zum Teil erblich bedingt, zum Teil treten sie aufgrund von Genmutationen auf und zum Teil werden sie infektiös übertragen, z. B. durch den Verzehr von infiziertem Fleisch. Beim Menschen verursachen Prionen u. a. **HSE** (humane spongiforme Enzephalopathie) bzw. **Creutzfeldt-Jakob-Krankheit**, bei Tieren die Rindererkrankung **BSE** („Rinderwahn", bovine spongiforme Enzephalopathie) und die Schafkrankheit **Scrapie** (Traberkrankheit). Ob es sich tatsächlich um eine durch Prionen ausgelöste Erkrankung handelt, kann erst nach dem Tod festgestellt werden. Im Infektionsschutzgesetz (S. 83) ist die infektiöse HSE im § 6 aufgelistet.

Abb. 4.10 Prion.

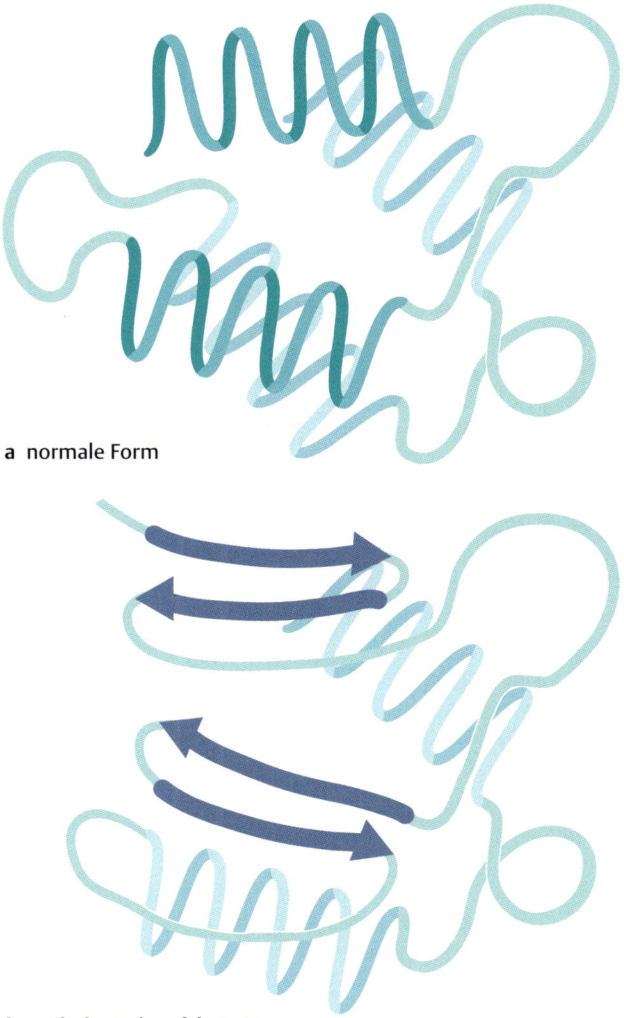

a normale Form

b pathologisch gefaltete Form

Skizze eines menschlichen Prions in korrekt gefalteter Form und in pathologisch gefalteter Form.

Therapie. Bisher sind keine Therapien bekannt.

Fazit – Das müssen Sie wissen

Prionen

Prionen sind Proteine (Eiweiße), die bei abnormaler Faltung tödlich endende Erkrankungen des Gehirns verursachen. Das Hirngewebe wird schwammartig-löchrig und stirbt ab. Beim Menschen verursachen Prionen u. a. die **Creutzfeldt-Jakob-Krankheit** (CJD, auch **Humane spongiforme Enzephalopathie** HSE), bei Tieren die **Scrapie** (Schafe, Ziege) und **BSE** (Rinder). Die infektiöse HSE ist in § 6 IfSG genannt.

Transferbeispiel

Überprüfungssituation

Prüfer: „Welche Krankheitserreger kennen Sie denn?"

Prüfling: „Es gibt Bakterien, Viren, Pilze, Protozoen. (längere Pause) Ach ja, Milben, die die Krätze übertragen."

Prüfer: „Zu welcher Kategorie von Erregern gehören denn die Milben?"

Prüfling: "Ah – Milben sind Spinnentiere (kleine Pause), gehören also – ach ja – zu Parasiten."

Prüfer: „Gibt es noch andere Parasiten, die Krankheiten auslösen können?"

Prüfling: „Ja, es gibt auch Würmer, die z. B. eine Gastroenteritis verursachen können."

Prüfer: „Und weitere? Ich gebe Ihnen eine Hilfestellung: Ja, es gibt noch andere Parasiten, die nicht selbst eine Infektion verursachen und trotzdem eine Infektionskrankheit auslösen können."

Prüfling: „Ach ja, jetzt weiß ich, was Sie meinen. Es gibt Parasiten, die Krankheitsüberträger sind, wie z. B. der Pestfloh oder die Malariamücke. Solche Krankheitsüberträger werden im Infektionsschutzgesetz als Gesundheitsschädlinge bezeichnet."

Prüfer: „Ja gut. Was sind denn Prionen?"

Prüfling: „Prionen sind keine Lebewesen. Es sind falsch gefaltete und damit pathologische Eiweiße, die anscheinend die Creutzfeldt-Jakob-Krankheit oder HSE übertragen. Sie haben kein Erbgut, also keine DNA, und damit auch keinen Stoffwechsel. Und das Immunsystem des betroffenen Körpers gibt keine Immunantwort, d. h., es erkennt sie nicht als fremd."

Prüfer: „Nennen Sie mir doch mal die wichtigsten Unterschiede zwischen diesen jetzt genannten Erregern."

Prüfling: „Ja, die Prionen habe ich gerade genannt. Bakterien sind Zellen, aber ohne Zellkern, die DNA liegt im Zytoplasma. Sie haben Zellorganellen und Stoffwechsel und produzieren Abfallstoffe, die manchmal giftig sind. Weil sie eine DNA und Stoffwechsel haben, sind sie Lebewesen. Das Gleiche, aber mit Zellkern, also ganz normale Zellen, sind Protozoen (Urtierchen)."

Prüfer: „Gibt es noch andere Erreger, die keine Protozoen sind? Zählen Sie sie mir noch einmal auf."

Prüfling: „Parasiten (dazu gehören Insekten und Spinnen und Mücken und Fliegen), Bakterien, Viren und eben die Prionen. Ach, Pilze haben noch gefehlt. Pilze sind eine eigene Kategorie. Der wichtigste menschenpathogene Pilz ist Candida albicans, der zur normalen Darmflora gehört und als opportunistischer oder fakultativ pathogener Erreger gilt."

Prüfer: „Ja sehr gut. Jetzt sind Sie dabei! Sie haben vorhin erwähnt, dass Prionen keine Lebewesen sind. Gibt es von den Erregern, die Sie aufgezählt haben, noch andere, die auch keine Lebewesen sind?"

Prüfling: „Ja, die Viren. Die Viren haben zwar eine DNA oder RNA, aber keine Zellorganellen und damit auch keinen Stoffwechsel und gelten in der Medizin somit nicht als Lebewesen. Es gibt in der Biologie und Medizin die sogenannten „Kennzeichen des Lebens" oder „Kennzeichen des Lebendigen". Dazu gehören auf jeden Fall Stoffwechsel, Wachstum, Reizaufnahme und Verarbeitung, Beweglichkeit, Entwicklung, Vermehrung. Und da Prionen oder Viren keinen Stoffwechsel besitzen, fallen sie somit nicht in diese Kategorie des Lebendigen."

Prüfer: „Letzte Frage: Dürfen Sie denn als zukünftiger Heilpraktiker jetzt Krankheiten, die durch Erreger ausgelöst werden, behandeln?"

Prüfling: „Mit ja oder nein kann man diese Frage nicht beantworten. Behandlungs- oder Tätigkeitsverbote ergeben sich aus verschiedenen Gesetzen. Bei Infektionskrankheiten ist das Infektionsschutzgesetz ausschlaggebend. Dort ist in § 24 festgelegt, dass nur Ärzte die Krankheiten aus §§ 6, 7, 34 und sexuell übertragbare Krankheiten behandeln dürfen. Das bedeutet, dass alle Krankheiten, die in diesen Paragrafen aufgelistet sind, durch den Heilpraktiker nicht behandelt werden dürfen. Alle anderen Infektionskrankheiten darf der Heilpraktiker behandeln."

Prüfer: „Könnten Sie mir ein paar Beispiele nennen?"

Prüfling: „In § 6 sind z. B. viele Kinderkrankheiten wie Masern, Keuchhusten, Mumps oder auch Hepatitis, Botulismus aufgelistet. Nicht im Infektionsschutzgesetz sind z. B. Erkältungen, die darf der Heilpraktiker behandeln (abgesehen von der echten Grippe: Influenza)."

Prüfer: „Ja, prima. Ich sehe, Sie haben viel gelernt und das Ganze auch verstanden."

Prüfung frei erfunden.

4.1.3 Infektionskrankheiten

Die meisten Infektionskrankheiten oder übertragbare Krankheiten betreffen bestimmte Organe und werden in den entsprechenden Kapiteln besprochen. Infektionskrankheiten, die organübergreifend sind, finden Sie in Kap. 6. Für den Heilpraktiker wichtige Infektionskrankheiten zeigt ▶ **Tab. 5.2**.

Lerntipps

RKI

Da die Verordnungen nach § 15 IfSG immer wieder geändert werden können, empfiehlt es sich auch hier, vor der Prüfung noch einmal den aktuellen Stand auf der Webseite des Robert Koch-Instituts (www.rki.de) nachzulesen.

4.1.4 Verlauf einer Infektionskrankheit

Eine Infektionskrankheit verläuft typischerweise in mehreren Phasen. Während der **Invasionsphase** dringt der Erreger in den Körper ein, bleibt aber zunächst inaktiv. Stunden, Tage oder Wochen später kommt es zur Vermehrung und Entwicklung des Erregers = **Inkubationszeit**. Es treten noch keine Symptome auf. Erst in der **Krankheitsphase** zeigen sich Symptome. In der **Überwindungs-** oder **Rekonvaleszenzphase** werden alle Krankheitserreger durch das körpereigene Immunsystem überwunden und die Gesundheit wird wiederhergestellt.

Eine Infektion kann, v. a. bei starkem Immunsystem, ohne Ausbruch einer Krankheit ablaufen. Dann spricht man von **inapparentem Verlauf** oder **stummer Infektion**. Oft beginnen Infektionskrankheiten mit leichten Beschwerden, dem **Prodromalstadium**. Die Beschwerden nehmen zu, sobald die Erreger sich vermehren und im Körper verteilen. Ein Verlauf mit deutlichen Krankheitszeichen wird **manifeste Infektion** genannt. Verläuft die Erkrankung plötzlich, schnell und schwerwiegend, spricht man von **fulminantem Verlauf**.

Mehrfachinfektionen. Eine **Primärinfektion** ist der Erstkontakt des Organismus mit dem Erreger. Eine **Sekundärinfektion** ist eine Folgeinfektion mit einem zweiten Erreger, z. B. bakterielle Sekundärinfektion nach einer Virusinfektion. **Simultaninfektion** ist eine gleichzeitige Infektion mit 2 verschiedenen Erregern. **Superinfektion** ist genau genommen eine Zweitinfektion mit dem gleichen Virus, solange die Erstinfektion noch vorhanden ist. In der Medizin wird dieser Begriff aber auch häufig für eine bakterielle Sekundärinfektion nach einer Virusinfektion verwendet. **Reinfektion** ist eine erneute Infektion zu einem späteren Zeitpunkt.

Epidemiologische Begriffe. **Endemische Infektionskrankheiten** treten örtlich permanent in einer bestimmten Region auf (Lyme-Borreliose, FSME, Tollwut). Bei einer **Epidemie** tritt die Erkrankung gehäuft, aber örtlich und zeitlich begrenzt auf (z. B. Influenza), bei einer **Pandemie** breitet sich die Infektion länderübergreifend aus (z. B. Coronavirus SARS-CoV-2). Die **Kontagiosität** bezeichnet die Übertragungsfähigkeit eines Erregers. Die **Infektiosität** bezeichnet, wie viel Prozent der Menschen, die einem Erreger ausgesetzt sind, tatsächlich infiziert wurden. Der **Manifestationsindex** gibt an, wie viel Prozent der Infizierten tatsächlich erkranken. Masern und Windpocken z. B. sind hoch kontagiös, Cholera und Poliomyelitis gering kontagiös. Die Prognose von Infektionskrankheiten wird mit der **Letalität** in Prozent angegeben. Dieses ist die prozentuale Anzahl der Todesfälle im Vergleich zu allen Erkrankten

Lokale Infektionskrankheit

Wenn Infektionskrankheiten im Körper örtlich (lokal) begrenzt bleiben, spricht man von **lokalen Infektionskrankheiten**. Diese werden meist von **Bakterien** verursacht. Die Vermehrung und Ausbreitung der Erreger findet meist am Eintrittsort statt. Zu den Symptomen zählen lokale Symptome an der Eintrittsstelle oder dem betroffenen Organ. Es kommt häufig zu einer Allgemeinentzündung mit Fieber, Fiebertachykardie, BSG ↑, Leukozytose (evtl. Linksverschiebung), evtl. Milzschwellung und Krankheitsgefühl. Exotoxine können Komplikationen verursachen.

Generalisierte und systemische Infektionskrankheit

Wenn sich Krankheitserreger (Keime, Viren, Mikroorganismen) – meist über das Blut oder das Lymphsystem – vom Ort des Eindringens zu Organen ausbreiten, kommt es zu einer **generalisierten Infektionskrankheit** (auch allgemeine Infektionskrankheit). Klinik: ggf. grippale Symptome im Fall einer Virämie oder Bakteriämie als Prodromalstadium, häufig Milzschwellung, BSG ↑ und Organsymptome (Organstadium). Gelangen die Erreger direkt in Blut- oder Lymphkreislauf und sind ganze Organsysteme oder der gesamte Organismus betroffen, spricht man von einer **systemischen Infektion.** Der Extremfall einer systemischen Reaktion ist die Sepsis (S. 127). Sind die Erreger Bakterien oder Parasiten, kann es zu septischen Absiedelungen (**septischen Metastasen**) in Organen kommen.

Häufige Erreger einer generalisierten Infektion sind Viren, hier tritt v. a. im Akutstadium oft eine Leukopenie (anstatt einer Leukoytose) auf.

Lerntipps

Schriftliche und mündliche Prüfung

Wie immer gibt es Ausnahmen: Auch Bakterien können generalisierte Infektionskrankheiten auslösen (z. B. Typhus) und Viren können lokale Infektionen verursachen, z. B. Herpes.

Fazit – Das müssen Sie wissen

Infektionskrankheiten

Eine **Infektion** ist die Aufnahme eines Krankheitserregers und seine nachfolgende Entwicklung oder Vermehrung im menschlichen Organismus. Eine Infektion kann **stumm** oder **manifest** (mit deutlichen Krankheitszeichen) verlaufen. Die Zeit der Vermehrung und Entwicklung des Krankheitserregers bis zum Auftauchen der ersten Symptome nennt man **Inkubationszeit**. Zu Beginn sind die Krankheitserscheinungen oft leicht und unspezifisch (**Prodromalstadium**).

Einige Infektionskrankheiten sind hoch **kontagiös** (ansteckend, z. B. Masern, Windpocken), andere gering kontagiös (Cholera, Poliomyelitis). **Endemische Infektionskrankheiten** kommen nur in bestimmten Regionen örtlich permanent vor (Lyme-Borreliose, FSME, Tollwut), **Epidemien** treten gehäuft, aber örtlich und zeitlich begrenzt auf (z. B. Influenza). Eine **Pandemie** ist eine länderübergreifende Ausbreitung (Coronavirus SARS-CoV-2).

Krankheitserscheinungen können lokal begrenzt sein (**lokale Infektionskrankheit**) oder sich über Blut und Lymphe ausbreiten (**generalisierte** oder allgemeine **Infektionskrankheit**). Bei einer **systemischen Infektionskrankheit** ist der gesamte Organismus betroffen, hier besteht die Gefahr einer **Sepsis**. Bakterien verursachen i. d. R. eine lokale Infektionskrankheit, Viren meist eine generalisierte.

4.1.5 Diagnostik

HP-Praxis

Heilpraktiker haben bei den Infektionskrankheiten, die im Infektionsschutzgesetz genannt sind, Feststellungs- und Behandlungsverbot. Das bedeutet also auch Untersuchungsverbot. Deshalb ist für den Heilpraktiker die Kenntnis der klinischen Symptomatik von größter Bedeutung, um Infektionskrankheiten schnell erkennen zu können. Dieses Wissen ist auch für die Überprüfung wichtig.

Im Folgenden werden verschiedene Möglichkeiten der Diagnostik aufgezeigt.

Anamnese und klinische Zeichen. Wie bei jeder **Anamnese** sind die Symptome des Patienten mit möglichst genauen Angaben zu Lokalisation der Beschwerden, Beginn, Verlauf und

Stärke wichtig (wo, wann, wie, weitere Symptome etc.). Bei Infektionskrankheiten spielen zusätzlich die **Reiseanamnese** (Auslandsaufenthalte), die sogenannte **Umgebungsanamnese** (mehrere Menschen im Umfeld mit den gleichen Symptomen) und die **Berufsanamnese** eine wichtige Rolle.

Klinische Zeichen (kurz Klinik) meint die sichtbaren Symptome. Ein typisches Symptom bei Infektionskrankheiten ist **Fieber**. Aber auch hier gibt es (einige wenige) Ausnahmen, bei denen kein Fieber auftritt (z. B. Botulismus oder Cholera).

Blutuntersuchung. Aufgrund von Entzündungsparametern kann der Verdacht auf einen Infekt erhärtet werden. Dazu zählen u. a. Blutsenkungsgeschwindigkeit (BSG, zu Beginn des Infektes erhöht), C-reaktives Protein (CRP, erhöht bei bakterieller Infektion nach 12–24 h, bei Virusinfekt häufig unauffällig), Leukozytendifferenzierung (differenzierte Darstellung der weißen Blutkörperchen im Differenzialblutbild). Leukozyten sind meist bei bakteriellen Infekten erhöht und erniedrigt bei viralen. Es gibt aber Ausnahmen, so können sie bei bakteriellen Infekten im Anfangsstadium oder bei besonders schwerem Verlauf auch erniedrigt sein. Bei älteren Patienten sind die Entzündungsparameter im Labor häufig nur gering bzw. gar nicht erhöht. Im Blut lassen sich meist **Antikörper** nachweisen, z. B. Antikörper der Klasse M (IgM) bei einer Erstinfektion.

Erreger-/Toxinnachweis. Um einen Erreger oder ein Toxin nachzuweisen, wird eine Probe (z. B. durch Abstrich oder Blut oder andere Körperflüssigkeiten oder Biopsie) entnommen. Auch Fremdmaterial (z. B. die Spitze eines Katheters oder die Elektrode eines Herzschrittmachers) kann auf Krankheitserreger untersucht werden. Wichtig ist, dass die Probe fachgerecht gewonnen, korrekt gekennzeichnet und transportiert sowie das Labor mit den wichtigsten Informationen, z. B. Zeit der Entnahme, Entnahmeort und zu Untersuchungswünschen, informiert wird. Einige Erkrankungen können erst **post mortem** bei einer Autopsie nachgewiesen werden, z. B. Tollwut oder Prionenerkrankungen.

Nachweis von Erregerbestandteilen. Für einen **Antigen-Nachweis** nutzt man z. B. Immunfluoreszenz, Agglutination oder einen Enzymimmunoessay (ELISA). Im Fall von Viren bestimmt man meist die Nukleinsäuren (DNA, RNA) mittels der Polymerase-Kettenreaktion (PCR).

Kultur. Die Anzüchtung von Bakterien oder Pilzen auf einem Nährboden (▶ **Abb. 4.11**). Dabei erlauben Form, Färbung, Koloniebildung etc. Rückschlüsse auf den jeweiligen Mikroorganismus. Zusätzlich kann getestet werden, welches Antibiotikum gegen den Erreger wirkt (**Antibiogramm** oder **Resistenztestung**).

Mikroskopie. Bakterien, Protozoen, Pilze, Parasiten können unter dem **Lichtmikroskop** beurteilt werden (Viren und Prionen aufgrund ihrer geringen Größe nicht, Viren sieht man im Elektronenmikroskop). Präparate mit abgetöteten Keimen können gefärbt werden, z. B. Gramfärbung, Ziehl-Neelsen-Färbung (Mykobakterien), Giemsafärbung (Protozoen, Rickettsien).

Der sogenannte **„dicke Tropfen“** ist ein schneller lichtmikroskopischer Test zum Nachweis bei Blutparasiten, z. B. bei Malaria. Eine besondere Darstellung bietet das **Dunkelfeldmikroskop**, in dem die Lues-Erreger gesehen werden können, die im normalen Lichtmikroskop kaum sichtbar sind. Eine weitere Besonderheit ist die **Immunfluoreszenz**, bei der die Erreger gezielt über Antikörper nachgewiesen werden, die mit einem leuchtenden Farbstoff versehen sind.

Abb. 4.11 Kulturen.

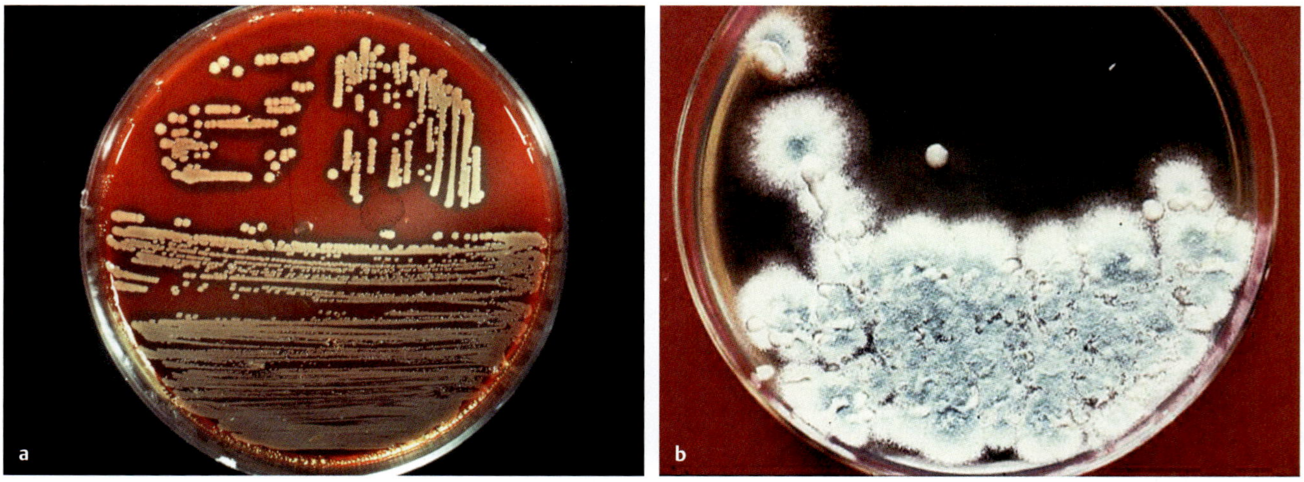

a Bakterienkultur: Nachweis von Staphylococcus aureus. *Abb. aus: Kayser F, Böttger E, Deplazes P et al., Hrsg. Taschenlehrbuch Medizinische Mikrobiologie. 13. Auflage. Thieme; 2014*

b Pilzkultur: Nachweis eines Schimmelpilzes (Aspergillus). *Abb. aus: Groß U, Hrsg. Kurzlehrbuch Medizinische Mikrobiologie und Infektiologie. 3. Auflage. Thieme; 2013*

HP-Praxis

Erreger und erregerhaltiges Material

Heilpraktiker dürfen nicht mit Erregern arbeiten, es sei denn, sie haben z. B. eine Laborausbildung (IfSG § 44). Außerdem darf erregerhaltiges Material (wie z. B. abgenommenes infektiöses Blut) nur an Personen abgegeben werden, die eine Erlaubnis zum Arbeiten mit Erregern besitzen (IfSG § 52).

Fazit – Das sollten Sie wissen

Diagnostik

Heilpraktiker können bei den Infektionskrankheiten des IfSG nur die **Verdachtsdiagnose** stellen. Ab da haben sie Feststellungs- und Behandlungsverbot. Zu Beginn der Diagnostik von Infektionskrankheiten steht eine ausführliche **Anamnese**, insbesondere mit Reise-, Umgebungs- und Berufsanamnese. Ein typisches Symptom bei Infektionskrankheiten ist **Fieber**. Zur Absicherung dienen Laborparameter wie **Entzündungszeichen** im Blut und der **Erreger- oder Toxinnachweis** u. a. aus Blut oder Körperflüssigkeiten. Der Erreger kann auch durch Antikörper, **Antigen-Nachweise** oder Bestimmung der **Nukleinsäuren** (RNA, DNA; häufig bei Viren) bestimmt werden.

4.2 Bekämpfung von Krankheitserregern

Mehr zur Therapie finden Sie im Kap. „Arzneimittellehre" im Lernmodul 4 „Allopathische Verfahren".

4.2.1 Prävention

Bei der Prävention wird unterschieden zwischen **Primärprävention** (Risikoschutz bei Gesunden, z. B. Impfen), **Sekundärprävention** (rechtzeitige Erkennung, z. B. Vorsorgeuntersuchungen) und **Tertiärprävention** (Folgeschäden minimieren, z. B. Rehabilitationsmaßnahmen).

Zur Primärprävention gehört als wichtigste Maßnahme in der Praxis die **Expositionsprophylaxe**. Dazu gehören u. a. die Desinfektion und Sterilisation, richtiger Umgang mit Spritzen und Abfallentsorgung, Handschuhe und Schutzkleidung bis hin zur Isolierung von Patienten im Krankenhaus oder in der Quarantäneeinrichtung.

Desinfektion. Desinfektion ist eine „Keimreduzierung in einen nichtinfektiösen Zustand". Für die Anwendung in der Heilpraktikerpraxis werden vor allem 2 Verfahren verwendet, die **Hautdesinfektion** und die **Flächendesinfektion.** Mehr zur Desinfektion finden Sie im Lernmodul 6 „Hygiene und invasive Techniken".

Sterilisation. Sterilisation ist „völlige Keimfreiheit durch Abtöten oder Entfernen aller lebensfähigen Vegetativ- und Dauerformen (Sporen, Zysten) von pathogenen und apathogenen Keimen". Mehr zur Sterilisation finden Sie im Lernmodul 6 „Hygiene und invasive Techniken".

Impfung

In Deutschland besteht nur bei der Masernimpfung seit März 2020 Impfpflicht für alle nach 1970 geborenen Personen, die in einer Gemeinschaftseinrichtung betreut werden oder in diesen oder in Gesundheitseinrichtungen arbeiten (Masernschutzgesetz).

HP-Praxis

Masernschutzgesetz

Alle Heilpraktiker, die nach dem 31.12.1970 geboren sind und in einer Praxis arbeiten, müssen durch ein ärztliches Zeugnis einen Impfschutz gegen Masern nachweisen können.

Ansonsten gibt es **Impfempfehlungen** der ständigen Impfkommission am Robert Koch-Institut (**STIKO**). Der **Impfkalender** enthält die empfohlenen Standardimpfungen für Säuglinge, Kinder, Jugendliche und Erwachsene (▶ **Abb. 4.12**). Impfungen müssen nach dem IfSG **dokumentiert** werden (Impfausweis). Diese Dokumentation darf nur der Arzt vornehmen (S. 89). Ein Heilpraktiker sollte über die empfohlenen Impfungen Bescheid wissen.

Weitere Impfungen. Darüber hinaus gibt es noch weitere Impfungen, die bei Reisen (Informationen u. a. beim Auswärtigen Amt) oder für bestimmte Berufsgruppen (z. B. Jäger) oder postexpositionell (z. B. Tollwutimpfstoffe nach Exposition durch ein tollwutverdächtiges Tier) empfohlen werden. Eine FSME-Impfung wird in Endemiegebieten empfohlen. Zu den Reiseimpfungen zählen u. a.: Hepatitis A, Cholera, Typhus, Gelbfieber und Japanische Enzephalitis.

Herdenimmunität. Eine Impfung schützt nicht nur den Einzelnen, sondern auch ungeimpfte Kontaktpersonen (z. B. Säuglinge, die für best. Impfungen zu jung sind). Bei einem fast flächendeckenden Impfschutz kann sich die Erkrankung wesentlich schlechter ausbreiten, die Infektionskette bricht ab. Für Ungeimpfte sinkt die Gefahr zu erkranken (**Herdenschutz, Herdenimmunität**). Ist die Durchimpfungsrate sehr hoch, können Infektionskrankheiten sogar ganz ausgerottet werden, da der Erreger keinen Wirt mehr findet, in dem er sich vermehren kann. Die Pocken gelten seit 1980 weltweit als ausgerottet. Hoffnung bestand auch europaweit für die Masern. Da aber die Impfbereitschaft der Bevölkerung abnimmt, ist die Ausrottung dieser Erkrankung inzwischen wieder in weite Ferne gerückt.

Aktive Immunisierung

Bei der aktiven Immunisierung (auch aktive Impfung) wird das Immunsystem mit einem spezifischen Erreger bzw. Teilen davon konfrontiert und dazu angeregt, gegen den Krankheitserreger aktiv zu werden: Es bildet Antikörper und Abwehrzellen gegen den Erreger. Bei einer **Lebendimpfung** werden lebende Erreger verwendet, die in ihrer Virulenz abgeschwächt sind. Bei der **Totimpfung** werden abgetötete Erreger, Erregerbestandteile oder Toxine (**Toxoidimpfung**) gespritzt. Der geimpfte Körper braucht bei einer aktiven Impfung ca. 2–3 Wochen, um Antikörper zu bilden. Es besteht daher **kein sofortiger Schutz**. Dafür besteht eine **jahre- bis lebenslange Immunität.** Voraussetzung für eine aktive Impfung ist ein gesundes Immunsystem, die geimpfte Person muss zum Zeitpunkt der Impfung gesund sein und darf in den

Abb. 4.12 Impfkalender.

Epidemiologisches Bulletin | 34 | 2020 | 20. August 2020 | 6

Tabelle 1: Impfkalender (Standardimpfungen) für Säuglinge, Kinder, Jugendliche und Erwachsene; 2020/2021

Impfung	Alter in Wochen	Alter in Monaten									Alter in Jahren							
	6	2	3	4	5–10	11[*]	12	13–14	15	16–23	2–4	5–6	7–8	9–14	15–16	17	ab 18	ab 60
			U4		U5	U6				U7	U7a/U8	U9	U10	U11/J1		J2		
Rotaviren	G1[a]		G2	(G3)														
Tetanus[b]		G1		G2		G3[c]						A1		A2			A[e]	
Diphtherie[b]		G1		G2		G3[c]						A1		A2			A[e]	
Pertussis[b]		G1		G2		G3[c]						A1		A2			A3[e]	
Hib[b] *H. influenzae* Typ b		G1		G2		G3[c]												
Poliomyelitis[b]		G1		G2		G3[c]								A1				
Hepatitis B[b]		G1		G2		G3[c]												
Pneumokokken[b]		G1		G2		G3[c]												S[g]
Meningokokken C							G1											
Masern						G1			G2								S[f]	
Mumps, Röteln						G1			G2									
Varizellen						G1			G2									
HPV Humane Papillomviren														G1[d] G2[d]				
Herpes zoster																		G1[h] G2[h]
Influenza																		S (jährlich)

Empfohlener Impfzeitpunkt

Nachholimpfzeitraum für Grund- bzw. Erstimmunisierung aller noch nicht Geimpften bzw. für Komplettierung einer unvollständigen Impfserie

Erläuterungen
- G Grundimmunisierung (in bis zu 3 Teilimpfungen G1–G3)
- A Auffrischimpfung
- S Standardimpfung

- a Erste Impfstoffdosis bereits ab dem Alter von 6 Wochen, je nach verwendetem Impfstoff 2 bzw. 3 Impfstoffdosen im Abstand von mind. 4 Wochen
- b Frühgeborene: zusätzliche Impfstoffdosis im Alter von 3 Monaten, d. h. insgesamt 4 Impfstoffdosen
- c Mindestabstand zur vorangegangenen Dosis: 6 Monate
- d Zwei Impfstoffdosen im Abstand von mind. 5 Monaten, bei Nachholimpfung beginnend im Alter > 14 Jahren oder bei einem Impfabstand von < 5 Monaten ist zwischen 1. und 2. Dosis eine 3. Dosis erforderlich
- e Td-Auffrischimpfung alle 10 Jahre. Nächste fällige Td-Impfung einmalig als Tdap- bzw. bei entsprechender Indikation als Tdap-IPV-Kombinationsimpfung
- f Einmalige Impfung mit einem MMR-Impfstoff für alle nach 1970 geborenen Personen ≥ 18 Jahre mit unklarem Impfstatus, ohne Impfung oder mit nur einer Impfung in der Kindheit
- g Impfung mit dem 23-valenten Polysaccharid-Impfstoff
- h Zweimalige Impfung mit dem adjuvantierten Herpes-zoster-Totimpfstoff im Abstand von mindestens 2 bis maximal 6 Monaten
- * Impfungen können auf mehrere Impftermine verteilt werden. MMR und V können am selben Termin oder in 4-wöchigem Abstand gegeben werden

Impfkalender (Standardimpfungen) für Säuglinge, Kinder, Jugendliche und Erwachsene; 2020/2021. *Quelle: Eigenverlag durch RKI, Epidemiologisches Bulletin, 34; 2020*

letzten Wochen davor nicht schwer krank gewesen sein. Die meisten Impfstoffe müssen 2–3-mal in bestimmten Abständen appliziert werden, damit die Impfung ihren vollen Schutz entfalten kann. Zudem müssen die meisten Impfungen nach einigen Jahren **aufgefrischt** werden. Typische Beispiele für die aktive Immunisierung sind Schutzimpfungen gegen Influenza, Hepatitis A und B, Masern, Mumps, Röteln, Keuchhusten (Pertussis), Kinderlähmung, Tetanus oder Windpocken.

Impfungen dürfen oder sollten nicht durchgeführt werden:

- bei Patienten mit einer akuten, behandlungsbedürftigen Erkrankung mit hohem Fieber.
- bei Medikamenteneinnahme, die das Immunsystem unterdrückt (**Immunsuppressiva**, Cortison); bei einer HIV- oder Tumorerkrankung sollten keine Lebendimpfstoffe verwendet werden.
- 14 Tage vor und auch nach einer Operation nicht mit Lebendimpfstoffen.
- bei Rheumatikern, schweren Organerkrankungen, schweren Allergien, ZNS-Erkrankungen, kindlichen Epilepsien, in der Rekonvaleszenz und bei eitrigen Hauterkrankungen.

mRNA Impfstoffe. Sie enthalten Erbinformationen in Form von Boten-RNA (messenger RNA, mRNA), die als genetischer Bauplan für ein Erreger-Antigen dient. Der Impfstoff schleust den Bauplan in die menschlichen Zellen, die daraufhin das spezifische Antigen selbst produzieren können. Die Zellen präsentieren das Antigen den Immunzellen und lösen dadurch eine spezifische Immunantwort aus. mRNA gelangt nicht in den Zellkern und kann auch strukturell nicht in die menschliche DNA integriert werden. Beispiele für mRNA Impfstoffe sind die COVID-19 Impfstoffe Comirnaty und Spikevax.

Allergie. Bei bekannter **Allergie gegen Hühnereiweiß** sollten keine Impfstoffe verabreicht werden, die Hühnereiweiß enthalten: Influenza, Gelbfieber (Neurodermitis und Ekzeme beim Säugling sind keine Hinderungsgründe).

Schwangerschaft. In der **Schwangerschaft** dürfen Impfungen mit Lebendimpfstoffen nicht durchgeführt werden. Eine Frau sollte erst 3 Monate nach einer solchen Impfung schwanger werden. Impfungen mit einem Totimpfstoff (z. B. Tetanus, Influenza, Hepatitis A und B) sind möglich, im ersten Drittel der Schwangerschaft sollte möglichst nicht geimpft werden. (Hintergrund: Die in der Frühschwangerschaft normalen Spontanaborte sollen von den Betroffenen nicht fälschlicherweise mit der Impfung in Zusammenhang gebracht werden, da es sonst im Einzelfall für die Betroffenen zu einer besonderen psychischen Belastung kommen kann.)

Impfreaktion und Impfschaden. Nach einer aktiven Impfung kann eine sogenannte **Impfreaktion** auftreten, da sich das Immunsystem wehren muss. Eine Impfreaktion ist reversibel und kann mit Fieber, grippalen Symptomen, Kopf-, Kreuz-, Gliederschmerzen, Lymphknotenschwellungen, abgeschwächten Krankheitssymptomen oder allergischen Reaktionen einhergehen. Im Gegensatz dazu besteht ein **Impfschaden** aus irreversiblen darüber hinausgehenden Schädigungen des Körpers. Nach § 60 IfSG erhalten Geschädigte (auf Antrag) Versorgung.

Passive Immunisierung

Bei der passiven Immunisierung (auch passive Impfung) werden direkt spezifische Antikörper (meist Immunglobuline Typ IgG; die Impfsubstanz wird in diesem Fall Hyperimmunserum genannt) oder Antiseren (Antitoxine) injiziert. Durch diese Antikörper verfügt der Impfling im Gegensatz zur aktiven Impfung über einen sofortigen Schutz. Die Wirkung hält dafür aber nur einige Wochen an, da die Antikörper als Fremdkörper abgebaut werden. Angewandt wird die passive Immunisierung kurz nach dem Kontakt mit erkrankten Personen bzw. mit dem Erreger (**Postexpositionsprophylaxe**, PEP) sowie bei kürzeren Aufenthalten in Regionen, wo bestimmte Krankheiten gehäuft vorkommen und eine Grundimmunisierung nicht möglich ist. Antitoxine werden z. B. bei der Impfung gegen Diphtherie und Tetanus als postexpositionelle passive Immunisierung eingesetzt.

Simultanimpfung

Eine gleichzeitige aktive und passive Impfung wird als Simultanimpfung bezeichnet. Sie kombiniert sofortigen Schutz mit langanhaltender Wirkung. Die Simultanimpfung wird angewendet als Postexpositionsprophylaxe z. B. bei Tollwut und manchmal bei Hepatitis A und B. Eine Simultanimpfung wird grundsätzlich nur mit Totimpfstoffen durchgeführt.

Fazit – Das müssen Sie wissen

Impfung

Bei der **aktiven Impfung** wird dem Körper der Erreger (oder ein Teil davon) oder das Toxin des Erregers zugeführt. Der Erreger kann lebend, aber abgeschwächt sein (**Lebendimpfstoff**) oder abgetötet oder nur in Teilen zugeführt werden (**Totimpfstoff**). Zu den Totimpfungen zählt auch die Toxoidimpfung. Meist sind mehrere Impfungen notwendig, bis der volle Impfschutz erreicht ist; er hält i. d. R. jahrelang an und wird durch Auffrischimpfungen erneuert.

Bei der **passiven Impfung** werden gegen den Erreger gerichtete Antikörper oder gegen Toxine wirkende Antitoxine zugeführt; Impfschutz besteht nur für wenige Wochen. Die passive Impfung ist Therapie nach Exposition oder Infektion und kommt z. B. als Postexpositionsprophylaxe zum Einsatz.

Eine **Simultanimpfung** ist die Kombination aus aktiver und passiver Impfung.

Lerntipps

Impfkalender und Impfstoffe

Der **aktuelle Impfkalender** des Robert Koch-Institutes sollte bekannt sein. Da dieser Veränderungen unterliegt, empfiehlt es sich immer wieder – v. a. kurz vor der Prüfung – auf der Webseite des Robert Koch-Instituts (www.rki.de) nachzuschauen.

- **Lebendimpfstoffe** sind Mumps, Masern, Röteln, Varizellen, Rotaviren.
- **Totimpfstoffe** sind Keuchhusten, Polio (Spritze), Hepatitis B, Hib, Pneumokokken, Meningokokken, Influenza, HPV.
- **Toxoidimpfstoffe** sind Tetanus-, Diphterieimpfstoff.
- **mRNA Impfstoffe** sind manche COVID-19 Impfstoffe.

Transferbeispiel

Überprüfungssituation zum Thema Impfung und Hygiene

Wie eine Überprüfung zum Thema Impfung und Hygiene nicht ablaufen sollte, können Sie unter https://hp-kolleg.haug-verlag.de nachlesen. Sie finden den Text unter Lernmodul 2.

4.3 Vertiefungsfragen zur Infektiologie

Vertiefungsfragen

Frage 1

Ist das Wissen darüber, welche Erreger grampositiv und gramnegativ sind, für den Heilpraktiker wichtig?

Musterlösung:

Nein, aber … Nein, da die Ergebnisse der Gramfärbung zwar für die Wahl des korrekten Antibiotikums wichtig sind, der Heilpraktiker aber keine Antibiotika verschreiben darf. Aber: Die Zellwand der gramnegativen Bakterien (rote Färbung) ist komplexer als die der grampositiven (blaue Färbung) und bietet einen besseren Schutz gegen viele Antibiotika. Bei gramnegativen Bakterien kann es durch Endotoxine nach Antibiotikatherapie zum septischen Schock kommen.

Frage 2

Inwiefern sind Clostridien für den Heilpraktiker von Bedeutung?

Musterlösung:

Der Heilpraktiker darf bestimmte Erkrankungen, die von Clostridien ausgelöst werden, nicht behandeln, u. a.: nach § 6 IfSG Botulismus (v. a. als Lebensmittelintoxikation; Erreger: Clostridium botulinum) und die Clostridioides-difficile-Infektion mit klinisch schwerem Verlauf (v. a. als nosokomiale Gastroenteritis; Erreger: Clostridioides difficile). Die Wundinfektionen Tetanus (Clostridium tetani) und Gasbrand (Clostridium perfringens) stehen nicht im IfSG, der HP darf behandeln.

Frage 3

Was sind die Hauptunterschiede zwischen Bakterien und Viren?

Musterlösung:

Bauplan: Bakterien besitzen Zellorganellen und daher auch einen Stoffwechsel; meist haben sie auch eine Zellwand. Die DNA liegt im Zytoplasma. Viren haben keine Zellorganellen und folglich keinen Stoffwechsel. Sie bestehen meist nur aus ihrem Erbgut (DNA oder RNA), Proteinen und einer Hülle (Capsid). Vermehrung: Bakterien teilen sich durch Mitose. Viren können sich nicht selbstständig vermehren, sondern benötigen Wirtszellen, die sie so umprogrammieren, dass Virenbestandteile hergestellt werden. Bakterien gehören zu den Lebewesen, bei Viren ist das umstritten.

Frage 4

Die Milz filtert und reinigt das Blut. Welche Infektionskrankheiten verursachen typischerweise eine Milzschwellung?

Musterlösung:

Eine Milzschwellung (Splenomegalie) kann v. a. bei akuten Viruserkrankungen (Ausnahme z. B. Influenza) und Infektionskrankheiten mit vermehrter Hämolyse (z. B. bei Malaria, HUS = hämolytisch-urämisches Syndrom) auftreten. Die Milz schwillt auch bei erhöhter Aktivität des Immunsystems, wenn die Erreger im Blut oder im Lymphsystem vorliegen (eher Viren). Bakterien lösen eher eine lokale Infektionskrankheit (am Infektionsort) ohne Milzschwellung aus.

Frage 5

Gibt es bakterielle Infektionskrankheiten, die eine Milzschwellung auslösen können?

Musterlösung:

Ja, wenn sich Bakterien im Blut, z. B. bei Typhus (Salmonella Typhi gelangen über den Darm ins Blut), Tuberkulose (Mycobacterium tuberculosis) oder in der Lymphe befinden, z. B. bei Brucellose (Brucellen befallen das Lymphsystem und damit auch die Milz).

Frage 6

Verursacht Influenza eine Milzschwellung?

Musterlösung:

Die Antwort scheint auf den ersten Blick einfach: Die Erreger sind Viren, also verursachen sie eine Milzschwellung. Meist verläuft eine Influenza aber ohne Milzschwellung. Warum? Influenzaviren befallen die Atemwegsschleimhautzellen und bleiben meist dort und gehen nicht ins Blut über, um zu ihren Wirtszellen zu gelangen. Daher resultiert meist keine Milzschwellung. Als Komplikation kann aber eine Virämie mit Milzschwellung auftreten.

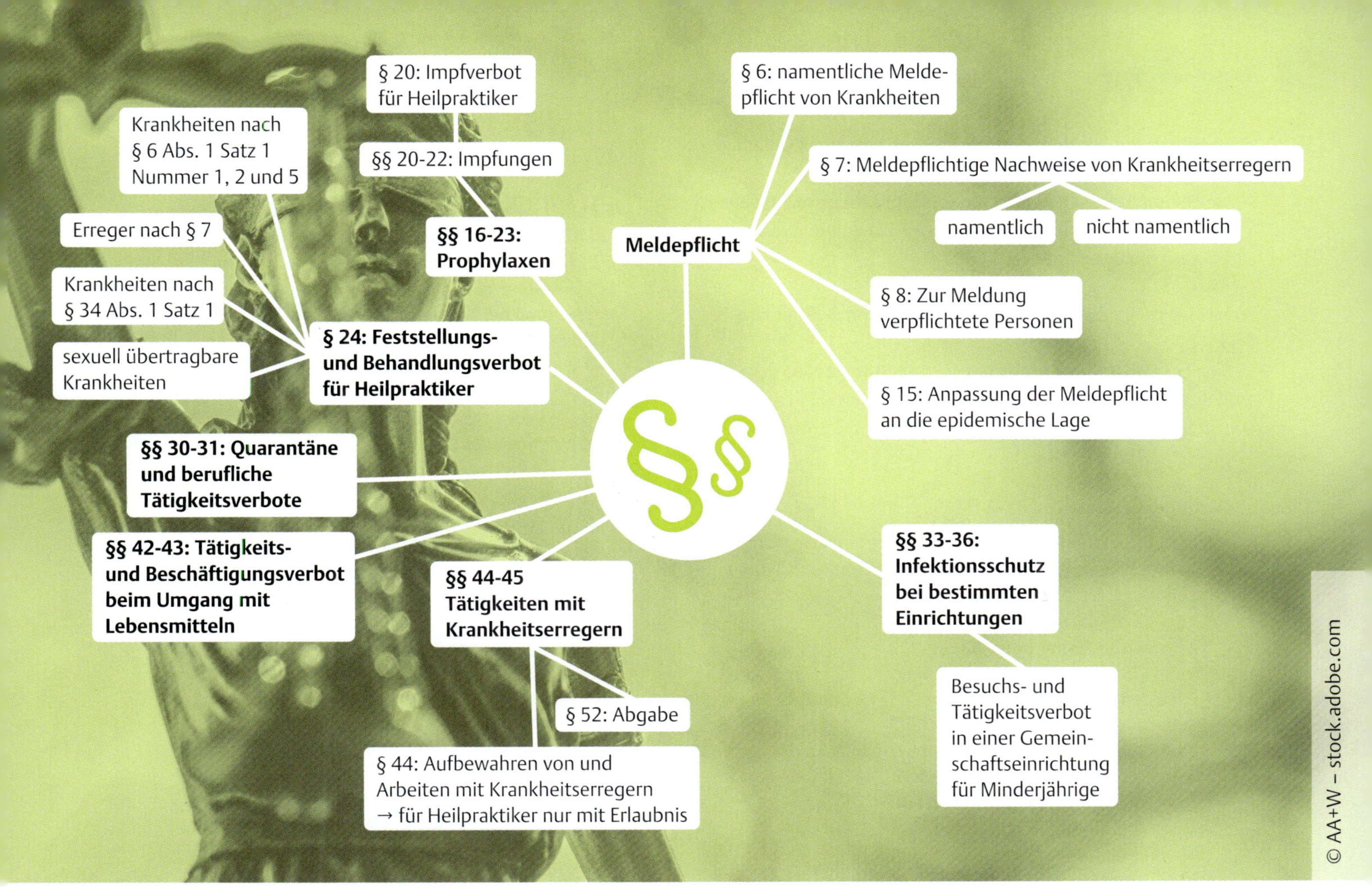

5 Infektionsschutzgesetz

5.1 Einführung

5.1.1 Ziel und Inhalt des Infektionsschutzgesetzes

Definition

Infektionsschutzgesetz

Das **Gesetz zur Verhütung und Bekämpfung von Infektionskrankheiten beim Menschen (Infektionsschutzgesetz) – IfSG** trat am **01.01.2001** in Kraft. Es ersetzt u. a. das Bundes-Seuchengesetz (BSG) und das Gesetz zur Bekämpfung der Geschlechtskrankheiten (GeschlKrG).
Das IfSG regelt u. a., welche Krankheiten in Deutschland bei Verdacht, Erkrankung oder Tod meldepflichtig sind, welche labordiagnostischen Nachweise von Erregern gemeldet werden müssen und dass nur Ärzte die erwähnten Infektionskrankheiten behandeln dürfen.

Der Zweck des IfSG ist, übertragbaren Krankheiten beim Menschen vorzubeugen, Infektionen frühzeitig zu erkennen und ihre Weiterverbreitung zu verhindern (§ 1). Auf Bundesebene übernimmt das Robert Koch-Institut (RKI) diese Aufgabe, auf Landesebene sind die dem RKI angegliederten Gesundheitsämter zuständig.

Für den Heilpraktiker beantwortet das IfSG u. a. folgende wichtige Fragen:

Abb. 5.1 Die 10 häufigsten meldepflichtigen Krankheiten in Deutschland 2020.

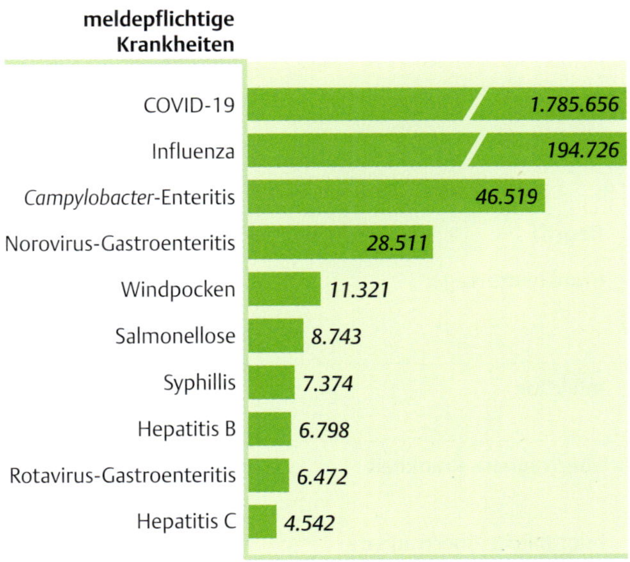

Inzidenz und Anzahl der Fälle der 10 häufigsten meldepflichtigen Krankheiten in Deutschland 2020. *Quelle: Infektionsepidemiologisches Jahrbuch meldepflichtiger Krankheiten für 2018*

- welche Berufsgruppen für welche **Infektionskrankheiten und Erreger** in Deutschland eine **Meldepflicht** haben, entweder bei Verdacht, Erkrankung oder Tod oder bei labordiagnostischen Erregernachweisen (§ 6 Krankheiten, § 7 Erreger; siehe Kap. 5.2.1 und ► **Abb. 5.1**),

- welche davon der **Heilpraktiker** bei Verdacht dem zuständigen **Gesundheitsamt melden** muss (§ 6) und
- welche Infektionskrankheiten der **Heilpraktiker nicht behandeln** darf (§ 24; siehe Kap. Kap. 5.4). Als Behandlung zählt hierbei auch die Untersuchung.

Verstöße gegen das IfSG sind mit **Strafen und Bußgeldern** belegt (§§ 73–76).

Eine Übersicht über die Krankheiten und Erreger aus dem IfSG und ihre Bedeutung für den Heilpraktiker finden Sie in ▶ **Tab. 5.2** am Ende des Kapitels.

Lerntipps

Wichtige Paragrafen

Folgende Paragrafen des IfSG sind für den Heilpraktiker von Bedeutung (fett gedruckt sind Paragrafen, die besonders wichtig sind):

- § 1 Zweck des Gesetzes
- **§ 2 Begriffsbestimmungen**
- § 5 und § 5a Epidemische Lage von nationaler Tragweite
- **§ 6 Meldepflichtige Krankheiten** (meldepflichtig auch für den Heilpraktiker)
- **§ 7 Meldepflichtige Nachweise von Krankheitserregern** (nicht meldepflichtig für den Heilpraktiker)
- **§ 8 Zur Meldung verpflichtete Personen**
- § 9 Namentliche Meldung (Was muss in der Meldung enthalten sein? Wann und an wen muss sie erfolgen?)
- **§ 10 Nichtnamentliche Meldung** (Was muss in der Meldung enthalten sein? Wann und an wen muss sie erfolgen?)
- **§ 15 Anpassung der Meldepflicht an die epidemische Lage** (Erweiterungen der Liste der meldepflichtigen Krankheiten und Erreger)
- § 20 Schutzimpfungen und andere Maßnahmen der spezifischen Prophylaxe (institutionelle Organisation von Schutzimpfungen, Masernimpfpflicht)
- § 22 Impfdokumentation (u. a. Verweis auf Impfung durch Arzt)
- **§ 24 Behandlung übertragbarer Krankheiten** („Feststellungs- und Behandlungsverbot" für Heilpraktiker)
- § 28 Schutzmaßnahmen (allgemein)
- **§ 28 a Besondere Schutzmaßnahmen zur Verhinderung der Verbreitung der Coronavirus-Krankheit-2019 (COVID-19)**
- § 30 Absonderung (Quarantäne)
- § 31 Berufliches Tätigkeitsverbot
- § 33 Gemeinschaftseinrichtungen
- **§ 34 Gesundheitliche Anforderungen, Mitwirkungspflichten, Aufgaben des Gesundheitsamtes** (Schutz von Gemeinschaftseinrichtungen, **„Schulparagraf")**
- § 35 Belehrung für Personen in der Betreuung von Kindern und Jugendlichen
- § 36 Einhaltung der Infektionshygiene
- § 42 Tätigkeits- und Beschäftigungsverbote (gilt für Herstellung und Behandeln von Lebensmitteln und Tätigkeiten in Küchen und Gaststätten)
- **§ 44 Erlaubnispflicht für Tätigkeiten mit Krankheitserregern**
- **§ 52 Abgabe** (an wen dürfen Krankheitserreger zur Untersuchung abgegeben werden)

In diesem Kapitel werden nur die Paragrafen besprochen, die für Heilpraktiker relevant sind.

5.1.2 Begriffsbestimmungen

In **§ 2 IfSG** werden Begriffe definiert (▶ **Tab. 5.1**). Diese Definitionen sind nur auf das Gesetz beschränkt und können im medizinischen Sprachgebrauch eine andere Bedeutung haben.

Tab. 5.1 Begriffsbestimmungen laut § 2 IfSG im Sinne des Gesetzes.

Begriff	Definition
Krankheitserreger	ein vermehrungsfähiges Agens (Virus, Bakterium, Pilz, Parasit) oder ein sonstiges biologisches transmissibles Agens, das bei Menschen eine Infektion oder übertragbare Krankheit verursachen kann
Infektion	die Aufnahme eines Krankheitserregers und seine nachfolgende Entwicklung oder Vermehrung im menschlichen Organismus
übertragbare Krankheit	eine durch Krankheitserreger oder deren toxische Produkte, die unmittelbar oder mittelbar auf den Menschen übertragen werden, verursachte Krankheit
bedrohliche übertragbare Krankheit	eine übertragbare Krankheit, die aufgrund klinisch schwerer Verlaufsformen oder ihrer Ausbreitungsweise eine schwerwiegende Gefahr für die Allgemeinheit verursachen kann
Kranker	eine Person, die an einer übertragbaren Krankheit erkrankt ist
Krankheitsverdächtiger	eine Person, bei der Symptome bestehen, welche das Vorliegen einer bestimmten übertragbaren Krankheit vermuten lassen
Ausscheider	eine Person, die Krankheitserreger ausscheidet und dadurch eine Ansteckungsquelle für die Allgemeinheit sein kann, ohne krank oder krankheitsverdächtig zu sein (Dauerausscheider: nach 10 Wochen immer noch eine Ausscheidung nachweisbar)

▸ **Tab. 5.1** Fortsetzung.

Begriff	Definition
Ansteckungsverdächtiger	eine Person, von der anzunehmen ist, dass sie Krankheitserreger aufgenommen hat, ohne krank, krankheitsverdächtig oder Ausscheider zu sein
nosokomiale Infektion	eine Infektion mit lokalen oder systemischen Infektionszeichen als Reaktion auf das Vorhandensein von Erregern oder ihrer Toxine, die im zeitlichen Zusammenhang mit einer stationären oder einer ambulanten medizinischen Maßnahme steht, soweit die Infektion nicht bereits vorher bestand
Schutzimpfung	die Gabe eines Impfstoffes mit dem Ziel, vor einer übertragbaren Krankheit zu schützen
andere Maßnahmen der spezifischen Prophylaxe	die Gabe von Antikörpern (passive Immunprophylaxe) oder die Gabe von Medikamenten (Chemoprophylaxe) zum Schutz vor Weiterverbreitung bestimmter übertragbarer Krankheiten
Impfschaden	Die gesundheitliche und wirtschaftliche Folge einer über das übliche Ausmaß einer Impfreaktion hinausgehenden gesundheitlichen Schädigung durch die Schutzimpfung; ein Impfschaden liegt auch vor, wenn mit vermehrungsfähigen Erregern geimpft wurde und eine andere als die geimpfte Person geschädigt wurde.
Gesundheitsschädling	ein Tier, durch das Krankheitserreger auf Menschen übertragen werden können
Sentinel-Erhebung	eine epidemiologische Methode zur stichprobenartigen Erfassung der Verbreitung bestimmter übertragbarer Krankheiten und der Immunität gegen bestimmte übertragbare Krankheiten in ausgewählten Bevölkerungsgruppen
Gesundheitsamt	die nach Landesrecht für die Durchführung dieses Gesetzes bestimmte und mit einem Amtsarzt besetzte Behörde
Leitung der Einrichtung	Die Person, die mit den Leitungsaufgaben in der jeweiligen Einrichtung beauftragt ist; dies betrifft auch a) die selbstständig tätige Person für ihren Zuständigkeitsbereich selbst, b) die Person, die einrichtungsübergreifend mit den Leitungsaufgaben beauftragt ist.
Personenbezogene Angabe	Name und Vorname, Geburtsdatum, Anschrift der Hauptwohnung oder des gewöhnlichen Aufenthaltsortes und, falls abweichend, Anschrift des derzeitigen Aufenthaltsortes der betroffenen Person sowie, soweit vorliegend, Telefonnummer und E-Mail-Adresse

5.2 Meldepflicht

Die §§ 6–15 IfSG regeln, welche Erkrankungen wie und wann an welches Gesundheitsamt gemeldet werden müssen.

5.2.1 Was muss der Heilpraktiker melden?

Nach **§ 8 Abs. 1** müssen Heilpraktiker **alle Krankheiten namentlich melden, die in § 6 Absatz 1 Satz 1** des IfSG aufgelistet sind (**also 1.–5.**, siehe Liste unten) einschließlich **Tollwut**, des Verdachts auf **Impfschaden** und **neuer bedrohlicher übertragbarer Krankheiten**, die nicht in § 6 Absatz 1 Satz 1 gelistet sind. „Namentlich" meint Namen und Vornamen des Betroffenen.

Die Meldepflicht gilt normalerweise im Falle von **Krankheitsverdacht (V)**, **Erkrankung (E)** und **Tod (T)** (es gibt 3 Ausnahmen: Tuberkulose und CDI bei ET, Gastroenteritis bei VE). Der **Bund** oder die **Bundesländer** können durch Rechtsverordnungen des Bundesgesundheitsministeriums die Liste der **meldepflichtigen Krankheiten erweitern oder kürzen** (§ 15, siehe Kap. § 15 Anpassung der Meldepflicht an die epidemische Lage).

Die namentliche Meldung muss **sofort, spätestens innerhalb von 24 Stunden** an das zuständige **Gesundheitsamt** erfolgen (▸ **Abb. 5.2**). Welche Informationen weitergegeben werden müssen, steht in **§ 9 Absatz 1** des IfSG. Meldeformulare finden sich auf der Webseite des zuständigen Gesundheitsamts oder des Robert Koch-Instituts (www.rki.de).

Die Krankheit muss **auch dann** gemeldet werden, wenn der Heilpraktiker davon **ausgeht**, dass der Patient aufgrund der Erkrankung **bereits einen Arzt aufgesucht** hat oder einen aufsuchen wird oder dass bereits **eine Meldung erfolgt ist**. Ausnahme: Dem Heilpraktiker liegt ein schriftlicher Nachweis vor, dass bereits eine Meldung erfolgt ist (§ 8 IfSG).

Eine **unbegründete Verdachtsmeldung** muss der Heilpraktiker **zurücknehmen** (§ 8 IfSG). **Verstöße gegen die Meldepflicht** sind **strafbar** (§ 73 IfSG) und können Bußgelder zwischen 2.500 € und 25.000 € nach sich ziehen.

§ 6 Meldepflichtige Krankheiten

Diese Erkrankungen sind für den Heilpraktiker bei Verdacht, Erkrankung und Tod namentlich meldepflichtig laut § 6 (1) 1. IfSG:

- Botulismus
- Cholera
- Diphtherie
- humane spongiforme Enzephalopathie, außer familiär-hereditären Formen
- akute Virushepatitis

Abb. 5.2 Meldesystem in Deutschland.

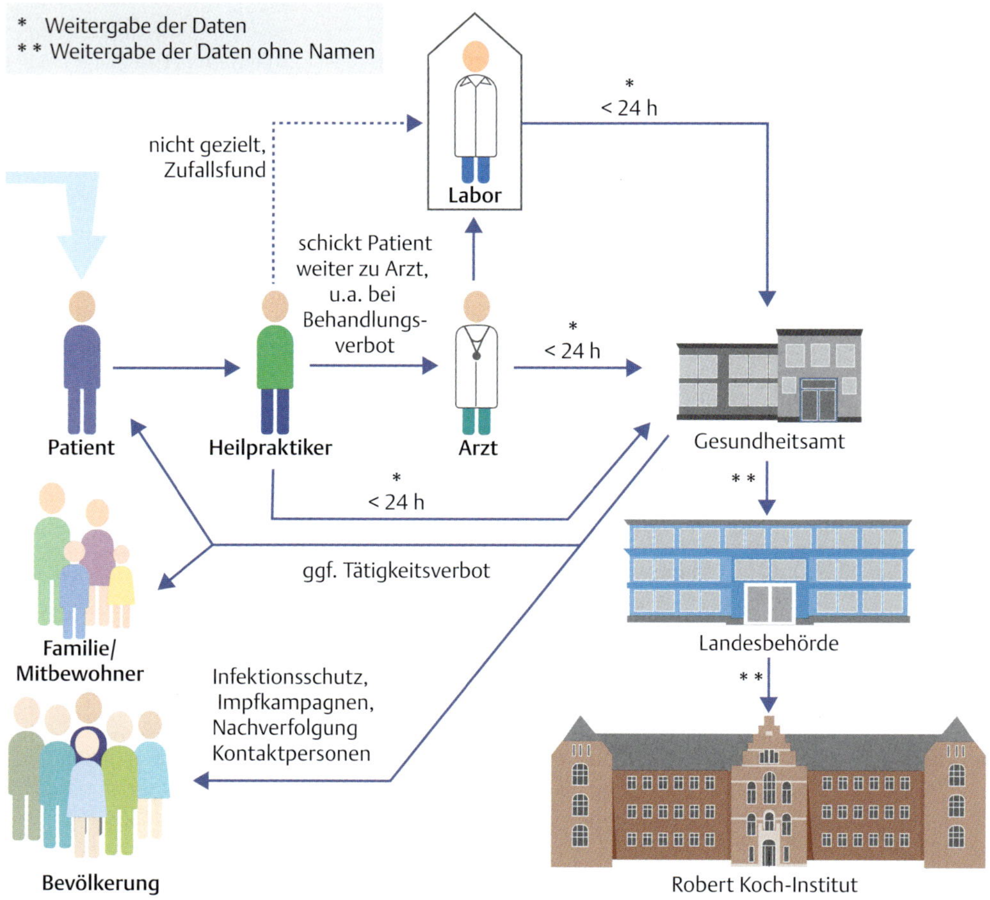

- enteropathisches hämolytisch-urämisches Syndrom (HUS)
- virusbedingtes hämorrhagisches Fieber
- Keuchhusten
- Masern
- Meningokokken-Meningitis oder -Sepsis
- Milzbrand
- Mumps
- Pest
- Poliomyelitis
- Röteln einschließlich Rötelnembryopathie
- Tollwut (mit erweiterter Meldepflicht nach § 6 (1) 4.)
- Typhus abdominalis und Paratyphus
- Windpocken
- zoonotische Influenza
- Coronavirus-Krankheit-2019 (COVID-19)

Diese Erkrankungen sind für den **Heilpraktiker bei Verdacht und Erkrankung namentlich meldepflichtig laut § 6 (1) 1a. IfSG**:

- behandlungsbedürftige Tuberkulose, auch wenn ein bakteriologischer Nachweis nicht vorliegt
- Clostridioides-difficile-Infektion mit klinisch schwerem Verlauf (s. u.)

Diese Erkrankungen sind für den **Heilpraktiker bei Erkrankung und Tod namentlich meldepflichtig laut § 6 (1)2 IfSG**:

- **akute infektiöse Gastroenteritis** oder mikrobiell bedingte **Lebensmittelvergiftung**: nur bei bestimmten Tätigkeiten des Patienten (ausgeführt in § 42, beruflicher Kontakt mit Lebensmitteln) oder wenn 2 oder mehr gleichartige Erkrankungen mit Verdacht auf epidemischen Zusammenhang auftreten

Weitere für den **Heilpraktiker meldepflichtige Sachverhalte laut § 6 (1) 3.–5. IfSG**:

- **Impfschaden:** bei Verdacht, dass die Impfreaktion über das übliche Ausmaß hinausgeht
- Verletzung eines Menschen durch ein **tollwutkrankes, -verdächtiges oder -ansteckungsverdächtiges Tier** sowie die **Berührung eines solchen Tieres oder Tierkörpers**
- der Verdacht einer Erkrankung, die Erkrankung sowie der Tod, in Bezug auf eine **bedrohliche übertragbare Krankheit**, die nicht bereits nach den Nummern 1 bis 4 von § 6 (1) meldepflichtig ist

Lerntipps – Mündliche Prüfung

Auswendig lernen

Lernen Sie die in § 6 genannten Erkrankungen und Sachverhalte **auswendig**, sie müssen häufig in der mündlichen Überprüfung aufgezählt werden.

Klinisch schwerer Verlauf bei Clostridioides-difficile-Infektion. Dieser liegt vor,

- wenn der Erkrankte aufgrund der Erkrankung in einer **medizinischen Einrichtung** aufgenommen wird oder
- er deswegen auf eine **Intensivstation** verlegt wird oder
- ein **chirurgischer Eingriff** erfolgt, z. B. Kolektomie aufgrund eines Megakolons, einer Perforation oder einer refraktären Kolitis, oder
- der Erkrankte innerhalb von **30 Tagen** nach der Feststellung der Clostroides-difficile-Infektion verstirbt und die Infektion als **Todesursache** gilt.

Impfschaden. Als Impfschaden oder Impfkomplikation zählt alles, was über eine normale Impfreaktion hinausgeht. Die Kriterien für eine normale Impfreaktion finden sich u. a. auf dem Meldeformular „Verdacht einer Impfkomplikation" des Paul-Ehrlich-Instituts (www.pei.de). Die aktuell gültige Definition sollte in der Praxis verfügbar sein.

HP Praxis

Anamnese

Sie müssen eine **mikrobiell bedingte Lebensmittelvergiftung** oder **akute infektiöse Gastroenteritis** (oder den Verdacht darauf) melden, wenn 2 oder mehr Personen erkrankt sind. In der Anamnese fragen Sie daher: „Haben noch **andere Personen in Ihrem Umfeld** diese oder ähnliche Symptome?" Außerdem müssen Sie diese Erkrankungen melden, wenn der Patient eine in **§ 42 Abs. 1** beschriebene Tätigkeit ausübt, er also mit Lebensmitteln in Kontakt kommt. In der Anamnese fragen Sie: „Haben Sie **beruflich mit Lebensmitteln** zu tun?"

5.2.2 Was steht noch zur Meldepflicht im IfSG?

§ 7 Meldepflichtige Nachweise von Krankheitserregern

Krankheitserreger nach § 7 IfSG muss der Heilpraktiker nicht melden, dies ist **Aufgabe der Labore (auch der in Arztpraxen oder Krankenhäusern)** und der pathologisch-anatomischen Diagnostik (§ 8). Allerdings darf der Heilpraktiker all **die in § 7 genannte Krankheiten nach § 24 nicht behandeln** (s. Kap. 5.4). Das beinhaltet auch, dass **keine speziellen Untersuchungen** auf die in § 7 genannten Erreger und Krankheiten durchgeführt werden dürfen. Ein Heilpraktiker darf also auch kein Labor mit der Nachweisführung für eine dieser Erkrankungen beauftragen. Zufallsbefunde zählen allerdings nicht als Verstoß.

Lerntipps – Mündliche Prüfung

Auswendig lernen

Aufgrund des Behandlungsverbots müssen die in § 7 aufgezählten Krankheitserreger dem Heilpraktiker bekannt sein. Sie müssen in der mündlichen Prüfung aber nicht aufgezählt werden, im Gegensatz zu § 6.

Namentliche Meldung

Namentlich müssen durch die Labore folgende Krankheitserreger gemeldet werden (bei direktem oder indirektem Nachweis oder bei Hinweis auf eine akute Infektion):

- Adenoviren; Meldepflicht nur für den direkten Nachweis im Konjunktivalabstrich
- Bacillus anthracis
- Bordetella pertussis, Bordetella parapertussis
- humanpathogene Bornaviren; Meldepflicht nur für den direkten Nachweis
- Borrelia recurrentis
- Brucella sp.
- Campylobacter sp., darmpathogen
- Chikungunya-Virus
- Chlamydia psittaci
- Clostridium botulinum oder Toxinnachweis
- Corynebacterium spp., Toxin bildend
- Coxiella burnetii
- Dengue-Virus
- humanpathogene Cryptosporidium sp.
- Ebolavirus
- Escherichia coli, enterohämorrhagische Stämme (EHEC)
- Escherichia coli, sonstige darmpathogene Stämme
- Francisella tularensis
- FSME-Virus
- Gelbfiebervirus
- Giardia lamblia
- Haemophilus influenzae; Meldepflicht nur für den direkten Nachweis aus Liquor oder Blut
- Hantaviren
- Hepatitis-A-Virus
- Hepatitis-B-Virus; Meldepflicht für alle Nachweise
- Hepatitis-C-Virus; Meldepflicht für alle Nachweise
- Hepatitis-D-Virus; Meldepflicht für alle Nachweise
- Hepatitis-E-Virus
- Influenzaviren; Meldepflicht nur für den direkten Nachweis
- Lassavirus
- Legionella sp.
- humanpathogene Leptospira sp.
- Listeria monocytogenes; Meldepflicht nur für den direkten Nachweis aus Blut, Liquor oder anderen normalerweise sterilen Substraten sowie aus Abstrichen von Neugeborenen
- Marburgvirus
- Masernvirus
- Middle-East-Respiratory-Syndrome-Coronavirus (MERS-CoV)
- Mumpsvirus
- Mycobacterium leprae
- Mycobacterium tuberculosis/africanum, Mycobacterium bovis; Meldepflicht für den direkten Erregernachweis sowie nachfolgend für das Ergebnis der Resistenzbestimmung; vorab auch für den Nachweis säurefester Stäbchen im Sputum
- Neisseria meningitidis; Meldepflicht nur für den direkten Nachweis aus Liquor, Blut, hämorrhagischen Hautinfiltraten oder anderen normalerweise sterilen Substraten
- Norovirus
- Poliovirus
- Rabiesvirus

- Rickettsia prowazekii
- Rotavirus
- Rubellavirus
- Salmonella Paratyphi; Meldepflicht für alle direkten Nachweise
- Salmonella Typhi; Meldepflicht für alle direkten Nachweise
- Salmonella, sonstige
- Severe-Acute-Respiratory-Syndrome-Coronavirus (SARS-CoV) und Severe-Acute-Respiratory-Syndrome-Coronavirus 2 (SARS-CoV-2)
- Shigella sp.
- Streptococcus pneumoniae; Meldepflicht nur für den direkten Nachweis aus Liquor, Blut, Gelenkpunktat oder anderen normalerweise sterilen Substraten
- Trichinella spiralis
- Varizella-Zoster-Virus
- Vibrio spp., humanpathogen; soweit ausschließlich eine Ohrinfektion vorliegt, nur bei Vibrio cholerae
- West-Nil-Virus
- Yersinia pestis
- Yersinia spp., darmpathogen
- Zika-Virus und sonstige Arboviren
- andere Erreger hämorrhagischer Fieber
- der direkte Nachweis von
  - **Staphylococcus aureus, Methicillin-resistente Stämme**; Meldepflicht nur für den Nachweis aus Blut oder Liquor
  - **Enterobacterales bei Nachweis einer Carbapenemase-Determinante** oder mit **verminderter Empfindlichkeit gegenüber Carbapenemen** außer bei natürlicher Resistenz; Meldepflicht nur bei Infektion oder Kolonisation
  - **Acinetobacter spp. bei Nachweis einer Carbapenemase-Determinante** oder mit **verminderter Empfindlichkeit gegenüber Carbapenemen** außer bei natürlicher Resistenz; Meldepflicht nur bei Infektion oder Kolonisation.

Nichtnamentliche Meldung

Nichtnamentlich müssen durch die Labore nach § 7 Abs. 3 bei direktem oder indirektem Nachweis folgende Krankheitserreger gemeldet werden:

- **Treponema pallidum** (Lues, Syphilis)
- **HIV**
- **Echinococcus sp.** (Hunde- und Fuchsbandwurm)
- **Plasmodium sp.** (Malaria)
- **Toxoplasma gondii**: nur **bei konnatalen Infektionen** (angeborene Toxoplasmose)
- **Neisseria gonorrhoeae** mit **verminderter Empfindlichkeit** gegenüber Azithromycin, Cefixim oder Ceftriaxon (Gonokokken mit Antibiotika-Resistenzen, Erkrankung ist die Gonorrhoe).

§ 8–10: Zur Meldung verpflichtete Personen, namentliche und nicht-namentliche Meldung

§ 8 Zur Meldung verpflichtete Personen. § 8 benennt 7 Personen oder Personengruppen, die für Krankheiten und Krankheitserreger aus §§ 6 und 7 eine Meldepflicht haben: Ärzte, Zahnärzte, Untersuchungsstellen, pathologisch-anatomische Diagnostik, Tierärzte bei Tollwut, Angehörige eines anderen Heil- und Pflegeberufes, Leiter von Einrichtungen und Unternehmen, Heilpraktiker. Die Meldung durch Personen des Not- und Rettungsdienstes ist nicht erforderlich, wenn der Patient unverzüglich in eine ärztlich geleitete Einrichtung gebracht wird. Der **Heilpraktiker** muss **Krankheiten des § 6 Absatz 1 Satz 1** melden. Der Arzt z. B. ist meldepflichtig für den gesamten § 6.

§ 9 Namentliche Meldung. § 9 ist für den Heilpraktiker relevant, denn er legt u. a. fest, **an wen** (Meldeadressat) im Fall einer **namentlichen Meldung** welche Angaben gemeldet werden müssen (**Meldedaten und Kontaktdaten**) und innerhalb welchen Zeitraumes dies geschehen muss (**Meldefrist**).

Adressat: Der Adressat ist allgemein das Gesundheitsamt, in dessen Bezirk sich die betroffene (gemeldete) Person derzeitig aufhält oder zuletzt aufhielt. **Für Heilpraktiker** (und andere Praxen) das Gesundheitsamt, in dessen Bezirk sich die Einrichtung befindet oder die Einsender ihren Sitz haben (§ 9(4)), also das für **die Praxis zuständige Gesundheitsamt**.

Meldefrist: Gemeldet werden muss **sofort, spätestens innerhalb von 24 Stunden**. Das Gesetz sagt ausdrücklich, dass noch fehlende Angaben nicht zu einer Verzögerung der Meldung führen dürfen. Daher ggf. unvollständig melden und fehlende Daten nachreichen.

Meldedaten: In § 9(1) sind die Daten aufgelistet, die auch vom Heilpraktiker angegeben werden müssen.

§ 10. Dieser Paragraf betrifft den Heilpraktiker nicht. Er führt aus, wie eine nichtnamentliche Meldung der Labornachweise aussehen muss.

HP-Praxis

§ 9 Namentliche Meldung

Was? Angaben nach § 9 IfSG.
Wann? Sofort, spätestens innerhalb 24 Stunden.
Wohin? An das für die Praxis zuständige Gesundheitsamt.

§ 15 Anpassung der Meldepflicht an die epidemische Lage

Der Bund (Bundesministerium für Gesundheit) kann **je nach epidemiologischer Lage** die **Meldepflicht verändern**. Das heißt, er kann:

- die **Meldepflicht** für die in **§ 6** aufgeführten Krankheiten oder die in **§ 7** aufgeführten Krankheitserreger **aufheben, einschränken oder erweitern**
- oder die **Meldepflicht** auf **andere übertragbare Krankheiten** oder **Krankheitserreger ausdehnen,**

soweit die epidemische Lage dies zulässt oder erfordert.

Zudem gibt es **bundeslandspezifische Erweiterungen der Meldepflicht**. In Bayern z. B. wurde § 6 erweitert um eine nichtnamentliche Meldung der Borreliose in Form eines Erythema migrans, einer akuten Neuroborreliose und einer akuten Lyme-Arthritis.

Für den **Heilpraktiker** bedeutet dies, dass evtl. noch **weitere Infektionskrankheiten** zur **Meldepflicht** und zum **Behandlungsverbot hinzukommen**.

HP-Praxis

Deutschlandweite und bundeslandspezifische Meldepflichten

Informieren Sie sich, welche Meldepflichten bundesweit und evtl. zusätzlich in Ihrem Bundesland gelten. Informationen dazu finden Sie u. a. auf den Seiten des RKI (www.rki.de).

Fazit – Das müssen Sie wissen

Meldepflicht

§§ 6–15 IfSG regeln, welche Erkrankungen oder Sachverhalte mit welchen Daten wann und an welches Gesundheitsamt gemeldet werden müssen.
Der Heilpraktiker muss alle **Krankheiten** sowie **Tollwut, Impfschäden** und **neue bedrohliche übertragbare Krankheiten namentlich** melden, die in **§ 6 Absatz 1 IfSG** genannt werden. Bei Verdacht, Erkrankung an oder Tod aufgrund der jeweiligen Krankheit muss er **sofort, spätestens innerhalb von 24 Stunden,** an das zuständige **Gesundheitsamt** Meldung machen. In § 9 IfSG steht, welche Daten gemeldet werden müssen. Unvollständige Daten dürfen eine Meldung nicht verzögern. Einen **unbegründeten Verdacht** muss der Heilpraktiker **zurücknehmen. Krankheitserreger nach § 7** muss der Heilpraktiker **nicht melden**, er hat für diese Krankheiten allerdings **Behandlungsverbot** und darf **keine speziellen Untersuchungen** darauf durchführen (§ 24 IfSG).
Die **Meldepflicht** nach §§ 6 und 7 kann jederzeit durch den Bund oder die Länder um weitere Krankheiten oder Krankheitserreger aufgrund von **§ 15 IfSG erweitert oder eingeschränkt werden**.

5.3 Impfungen und Prophylaxen

§§ 16–23 IfSG ermöglichen verschiedene Maßnahmen zur Verhinderung übertragbarer Krankheiten (Prophylaxen). Dazu gehören u. a. Impfungen (§§ 20–22 IfSG). Der Heilpraktiker darf **Impfungen nicht durchführen**, da **nur der Arzt** zur Impfung berechtigt ist. Dennoch sollte er die §§ 20–22 kennen, um seine Patienten beraten zu können.

§§ 16 und 17 regeln, welche Maßnahmen die zuständigen Behörden ergreifen können, um eine übertragbare Krankheit zu bekämpfen. **§ 18** beschreibt behördlich angeordnete Maßnahmen zur Desinfektion und zur Bekämpfung von Gesundheitsschädlingen, Krätzmilben und Kopfläusen und die jeweiligen Kosten. In **§ 19** geht es um die Aufgaben des Gesundheitsamts in besonderen Fällen, u. a. Beratung und Untersuchung bei sexuell übertragbaren Krankheiten und Tuberkulose.

5.3.1 §§ 20–22: Impfungen

§ 20 Schutzimpfungen und andere Maßnahmen der spezifischen Prophylaxe. Nach § 20 wird eine **Ständige Impfkommission (STIKO)** eingerichtet. Deren Aufgabe ist es u. a., **Impfempfehlungen** auszusprechen und einen **Impfkalender** mit den für Säuglinge, Kinder, Jugendliche und Erwachsene empfohlenen Standardimpfungen zu erstellen.

Bei schweren Verlaufsformen einer übertragbaren Krankheit kann für Teile der Bevölkerung eine Schutzimpfung angeordnet werden (**Impfpflicht**). Seit 2020 besteht eine **Masern-Impfpflicht** für bestimmte Gruppen (u. a. Kinder in Schulen oder Kindergärten oder Personen, die nach dem 31.12.1970 geboren sind und die in Gemeinschaftseinrichtungen oder medizinischen Einrichtungen tätig sind). Zur Durchführung von Impfungen ist nach § 20(4) jeder Arzt berechtigt.

Merke

Impfverbot für Heilpraktiker

Nach § 20(4) ist nur der Arzt zur Impfung berechtigt. Dies bedeutet ein Impfverbot für Heilpraktiker.

§ 21 Impfstoffe. Es dürfen Impfstoffe verwendet werden, die Mikroorganismen enthalten, durch die der Geimpfte andere Menschen ggf. anstecken kann (Lebendimpfung). Die meisten der heute verwendeten Impfstoffe bestehen jedoch aus inaktivierten Erregern oder Erregerbestandteilen, die die Erkrankung nicht auslösen können (Totimpfung). Verwendete Lebendimpfstoffe sind abgeschwächt.

§ 22 Impfdokumentation. Jede Schutzimpfung muss in einem Impfausweis oder in einer Impfbescheinigung dokumentiert werden.

Fazit – Das müssen Sie wissen

Impfungen und Prophylaxe

§§ 16–23 IfSG befassen sich mit Verhütung übertragbarer Krankheiten (**Prophylaxen**), davon §§ 20–22 mit Impfungen. Heilpraktiker dürfen nach § 20(4) **nicht impfen**. Nach **§ 20** wird eine **Ständige Impfkommission (STIKO)** eingerichtet, die **Impfempfehlungen** ausspricht und einen **Impfkalender** mit den empfohlenen Standardimpfungen erstellt. Jede Impfung muss dokumentiert werden (z. B. im Impfausweis). Für Teile der Bevölkerung kann unter bestimmten Bedingungen eine Schutzimpfung angeordnet werden (**Impfpflicht**). Seit 2020 gibt es für bestimmte Gruppen eine **Masern-Impfpflicht**.

5.4 Behandlungsverbot für Heilpraktiker

5.4.1 § 24 Feststellung und Heilbehandlung übertragbarer Krankheiten

Das Feststellungs- und Behandlungsverbot für Heilpraktiker nach IfSG bestimmt § 24. Demnach darf der Heilpraktiker Krankheiten weder feststellen noch behandeln (▸ **Abb. 5.3**),

- die in **§ 6 Abs. 1 Satz 1 Nummer 1, 2 und 5** aufgeführt sind,
- die in **§ 34 Abs. 1 Satz 1** aufgeführt sind,
- deren Erreger in **§ 7** aufgelistet sind,
- die **sexuell übertragbar** sind.

Abb. 5.3 **Behandlungsverbot für Heilpraktiker nach § 24 IfSG.**

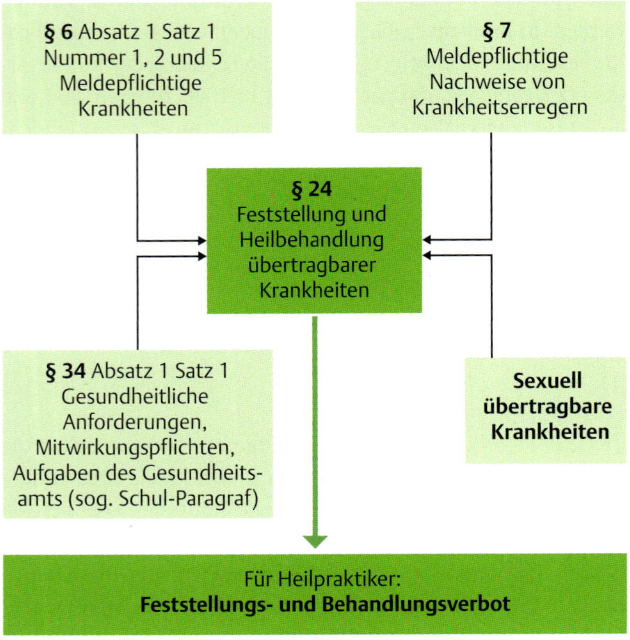

Das Behandlungsverbot für Heilpraktiker wird durch § 24 IfSG bestimmt.

HP-Praxis

Untersuchung – Feststellung – Behandlung

Als Feststellung zählen auch die **Untersuchung** und der **direkte oder indirekte Nachweis** eines Krankheitserregers. **Keins von beidem** ist dem Heilpraktiker bei den genannten Krankheiten oder Erregern **erlaubt**.

Die Behandlung von Krankheiten und Erregern, die § 24 umfasst, ist nur **Ärzten** gestattet (**Arztvorbehalt**).

HP-Praxis

Feststellungs- und Behandlungsverbot

Das Feststellungs- und Behandlungsverbot bezieht sich **nur auf die jeweilige Krankheit, nicht auf den Patienten**. Sie dürfen also einen Patienten, der z. B. an Hepatitis leidet, wegen eines Tinnitus behandeln.

§ 34 Gesundheitliche Anforderungen, Mitwirkungspflichten, Aufgaben des Gesundheitsamtes

In § 34 werden **Krankheiten, Ausscheider und Krankheitserreger** genannt, die bei Krankheit oder Verdacht zu einem **Verbot des Besuches oder der Tätigkeit in einer Gemeinschaftseinrichtung für Minderjährige** führen. Dazu zählt auch ein **Befall mit Läusen**. Umgangssprachlich wird § 34 auch „**Schulparagraf**" genannt. Was eine Gemeinschaftseinrichtung ist, wird in § 33 definiert (siehe Kap. 5.5.3).

HP-Praxis

Behandlungsverbot

Bei den in § 34 Abs. 1 Satz 1 genannten Krankheiten hat der Heilpraktiker zwar **Feststellungs- und Behandlungsverbot,** aber **keine Meldepflicht**.

§ 34 (1) – Krankheiten in Gemeinschaftseinrichtungen. § 34 (1) listet 22 Erkrankungen (v. a. Kinderkrankheiten) plus infektiöse Gastroenteritis bei Kindern unter 6 Jahren auf. Sowohl **Kinder** als auch **Lehrer, Angestellte und Bedienstete**, die an einer dieser aufgelisteten Erkrankungen **erkrankt** oder dessen **verdächtig** sind, dürfen eine **Gemeinschaftseinrichtung nicht besuchen**, bis der Arzt eine Erlaubnis erteilt.

§ 34 Abs. 2 – Zustimmung des Gesundheitsamts für Ausscheider. **Ausscheider** von 6 Erregern (Cholera, Typhus, Paratyphus, Shigellenruhr, EHEC und Diphtherie) dürfen **nur mit Zustimmung des Gesundheitsamtes** diese Einrichtungen besuchen.

§ 34 (3) – Verbot für Angehörige oder Mitbewohner. Bei bestimmten Erkrankungen kann für Familienangehörige oder Menschen in einer Wohngemeinschaft, die im selben Haushalt wie der Erkrankte leben, ein Besuchs- oder Tätigkeitsverbot in Gemeinschaftseinrichtungen bestehen. Diese Erkrankungen sind:

- Cholera
- Diphtherie
- Enteritis durch enterohämorrhagische E. coli (EHEC)
- virusbedingtes hämorrhagisches Fieber
- Haemophilus-influenzae-Typ-b-Meningitis
- ansteckungsfähige Lungentuberkulose
- Masern
- Meningokokken-Infektion
- Mumps
- Paratyphus
- Pest
- Poliomyelitis
- Röteln
- Shigellose
- Typhus abdominalis
- Virushepatitis A oder E
- Windpocken

Behandlungsverbot nach § 34. Die meisten der in § 34 genannten Krankheiten und Erreger stehen auch in § 6 und § 7 IfSG. Hinzu kommen:

- **Impetigo contagiosa** (ansteckende Borkenflechte)
- **Scharlach** oder **sonstige Streptococcus-pyogenes-Infektionen**
- **Skabies** (Krätze)

Infektiöse Gastroenteritis bei Kindern. Kinder unter 6 Jahren, die an einer infektiösen Gastroenteritis erkrankt sind oder bei denen der Verdacht auf eine Erkrankung besteht, dürfen keine Gemeinschaftseinrichtungen besuchen. Das heißt, Kinder **über**

6 Jahren dürfen trotz einer infektiösen Gastroenteritis ihre Schule besuchen.

Meldepflicht. Der Leiter der Einrichtung hat nach § 8 IfSG in diesen Fällen Meldepflicht.

Sexuell übertragbare Krankheiten

Es gibt im IfSG keine Aufzählung sexuell übertragbarer Krankheiten und der Begriff ist nicht ganz eindeutig. Alle Krankheiten, die **sexuell übertragen werden können**, fallen darunter. Im konkreten Fall zählt daher nicht, ob eine Krankheit sexuell übertragen wurde, sondern ob sie potenziell sexuell übertragbar ist. Zu den sexuell übertragbaren Krankheiten (auch sexually transmitted diseases, STD) zählen u. a.

- die „klassischen" Geschlechtskrankheiten, durch Bakterien übertragen
  - **Syphilis** (Lues, Erreger: Treponema pallidum)
  - **Gonorrhö** (Tripper, Erreger: Neisseria gonorrhoeae)
  - **Ulcus molle** (Erreger: Haemophilus ducreyi)
  - **Lymphogranuloma venereum** (Lymphogranuloma inguinale, Durand-Nicolas-Favre-Krankheit; Erreger: Chlamydia trachomatis)
- weitere, durch Bakterien verursachte Infektionen
  - **Shigellose** (Shigellenruhr, Shigellen Dysenterie; Erreger: Enterobacteriaceae, Gattung Shigella)
  - **Chlamydiosen** (Erreger: Chlamydia trachomatis)
  - Infektionen durch **Mycoplasma hominis**
  - Infektionen durch **Ureoaplasma urealyticum**
- durch Viren verursachte Infektionen
  - **HIV/AIDS** (Erreger: humanes Immundefizienz-Virus 1 und 2)
  - **Hepatitis B** (Erreger: Hepatitis-B-Virus, HBV)
  - **Hepatitis C** (Erreger: Hepatitis-C-Virus, HCV)
  - **Herpes genitalis** (Erreger: Herpes-simplex-Virus Typ 1 und 2, HSV-1 und HSV-2)
  - Condylomata acuminata (Erreger: **humanes Papillomavirus**, HPV)
  - **Zytomegalie** (Erreger: Zytomegalievirus, CMV)
  - **Molluscum contagiosum** (Dellwarzen, Erreger: Molluscum-contagiusum-Virus)
- genitale Mykosen
  - Vulvovaginalkandidose (**Candida albicans**)
- Infektionen durch Parasiten
  - **Skabies** (Krätze; Erreger: Sarcoptes scabiei, Krätzemilbe)

Fazit – Das müssen Sie wissen

Feststellungs- und Behandlungsverbot

§ 24 des IfSG bestimmt, bei welchen Krankheiten der Heilpraktiker Feststellungs- und Behandlungsverbot hat. Diese sind

- nach **§ 6 Abs. 1 Satz 1, 2 und 5** namentlich meldepflichtigen Krankheiten
- nach **§ 7**: alle durch diese Krankheitserreger hervorgerufene Krankheiten
- nach **§ 34 Abs. 1 Satz 1**: alle aufgezählten Erkrankungen, vor denen Gemeinschaftseinrichtungen geschützt werden müssen
- alle **sexuell übertragbaren Krankheiten**

5.5 Weitere für den Heilpraktiker wichtige Paragrafen des IfSG

5.5.1 Coronavirus-Krankheit-2019

§ 28 a Besondere Schutzmaßnahmen zur Verhinderung der Verbreitung der Coronavirus-Krankheit-2019 (COVID-19). 17 Ziffern zählen Einschränkungen auf, die für die Dauer der Feststellung einer epidemischen Lage von nationaler Tragweite nach § 5 Absatz 1 Satz 1 durch den Deutschen Bundestag zum Tragen kommen können. Die Schutzmaßnahmen umfassen u. a. ein Abstandsgebot, das Tragen einer Mund-Nasen-Bedeckung (Maskenpflicht) sowie Ausgangsbeschränkungen für den öffentlichen und privaten Raum. Untersagt werden dürfen u. a. Kultur- und Sportveranstaltungen, Übernachtungen, Alkoholkonsum, Gastronomiebetrieb sowie Gottesdienste. Die Einschränkungen müssen nach Abs. 5 begründet und zeitlich befristet werden (grundsätzlich 4 Wochen mit Möglichkeit der Verlängerung). Die Schutzmaßnahmen dürfen nicht zur sozialen Isolation führen.

5.5.2 Quarantäne und berufliche Tätigkeitsverbote

§ 30 Absonderung. Absonderung bedeutet **Quarantäne**, um die Übertragung von Infektionskrankheiten zu verhindern. Sie ist zwingend vorgeschrieben bei Personen, die an **Lungenpest** oder an von-**Mensch-zu-Mensch übertragbarem hämorrhagischem Fieber** erkrankt oder dessen verdächtig sind**.** Quarantäne kann auch bei anderen Kranken, Krankheits- oder Ansteckungsverdächtigen oder Ausscheidern angeordnet werden.

§ 31 Berufliches Tätigkeitsverbot. Kranken, Krankheitsverdächtigen, Ansteckungsverdächtigen und Ausscheidern kann die Ausübung bestimmter beruflicher Tätigkeiten ganz oder teilweise untersagt werden. Dies gilt auch für Personen, die Krankheitserreger weitergeben können, ohne selbst Symptome zu haben.

5.5.3 Infektionsschutz bei bestimmten Einrichtungen, Unternehmen und Personen

§ 33 Gemeinschaftseinrichtungen. Gemeinschaftseinrichtungen im Sinne dieses Gesetzes sind Einrichtungen, in denen **überwiegend minderjährige Personen** betreut werden, dazu gehören insbesondere:

- Kindertageseinrichtungen und Kinderhorte
- die nach 8.SGB § 34 (1) erlaubnispflichtige Kindertagespflege
- Schulen und sonstige Ausbildungseinrichtungen
- Heime
- Ferienlager

§ 34 Gesundheitliche Anforderungen, Mitwirkungspflichten, Aufgaben des Gesundheitsamtes. Krankheiten und Krankheitserreger, die in § 34 aufgelistet sind, führen bei Erkrankung oder Verdacht zu einem Verbot des Besuches oder der Tätigkeit in einer Gemeinschaftseinrichtung. Der Heilpraktiker hat bei diesen Krankheiten **Behandlungsverbot**.

§ 36 Infektionsschutz bei bestimmten Einrichtungen, Unternehmen und Personen, Verordnungsermächtigung. Praxen und Einrichtungen (auch Heilpraktikerpraxen), in denen invasive Eingriffe vorgenommen werden oder durch Blut Krankheitserreger übertragen werden können, können durch das Gesundheitsamt infektionshygienisch überwacht werden.

Fazit – Das müssen Sie wissen

Weitere wichtige Paragrafen des IfSG

§§ 30–31: Quarantäne und berufliche Tätigkeitsverbote

Personen, die an **Lungenpest** oder von Mensch zu Mensch übertragbarem **hämorrhagischem Fieber** erkrankt sind, werden unter **Quarantäne** gestellt (**§ 30** IfSG). Auch in anderen Fällen kann Quarantäne angeordnet werden. Kranken, Krankheits- oder Ansteckungsverdächtigen, sowie Ausscheidern kann die Ausübung bestimmter **beruflicher Tätigkeiten** ganz oder teilweise **untersagt werden** (**§ 31**).

§ 33–36: Infektionsschutz bei bestimmten Einrichtungen

Gemeinschaftseinrichtungen sind Einrichtungen für **Minderjährige (§ 33).** Bei bestimmten Erkrankungen, die in **§ 34** aufgelistet sind, dürfen Erkrankte schon bei Verdacht die **Gemeinschaftseinrichtung nicht besuchen oder dort arbeiten**. Bei bestimmten Erkrankungen benötigen Betroffene eine **Zustimmung des Gesundheitsamts**, um die Einrichtung wieder besuchen zu dürfen. Bei weiteren Erkrankungen kann es für **Familienangehörige** oder **Mitbewohner** eines Erkrankten **verboten** sein, **Gemeinschaftseinrichtungen zu besuchen oder dort zu arbeiten**. Der Heilpraktiker hat **Behandlungsverbot für alle in § 34 genannten Krankheiten**. Das Gesundheitsamt kann **Heilpraktikerpraxen** infektionshygienisch **überwachen**, in denen **invasive Eingriffe** vorgenommen werden oder Krankheitserreger durch **Blut** übertragen werden können **(§ 36)**.

5.5.4 Umgang mit Lebensmitteln

§§ 42 und 43 des IfSG nennen **Krankheiten und Erreger**, die zu einem **Tätigkeits- und Beschäftigungsverbot** beim **Umgang mit Lebensmitteln** führen. Es werden **Lebensmittel** aufgezählt, mit denen Erkrankte oder der Erkrankung verdächtige Personen nicht in Kontakt kommen, und **Tätigkeiten** genannt, die sie nicht ausführen dürfen. § 42 wird auch „Lebensmittelparagraf" genannt.

Ein Tätigkeitsverbot wird ausgelöst durch:

- den Verdacht auf oder die Erkrankung an einer der folgenden Krankheiten: **Typhus abdominalis, Paratyphus, Cholera, Shigellenruhr, Salmonellose, einer anderen infektiösen Gastroenteritis, Virushepatitis A oder E.**
- **infizierte Wunden oder Hautkrankheiten**, bei denen möglicherweise Krankheitserreger auf Lebensmittel übertragen werden können.
- Ausscheidung von **Shigellen, Salmonellen, enterohämorrhagischen Escherichia coli, Choleravibrionen.**

Die betroffenen Tätigkeiten und Lebensmittel sind:

- **Herstellen**, **Behandeln** und **Inverkehrbringen** von bestimmten Lebensmitteln, wenn die Person damit in Berührung kommt
- Tätigkeiten, bei denen **Bedarfsgegenstände** für obige Tätigkeiten berührt werden
- Tätigkeiten in **Küchen von Gaststätten** und sonstigen **Einrichtungen der Gemeinschaftsverpflegung**
- Diese **Lebensmittel** sind z. B.: Fleisch, Milch und Milchprodukte, Fisch, Krebse, Weichtiere, Eier und Eiprodukte, Säuglings- und Kleinkindernahrung, Speiseeis und Speiseeishalberzeugnisse, Backwaren mit nicht durchgebackener oder durcherhitzter Füllung oder Auflage, Feinkost-, Rohkost- und Kartoffelsalate, Marinaden, Mayonnaisen, andere emulgierte Soßen, Nahrungshefen, Sprossen und Keimlinge zum Rohverzehr sowie Samen zur Herstellung von Sprossen und Keimlingen zum Rohverzehr.

Der Arbeitgeber hat regelmäßige Belehrungspflichten (§ 43).

5.5.5 Tätigkeiten mit Krankheitserregern

Die §§ 44–53 regeln die Erlaubnispflicht für Tätigkeiten mit Krankheitserregern. Was Krankheitserreger sind, wird in § 2 IfSG definiert (s. Kap. 5.1.2).

§ 44 Erlaubnispflicht für Tätigkeiten mit Krankheitserregern. Wer Krankheitserreger in den Geltungsbereich des Gesetzes verbringen, sie ausführen, aufbewahren, abgeben oder mit ihnen arbeiten will, benötigt die Erlaubnis der zuständigen Behörde. Der Heilpraktiker darf also z. B. keine Kulturen zur Untersuchung anlegen.

§ 52 Abgabe. Krankheitserreger sowie Material, das Krankheitserreger enthält, dürfen nur an denjenigen abgegeben werden, der eine Erlaubnis besitzt, unter der Aufsicht eines Erlaubnisinhabers tätig ist oder einer Erlaubnis nicht bedarf. Abnahme von Untersuchungsmaterial, z. B. Blut, Sekret, Urin, Abstrichen, zählt laut Gesetz nicht zu den Tätigkeiten mit Krankheitserregern. Eine Abnahme ist erlaubt. Ausnahme: Feststellungsverbot bei den Infektionskrankheiten des IfSG.

Fazit – Das müssen Sie wissen

Weitere wichtige Paragrafen

§ 42 Umgang mit Lebensmitteln

Bei bestimmten Erkrankungen (**Gastroenteritis, Hepatitis A und E, infektiöse Wunden** und **Hautkrankheiten, Ausscheider Shigellen, Salmonellen, EHEC, Choleravibrionen**) ist die **Tätigkeit mit Lebensmitteln verboten** (§ 42). „Tätigkeit" umfasst die Herstellung, das Berühren (von Lebensmitteln oder Bedarfsgegenständen) und das Inverkehrbringen von bestimmten Lebensmitteln. Auch die **Tätigkeit** in **Küchen von Gaststätten** und **Einrichtungen der Gemeinschaftsverpflegung** ist in diesen Fällen verboten. § 42 listet zudem die vom Verbot betroffenen Lebensmittel auf (u. a. Fleisch, Milch, Milchprodukte, Eier und Eiprodukte, Fisch, Sprossen).

§ 44 Tätigkeiten mit Krankheitserregern

Heilpraktiker dürfen **Krankheitserreger nicht aufbewahren** und **nicht mit ihnen arbeiten**, es sei denn, sie haben eine behördliche Erlaubnis.

§ 52 Abgabe

Infektiöses Material (u. a. Blut, Sekret, Urin) darf **nur an zugelassene Labore** abgegeben werden.

Tab. 5.2 Für Heilpraktiker wichtige Infektionskrankheiten. (Stand 2020; Details bitte im Gesetz und in den Verordnungen des Bundes und der Bundesländer nachlesen).

Krankheit	Krankheitserreger (möglicher)	IfSG	Meldepflicht für HP bei	Behandlungsverbot für HP	Hinweis auf
Meldepflichtige Krankheiten nach § 6 (deren Erreger sind auch in § 7 IfSG aufgelistet)					
Botulismus	Clostridium botulinum	§ 6 § 7	ja, bei VET	ja	
Cholera	Vibrio cholerae O1 und O139	§ 6 § 7 § 34 § 42	ja, bei VET	ja	„Schulparagraf" „Lebensmittelparagraf"
Diphtherie	Corynebacterium diphtheriae	§ 6 § 7 § 34	ja, bei VET	ja	„Schulparagraf"
humane spongiforme Enzephalopathie (HSE, Synonym Creutzfeldt-Jakob-Erkrankung), außer familiär-hereditärer Formen	Prionen	§ 6	ja, bei VET	ja	
akute Virushepatitis	Hepatitis-A-Virus (HAV)	§ 6 § 7 § 34 § 42	ja, bei VET	ja	„Schulparagraf" „Lebensmittelparagraf"
	Hepatitis-B-Virus (HBV)	§ 6 § 7	ja, bei VET	ja	
	Hepatitis-C-Virus (HCV)	§ 6 § 7	ja, bei VET	ja	
	Hepatitis-D-Virus (HDV)	§ 6 § 7	ja, bei VET	ja	
	Hepatitis-E-Virus (HEV)	§ 6 § 7 § 34 § 42	ja, bei VET	ja	„Schulparagraf" „Lebensmittelparagraf"
enteropathisches hämolytisch-urämisches Syndrom (HUS)	Escherichia coli, enterohämorrhagische Stämme (EHEC)	§ 6 § 7 § 42	ja, bei VET	ja	„Lebensmittelparagraf"

▸ **Tab. 5.2** Fortsetzung.

Krankheit	Krankheitserreger (möglicher)	IfSG	Meldepflicht für HP bei	Behandlungsverbot für HP	Hinweis auf
virusbedingtes hämorrhagisches Fieber	Chikungunya-Virus	§ 6 § 7 § 34	ja, bei VET	ja	„Schulparagraf“
	Dengue-Virus	§ 6 § 7 § 34	ja, bei VET	ja	„Schulparagraf“
	Ebolavirus	§ 6 § 7 § 34	ja, bei VET	ja	„Schulparagraf“
	Gelbfiebervirus	§ 6 § 7 § 34	ja, bei VET	ja	„Schulparagraf“
	Hantaviren	§ 6 § 7 § 34	ja, bei VET	ja	„Schulparagraf“
	Lassavirus	§ 6 § 7 § 34	ja, bei VET	ja	„Schulparagraf“
	Marburgvirus	§ 6 § 7 § 34	ja, bei VET	ja	„Schulparagraf“
	andere Erreger hämorrhagischer Fieber	§ 6 § 7 § 34	ja, bei VET	ja	„Schulparagraf“
Keuchhusten	Bordetella pertussis und parapertussis	§ 6 § 7 § 34	ja, bei VET	ja	„Schulparagraf“
Masern	Masernvirus	§ 6 § 7 § 34	ja, bei VET	ja	„Schulparagraf“
Meningokokken-Meningitis oder -Sepsis	Neisseria meningitidis	§ 6 § 7 § 34	ja, bei VET	ja	„Schulparagraf“
Milzbrand (Anthrax)	Bacillus anthracis	§ 6 § 7	ja, bei VET	ja	
Mumps	Mumpsvirus	§ 6 § 7 § 34	ja, bei VET	ja	„Schulparagraf“
Pest	Yersinia pestis	§ 6 § 7 § 34	ja, bei VET	ja	„Schulparagraf“
Poliomyelitis	Poliovirus	§ 6 § 7 § 34	ja, bei VET	ja	„Schulparagraf“
Röteln einschließlich Rötelnembryopathie	Rubellavirus	§ 6 § 7 § 34	ja, bei VET	ja	„Schulparagraf“

▸ **Tab. 5.2** Fortsetzung.

Krankheit	Krankheitserreger (möglicher)	IfSG	Meldepflicht für HP bei	Behandlungsverbot für HP	Hinweis auf
Tollwut (Rabies)	Rabiesvirus	§ 6 § 7	ja, bei VET	ja	
Typhus abdominalis	Salmonella Typhi	§ 6 § 7 § 34 § 42	ja, bei VET	ja	„Schulparagraf" „Lebensmittelparagraf"
Paratyphus	Salmonella Paratyphi	§ 6 § 7 § 34 § 42	ja, bei VET	ja	„Schulparagraf" „Lebensmittelparagraf"
Windpocken	Varizella-Zoster-Virus	§ 6 § 7 § 34	ja, bei VET	ja	„Schulparagraf"
zoonotische Influenza	Influenza-A-Viren	§ 6 § 7	ja, bei VET	ja	
Coronavirus-Krankheit-2019 (COVID-19)	SARS-CoV-2 (severe acute respiratory syndrome coronavirus type 2)	§ 6 § 7	ja, bei VET	ja	
behandlungsbedürftige Tuberkulöse	Mycobacterium tuberculosis/africanum/bovis	§ 6 ET § 7 § 34	ja, bei ET	ja	„Schulparagraf"
Clostridioides-difficile-Infektion mit klinisch schwerem Verlauf	Clostridioides difficile	§ 6 ET	ja, bei ET	Ja	
mikrobiell bedingte Lebensmittelvergiftung oder akute infektiöse Gastroenteritis		§ 6 § 34 (Kinder < 6) § 42	ja, bei VE	Ja	„Schulparagraf" „Schulparagraf" „Lebensmittelparagraf"
Verdacht auf eine über das übliche Maß hinausgehende Impfreaktion		§ 6	ja, bei V	nein	
Verletzung eines Menschen durch ein tollwutkrankes, -verdächtiges oder -ansteckungsverdächtiges Tier, oder Berührung eines solchen Tieres oder Tierkörpers	Rabiesvirus	§ 6 § 7	ja	ja	
Verdacht, Erkrankung, Tod in Bezug auf eine bedrohliche übertragbare Krankheit		§ 6	ja, bei VET	ja	
Erreger und Krankheiten nach § 7, die nicht bereits in § 6 aufgeführt sind					
Adenovirus-Konjunktivitis (Keratoconjunctivitis epidemica)	Adenoviren; (direkter Nachweis im Konjunktivalabstrich)	§ 7	nein	ja	
Bornavirus-Enzephalitis	humanpathogene Bornaviren; direkter Nachweis	§ 7	nein	ja	

▸ **Tab. 5.2** Fortsetzung.

Krankheit	Krankheitserreger (möglicher)	IfSG	Meldepflicht für HP bei	Behandlungsverbot für HP	Hinweis auf
Läuse-Rückfallfieber	Borrelia recurrentis	§ 7	nein	ja	
Brucellose	Brucella sp.	§ 7	nein	ja	
inf. Gastroenteritis	Campylobacter sp.	§ 7 und allgemein § 6 § 34 (Kinder < 6) § 42	ja (§ 6)	ja	„Schulparagraf" „Lebensmittelparagraf"
Ornithose (Psittakose)	Chlamydia psittaci	§ 7	nein	ja	
Q-Fieber	Coxiella burnetii	§ 7	nein	ja	
humanpathogene Cryptosporidium-sp.-Gastroenteritis	humanpathogene Cryptosporidium sp.	§ 7 und allgemein § 6 § 34 (Kinder < 6) § 42	ja (§ 6)	ja	„Schulparagraf" „Lebensmittelparagraf"
Gastroenteritis	Escherichia coli, sonstige darmpathogene Stämme	§ 7 und allgemein § 6 § 34 (Kinder < 6) § 42	ja (§ 6)	ja	„Schulparagraf" „Lebensmittelparagraf"
Tularämie	Francisella tularensis	§ 7	nein	ja	
FSME	FSME-Virus	§ 7	nein	ja	
Giardiasis-Gastroenteritis	Giardia lamblia	§ 7 und allgemein § 6 § 34 (Kinder < 6) § 42	ja (§ 6)	ja	„Schulparagraf" „Lebensmittelparagraf"
Haemophilus-influenzae-Infektion (v. a. Meningitis, akute Epiglottitis)	Haemophilus influenzae; bei direktem Nachweis aus Liquor oder Blut	§ 7 § 34 (HiB)	nein	ja	„Schulparagraf"
Influenza	Influenzaviren; Meldepflicht nur für den direkten Nachweis	§ 7	nein	ja	
Legionellose	Legionella sp.	§ 7	nein	ja	
Leptospirose	humanpathogene Leptospira sp.	§ 7	nein	ja	
Listeriose	Listeria monocytogenes; bei direktem Nachweis aus Blut, Liquor, Substraten, Abstrichen von Neugeborenen	§ 7	nein	ja	
MERS (Middle East Respiratory Syndrome)	Middle-East-Respiratory-Syndrome-Coronavirus (MERS-CoV)	§ 7	nein	ja	
Lepra	Mycobacterium leprae	§ 7	nein	ja	
Norovirus-Gastroenteritis	Norovirus	§ 7 und allgemein § 6 § 34 (Kinder < 6) § 42	ja (§ 6)	ja	„Schulparagraf" „Lebensmittelparagraf"
epidemisches (von Läusen übertragenes) Fleckfieber	Rickettsia prowazekii	§ 7	nein	ja	

▶ **Tab. 5.2** Fortsetzung.

Krankheit	Krankheitserreger (möglicher)	IfSG	Meldepflicht für HP bei	Behandlungsverbot für HP	Hinweis auf
Rotaviren-Gastroenteritis	Rotavirus	§ 7 und allgemein § 6 § 34 (Kinder < 6) § 42	ja (§ 6)	ja	„Schulparagraf" „Lebensmittelparagraf"
Salmonellose-Gastroenteritis	Salmonella, sonstige	§ 7 und allgemein § 6 § 34 (Kinder < 6) § 42	ja (§ 6)	ja	„Schulparagraf" „Lebensmittelparagraf"
Severe-Acute-Respiratory-Syndrome (SARS + Covid-19)	Severe-Acute-Respiratory-Syndrome-Coronavirus (SARS-CoV) und Coronavirus-2 (SARS-CoV-2)	§ 7	nein	ja	
Shigellose (Shigellenruhr)	Shigella sp	§ 7 und allgemein § 6 § 34 § 42	ja (§ 6)	ja	„Schulparagraf" „Lebensmittelparagraf"
Pneumokokken-Infektionen	Streptococcus pneumoniae	§ 7	nein	ja	
Trichinellose	Trichinella spiralis	§ 7 und allgemein § 6	ja (§ 6) (Darmtrichinose)	ja	
Windpocken (Varizellen), Gürtelrose (Herpes zoster)	Varizella-Zoster-Virus	Windpocken § 6 + 7 + 34 Gürtelrose § 7	nein	ja	Windpocken „Schulparagraf"
Cholera, Wundinfektionen, Gastroenteritis, Ohrinfektionen	Vibrio spp.	§ 7 Cholera § 6 § 34 (Kinder < 6 bei Gastroenteritis)	nein, außer bei Cholera (§ 6)	ja	evtl. „Schulparagraf"
West-Nil-Fieber	West-Nil-Virus	§ 7	nein	ja	
Yersiniose-Gastroenteritis	Yersinia spp., darmpathogen	§ 7 und allgemein § 6 § 34 (Kinder < 6)	ja (§ 6)	ja	„Schulparagraf"
Zikavirus-Infektion	Zika-Virus	§ 7	nein	ja	
u. a. Japan-B-Enzephalitis, Rift-Valley-Fieber-Virus)	Sonstige Arboviren	§ 7	nein	ja	
u. a. Hautentzündungen, Wundinfektionen, Sepsis	Staphylococcus aureus, Methicillin-resistente Stämme	§ 7	nein	ja	
u. a. Enteritis, Harnwegsinfektionen, Pneumonie, Bronchitis, Wundinfektionen, Meningitis, Sepsis	Enterobacterales bei Resistenz gegen Carbapenemen	§ 7 und allgemein § 6 § 34 (Enteritis, Kinder < 6)	ja, im Fall einer akuten infektiösen Gastroenteritis, sonst nein	ja	„Schulparagraf"
u. a. Harnwegsinfektionen, Pneumonien, Meningitis, Bakteriämie, Wundinfektionen	Acinetobacter spp. bei Resistenz gegen Carbapeneme	§ 7	nein	ja	

▸ **Tab. 5.2** Fortsetzung.

Krankheit	Krankheitserreger (möglicher)	IfSG	Melde-pflicht für HP bei	Behand-lungsver-bot für HP	Hinweis auf
Venerische Syphilis (Lues)	Treponema pallidum	§ 7	nein	ja	
AIDS (Acquired Immune Deficiency Syndrome)	HIV (humanes Immundefizienzvirus, human immuno-deficiency virus	§ 7	nein	ja	
Echinokokkose	Echinococcus sp.	§ 7	nein	ja	
Malaria	Plasmodium sp.	§ 7	nein	ja	
Toxoplasmose	Toxoplasma gondii (konnatal)	§ 7	nein	ja	
Gonorrhö (Tripper)	Neisseria gonor-rhoeae bei Resistenz gegen Azithromycin, Cefixim, Ceftriaxon	§ 7	nein	ja	
Erreger und Krankheiten nach § 34, die nicht bereits in §§ 6 und 7 stehen					
Impetigio contagiosa (ansteckende Borken-flechte)	v. a. ß-hämolysieren-de Streptokokken der Gruppe A, seltener Staphylokokken	§ 34	nein	ja	„Schulparagraf“
Scharlach (Streptococcus pyogenes) und sonstige Streptococcus pyogenes-Infektionen	Streptococcus (S.) pyogenes (gehört zu β-hämolysierenden) Streptokokken der Gruppe A	§ 34	nein	ja	„Schulparagraf“
Skabies (Krätze)	Krätzemilbe (Sarcoptes scabiei var. hominis)	§ 34	nein		„Schulparagraf“
Lausbefall	meist Kopflaus (Pediculus humanus capitis)	§ 34	nein	nein	„Schulparagraf“
Sonstiges					
sexuell übertragbare Krankheiten	verschiedene Erreger	§ 24	nein	ja	
infizierte Wunden oder Hautkrankheiten		§ 42	nein	nein, außer die Erreger sind im IfSG genannt, z. B. MRSA, Erysipel durch Strepto-coccus pyo-genes.	„Lebensmittel-paragraf“
Krankheiten, die nicht im IfSG stehen					
Pocken	Pockenvirus Ortho-poxvirus variola	nicht im IfSG	nein, 1979 von der WHO als ausgerot-tet erklärt	nein, 1979 von der WHO als ausgerottet erklärt	

▸ **Tab. 5.2** Fortsetzung.

Krankheit	Krankheitserreger (möglicher)	IfSG	Meldepflicht für HP bei	Behandlungsverbot für HP	Hinweis auf
Tetanus	Clostridium tetani	nicht im IfSG	nein	nein, Ausnahme: Thüringen	
Gasbrand, Lebensmittelvergiftung (durch Enterotoxin)	Clostridium perfringens	nicht im IfSG, außer Lebensmittelvergiftung (§ 6)	nein, außer Lebensmittelvergiftung (§ 6)	nein, Ausnahme: Thüringen ja, auch bei Lebensmittelvergiftung	
Herpes simplex	Herpex-simplex-Virus (HSV) Typ 1 (HHV-1) Herpes-simplex-Virus (HSV) Typ 2 (HHV-2)	nicht im IfSG	nein	ja, da u. a. sexuell übertragbar	
Mononukleose	Epstein-Barr-Virus (HHV-4)	nicht im IfSG	nein	ja, da u. a. sexuell übertragbar	
Zytomegalie	Zytomegalie-Virus (HHV-5)	nicht im IfSG	nein	ja, da u. a. sexuell übertragbar	
Exanthema subitum (Dreitagefieber)	humanes Herpesvirus Typ 6 (HHV-6)	nicht im IfSG	nein	nein	
Ringelröteln	Parvovirus	nicht im IfSG	nein	nein	Schwangere zum Arzt schicken (Gefährdung des ungeborenen Kindes)
Borreliose, Lyme-Borreliose, Erythema migrans, Neuroborreliose	Borrelia burgdorferi	nicht im IfSG, in diversen Bundesländern Erweiterung der Meldepflicht nach § 15	nein, Ausnahme: Nichtnamentlich: Bayern, Mecklenburg-Vorpommern, Rheinland-Pfalz, Saarland Namentlich: Berlin, Brandenburg, Sachsen, Thüringen	nein, Ausnahme Bayern, Berlin, Brandenburg, Mecklenburg-Vorpommern, Rheinland-Pfalz, Saarland, Sachsen, Sachsen-Anhalt, Thüringen	
Trachom	Chlamydia trachomatis Typ A, B, C	nicht im IfSG	nein	nein	
Konjunktivitis, Entzündungen der Geschlechtsorgane	Chlamydia trachomatis Typ D–K	sexuell übertragbar	nein	ja (sexuell übertragbar)	

▶ **Tab. 5.2** Fortsetzung.

Krankheit	Krankheitserreger (möglicher)	IfSG	Meldepflicht für HP bei	Behandlungsverbot für HP	Hinweis auf
Lymphogranuloma venereum	Chlamydia trachomatis Typ L 1, L 2, L 3	sexuell übertragbar	nein	ja	
Puerperalsepsis	meist Streptococcus pyogenes = ß-hämolysierende Streptokokken der Gruppe A	§ 34	nein	ja	

V Verdacht
E Erkrankung
T Tod
§ 6 Meldepflicht auch für den Heilpraktiker.
§ 7 Keine Meldepflicht für den Heilpraktiker, aber Behandlungsverbot. Meldepflicht der Erregernachweise für Labore, anatomisch-pathologische Institute.
§ 34 Behandlungsverbot für den Heilpraktiker. Verboten in Gemeinschaftseinrichtungen (u. a. Schule, Kita, Kindergarten)
§ 42 Verbot Tätigkeit mit Lebensmitteln
Nicht im IfSG: Diese Krankheiten stehen nicht im IfSG. Sie werden in der Prüfung aber immer wieder gefragt. Der Heilpraktiker darf sie behandeln, es sei denn, es sind β-häm. Streptokokken der Gruppe A oder sie sind sex. übertragbar.

Transferbeispiel

Überprüfungssituation

Prüfer: „Wir beginnen mit Gesetzeskunde. Zählen Sie mir bitte die Krankheiten auf, bei denen ein Heilpraktiker Meldepflicht hat. Und nennen Sie mir bitte auch die Besonderheiten, die bei den Krankheiten eventuell erwähnt sind."

Prüfling: „Also, die Krankheiten in § 6 (1) 1. mit namentlicher Meldepflicht sind alphabetisch gelistet: Botulismus, Cholera, Diphtherie, 4 mit H: HSE, Virushepatitis, HUS und virusbedingte hämorrhagische Fieber. HSE ist meldepflichtig bei VET, aber nicht die familiär-hereditäre Form, also nicht die vererbte Form. Und bei Virushepatitis steht, dass nur die akute Virushepatitis meldepflichtig ist, nicht die chronische Form. Nach H kommt – I, J gibt es nicht – K. Keuchhusten. Dann 4 mit M: Masern, Meningokokken-Meningitis und die Sepsis, Milzbrand und Mumps. Dann 2 mit P: Pest und Polio. Röteln und Rötelnembryopathie, Tollwut, Typhus und Paratyphus sowie Windpocken. Dann die zoonotische Influenza und Covid-19. Und am Schluss sind die behandlungsbedürftige Tuberkulose und CDI mit klinisch schwerem Verlauf erwähnt, die bei E und T meldepflichtig sind."

Prüfer: „Prima, das war gut. Was ist denn eine behandlungsbedürftige Tuberkulose?"

Prüfling: „In 90 % der Fälle werden die Bakterien, Mycobacterium tuberculosis, vom körpereigenen Immunsystem in sogenannten Tuberkeln abgekapselt. Die Person ist infiziert, aber nicht krank, d. h., sie hat keine Symptome. Die Bakterien überleben in diesen Tuberkeln und können eventuell bei Abwehrschwäche, z. B. AIDS, ausbrechen und dann eine sogenannte Postprimär-Tuberkulose verursachen. Bei einer behandlungsbedürftigen oder aktiven Tuberkulose ist die Person krank. Die symptomlosen Tuberkel sind nicht zu melden. Das ist damit gemeint."

Prüfer: „Und jetzt noch § 6 (1) 2."

Prüfling: „In § 6 (1) 2. ist die infektiöse Gastroenteritis oder eine mikrobiell bedingte Lebensmittelvergiftung genannt, die bei Verdacht und Erkrankung zu melden ist, aber nur in 2 Fällen: a) wenn die Person mit Lebensmitteln im Sinne des § 42 tätig ist oder b) wenn 2 oder mehr Personen mit epidemischem Zusammenhang betroffen sind."

Prüfer: „Was ist denn der Unterschied zwischen einer infektiösen Gastroenteritis und einer mikrobiell bedingten Lebensmittelvergiftung?"

Prüfling: „Eine infektiöse Gastroenteritis ist eine Infektion und Entzündung des Magen-Darm-Traktes. z. B. Cholera, Typhus, Paratyphus, Shigellenruhr, Salmonellen. Mikroben sind Mikroorganismen. Eine Lebensmittelvergiftung wird durch Toxine verursacht. Also kommen hier auch Erkrankungen dazu, die nicht unbedingt durch eine Infektion als solche ausgelöst werden, sondern die durch Toxine von Mikroorganismen in Lebensmitteln ausgelöst werden."

Prüfer: „Gut, prima. Es fehlt aber noch etwas, das nicht direkt in § 6 steht, wo Sie aber auch Meldepflicht und Behandlungsverbot haben."

Prüfling: „Meldepflicht hat der Heilpraktiker für den ganzen § 6 (1). Behandlungsverbot hat er für die Krankheiten bzw. Erreger, die in §§ 6, 7, und 34 genannt sind, und bei sexuell übertragbaren Krankheiten. Ach ja, stimmt, da fehlt noch was. Über § 15 können zusätzliche Krankheiten in die Meldepflicht nach § 6 oder § 7 einbezogen werden."

Prüfer: „Ja, prima, sehr gut. Jetzt habe ich doch noch eine Frage: Sind alle Infektionskrankheiten namentlich zu melden?"

Prüfling: „Die Krankheiten und anderen Sachverhalte aus § 6 sind alle namentlich zu melden. Es gibt aber noch den § 7, in dem alphabetisch Erreger aufgelistet sind, deren Nachweis von Laboren, Untersuchungsstellen und anatomisch-pathologischen Einrichtungen gemeldet werden muss. Fast alle Krankheiten müssen namentlich gemeldet werden bis auf 6, die im § 7 (3) genannt sind. Hier gibt es eine Eselsbrücke: „Jemand rennt die Plastiktreppe hinauf zu den toxischen Echinokokken und bekommt Gonorrhoe."

- „Plastik“ bedeutet Plasmodien, also Malaria.
- „Treppe“ bedeutet Treponema pallidum, also Lues oder Syphilis.
- „Hinauf“ bedeutet HIV, also HIV-Infektion oder AIDS.
- „Toxisch“ bedeutet konnatale Toxoplasmose, Erreger Toxoplasma gondii, Übertragungsweg vor allem Katzenkot.
- „Echinokokken“ bedeuten natürlich Echinokokkose, Hunde und Fuchsbandwurm.
- „Gonorrhoe“ meint Neisseria gonorrhoeae und die Gonorrhoe.

Also bei Malaria, Syphilis, AIDS, konnataler Toxoplasmose, Echinokokkose und dem Erreger der Gonorrhö mit Antibiotikaresistenz gegen Azithromycin, Cefixim oder Ceftriaxon besteht eine anonyme Meldepflicht für die Erregernachweise.“

Prüfer: „Gut. Dann sind wir mit Gesetzeskunde fertig. Ich stelle Ihnen jetzt weitere Fragen ...“

Prüfung frei erfunden.

5.6 Vertiefungsfragen zum Infektionsschutzgesetz

Vertiefungsfragen

Frage 1

Welche Paragrafen des Infektionsschutzgesetzes sind für den Heilpraktiker besonders wichtig?

Musterlösung:

*Besonders wichtig für den Heilpraktiker sind die **Meldepflicht** und das **Behandlungsverbot**. **§ 8 Abs. 1** besagt, dass der Heilpraktiker Meldepflicht für alle Krankheiten hat, die in **§ 6 Absatz 1 Satz 1** stehen. **§ 9** regelt, was, wann und wohin gemeldet werden muss. Nach **§ 15** können der Bund (Bundesministerium für Gesundheit) bzw. Bundesländer die Meldepflicht für Krankheiten und Erreger nach §§ 6 oder 7 aufheben, einschränken, erweitern oder neue Krankheiten und Erreger in die Meldepflicht aufnehmen.*

*Das **Behandlungsverbot** ergibt sich aus **§ 24**. Der Heilpraktiker hat Feststellungs- und Behandlungsverbot für alle Krankheiten und Erreger, die in den §§ 6, 7 und 34 genannt werden oder die sexuell übertragbar sind. Außerdem für Krankheiten und Erreger, die durch § 15 zusätzlich in die Meldepflicht aufgenommen werden.*

Frage 2

Was besagt § 34 des Infektionsschutzgesetzes? Welche 4 Krankheiten kommen dort, aber nicht in §§ 6 und 7 vor und welche Konsequenzen ergeben sich für Heilpraktiker daraus? Besteht eine Meldepflicht?

Musterlösung:

§ 34 ist der sog. „Schulparagraf“. Wer eine der darin gelisteten Krankheiten hat oder bei wem ein Verdacht darauf besteht, darf Gemeinschaftseinrichtungen wie Kindergärten, Schulen oder Ferienlager nicht betreten. Das Verbot kann auch Menschen in einer Wohngemeinschaft betreffen. Borkenflechte, Scharlach, sonstige Streptococcus-pyogenes-Infektionen und Krätze sind nicht in §§ 6 und 7 gelistet. Daher hat der Heilpraktiker keine Meldepflicht für diese Erkrankungen. Jedoch sind alle sonstigen Krankheiten, die in § 34 aufgelistet sind, entweder in § 6 oder § 7 genannt. Für alle Erkrankungen des § 34 besteht Behandlungsverbot.

Frage 3

Welche Personen bekommen ein (vorübergehendes) berufliches Tätigkeitsverbot, solange sie an einer bestimmten Infektionskrankheit erkrankt sind?

Musterlösung:

*Nach **§ 42**: Personen, die eine in § 42 genannte Krankheit haben und mit **Lebensmitteln arbeiten** (Herstellen, Behandeln, Inverkehrbringen, in Küchen zur Gemeinschaftsverpflegung arbeiten). Die Krankheiten sind: infektiöse Gastroenteritis, Virushepatitis A oder E, infizierte Wunden, infektiöse Hautkrankheiten; Ausscheider von Shigellen, Salmonellen, EHEC, Choleravibrionen. Dieses Verbot gilt auch für Personen, die mit Bedarfsgegenständen für die genannten Tätigkeiten in Berührung kommen.*

***Nach § 34: Lehrer, Angestellte und Bedienstete** in Gemeinschaftseinrichtungen bei Erkrankung an einer oder Verdacht auf eine Infektionskrankheit, die in § 34 genannt ist.*

***Nach § 31**: Zuständige Behörden können zugunsten des Infektionsschutzes ein **individuelles Tätigkeitsverbot** (ganz oder teilweise) anordnen.*

Frage 4

Dürfen Sie als Heilpraktiker infektiöses Blut abnehmen?

Musterlösung:

Allgemein formuliert lautet die Antwort: Ja, aber ...

*Erstens, wenn der **Erreger im Blut nicht im IfSG genannt** ist (z. B. darf der HP bei Bronchitis oder Pneumonie Blut abnehmen). Zweitens, wenn noch kein konkreter Verdacht auf eine Infektionskrankheit des IfSG vorliegt. Drittens: selbst wenn der Patient an einer Infektionskrankheit des IfSG erkrankt ist (oder dessen verdächtig ist), darf der Heilpraktiker Blut abnehmen, um eine **Untersuchung** zu veranlassen, die mit dieser **speziellen Infektionskrankheit nichts zu tun** hat.*

***Aber**: Der **gezielte Nachweis auf einen Erreger ist verboten**, das Blut darf nicht gezielt auf einen Erreger des IfSG untersucht werden (**§ 24**). Der HP muss eine **spezielle Erlaubnis** besitzen, um mit **Krankheitserregern** zu **arbeiten** oder sie **aufzubewahren (§ 44)** und er darf sie nur an Personen/Labore abgeben, die ihrerseits eine Erlaubnis haben (**§ 52**).*

Frage 5

Was ist der Unterschied zwischen den Begriffen „Kranker“, „Krankheitsverdächtiger“, „Ansteckungsverdächtiger“ und „Ausscheider“?

Musterlösung:

*Diese Begriffe sind in § 2 IfSG (Begriffsbestimmungen) definiert. Ein **Kranker** hat **Symptome**, die Krankheit ist nachgewiesen. Ein **Krankheitsverdächtiger** hat **Symptome**, die Krankheit ist (noch) **nicht nachgewiesen**. Ein **Ansteckungsverdächtiger** hat **keine Symptome**, ist **kein Ausscheider**, hatte aber **Kontakt** mit einem Erkrankten oder war in seiner Nähe. Ein **Ausscheider** hat **keine Symptome**, ist nicht mehr oder **nicht krankheitsverdächtig** und **scheidet Krankheitserreger** aus.*

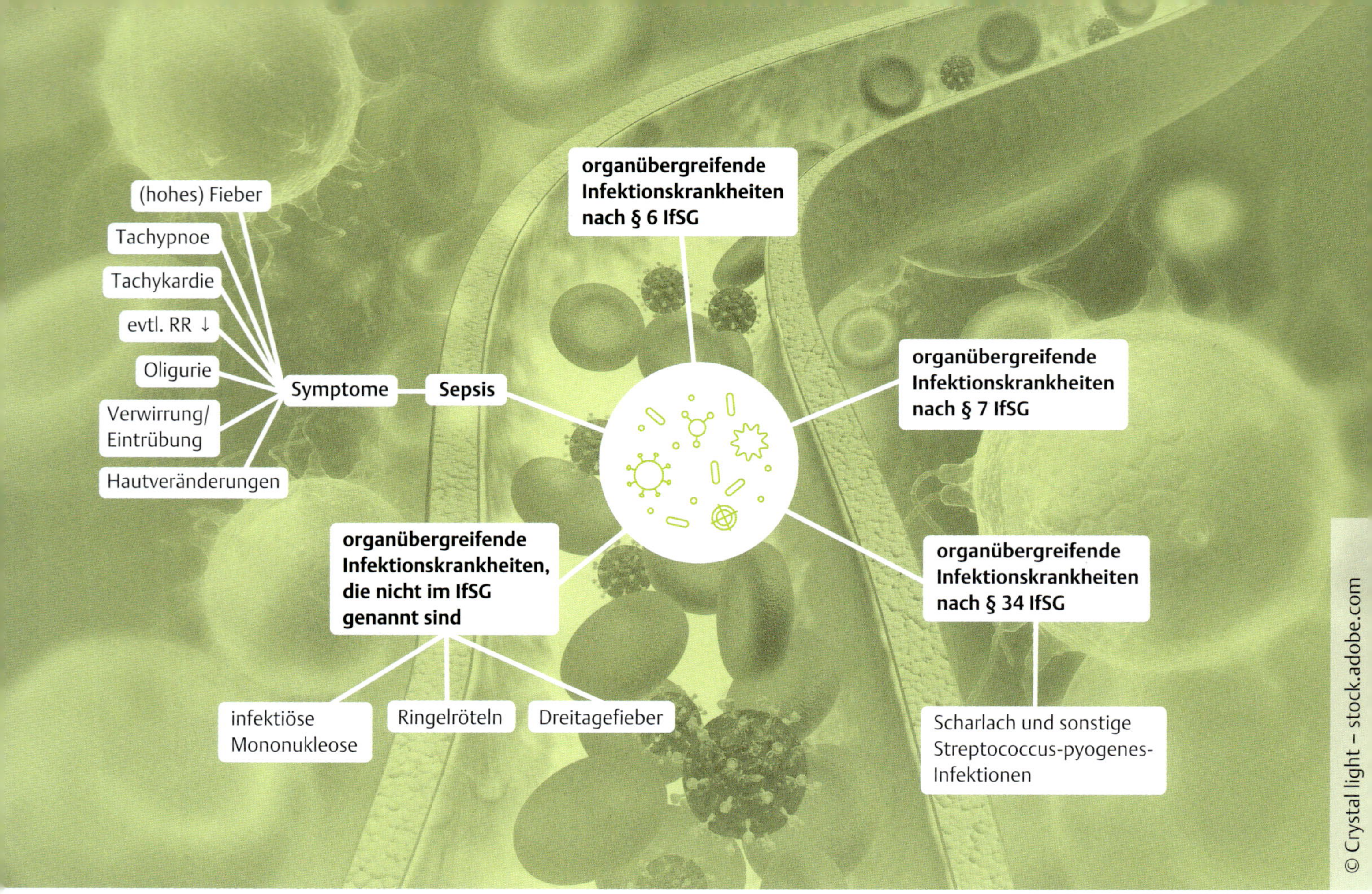

6 Organübergreifende Infektionen

In diesem Kapitel werden organübergreifende Infektionskrankheiten besprochen, d. h., es sind i. d. R. **mehrere Organe** betroffen. Infektionskrankheiten, die v. a. nur 1 Organ betreffen, finden Sie in den Kapiteln über die jeweiligen Organsysteme.

Die Reihenfolge der hier beschriebenen Infektionskrankheiten ist an das Infektionsschutzgesetz (IfSG) angelehnt, siehe Kap. 5. Zum Schluss werden noch einige Infektionskrankheiten beschrieben, die nicht im IfSG aufgelistet sind, die aber dennoch häufiger in der Heilpraktikerprüfung gefragt werden.

Lerntipps

Behandlungsverbot

Da der Heilpraktiker bei den Infektionskrankheiten des IfSG **Feststellungs- und Behandlungsverbot** hat, ist es besonders wichtig, eine solche Infektionskrankheit schnell zu erkennen. Die Symptomatik sollte gut bekannt sein.

6.1 Organübergreifende Infektionskrankheiten nach § 6 IfSG

In diesem Kapitel werden organübergreifende Infektionskrankheiten aus § 6 besprochen.

6.1.1 Virale hämorrhagische Fieber (VHF)

Definition

Virale hämorrhagische Fieber (VHF)

VHF werden durch verschiedene **Viren** ausgelöst, die **v. a.** in **Südamerika**, **Afrika**, **Südostasien,** im Falle des Hanta-Virus auch in **Deutschland** vorkommen. Die Erkrankung äußert sich v. a. durch **hohes Fieber** und starke **Blutungsneigung**. Sie hat je nach Virus eine hohe Letalität.

HP-Praxis

Infektionsschutzgesetz

§ 6: virusbedingtes hämorrhagisches Fieber. **Meldepflicht** für den **Heilpraktiker** bei Verdacht, Erkrankung, Tod (**VET**).

§ 7: Chikungunya-Virus, Dengue-Virus, Ebolavirus, Gelbfiebervirus, Hantaviren, Lassavirus, Marburgvirus, einige Arboviren, andere Erreger hämorrhagischer Fieber. **Meldepflicht** für **Labore** bei Erregernachweis.

§ 24: Behandlungsverbot für Heilpraktiker.

§ 30: Von Mensch zu Mensch übertragbare VHF sind **quarantänepflichtig**.

§ 34: Gemeinschaftseinrichtungen dürfen nicht betreten werden („Schulverbot"). Dies gilt auch für Mitbewohner/Angehörige, die in derselben Wohnung leben.

Vorkommen und Infektionsweg

Viren, die hämorrhagische Fiebererkrankungen auslösen können (▶ **Tab. 6.1**), kommen natürlicherweise im **Tierreich** (v. a. Nagetiere, Affen, Fledermäuse, Flughunde) vor. Sie werden v. a. durch **Ausscheidungen** dieser Tiere, den **Kontakt** mit ihnen oder ihren **Verzehr** oder über **Stechmücken** oder **Zecken** übertragen. Auch eine Ansteckung **von Mensch zu Mensch** ist möglich. Das von der Rötelmaus übertragene **Hantavirus** kommt in Deutschland häufiger vor.

Pathophysiologie und Symptome

Patienten mit VHF bekommen i. d. R. **plötzlich hohes Fieber**. Die Infektion führt zu einer **Schädigung der Gefäßwände** und Erhöhung der Kapillarpermeabilität. Darüber hinaus kommt es zu einer **Verbrauchskoagulopathie** mit **starker Blutungsneigung** von Haut, Schleimhäuten und inneren Organen mit Bluterbrechen, Bluthusten, Blut im Stuhl, Blut im Urin. Die Patienten leiden darüber hinaus an **Übelkeit, Erbrechen, Durchfall** und **Schmerzen** (Kopf-, Glieder-, Muskel-, Hals-, Brust, Bauchschmerzen). Es kann zu Organentzündungen bis zu Koma, Schock und tödlichem Multiorganversagen kommen.

Die **Inkubationszeit** ist von Virus zu Virus unterschiedlich und beträgt **zwischen 2 und 21 Tage**. Die **Letalität** ist je nach Virus unterschiedlich und beträgt im schlimmsten Fall **bis zu 90 %.**

! Cave

Schockgefahr

Der starke Blutverlust kann schnell zu einem **Volumenmangelschock** führen. Auch wenn der Heilpraktiker Behandlungsverbot hat, ist er in Notfällen **zur Erste-Hilfe-Leistung verpflichtet**!

Tab. 6.1 Die wichtigsten viralen hämorrhagischen Fieber (VHF).

Virus	Verbreitung	Symptome und Verlauf	Letalität
Ebola-Virus	v. a. Afrika v. a. durch Flughunde, Mensch zu Mensch	zunächst grippale Symptome, dann u.a**. Fieber, Blutungsneigung**, **Schmerzen**, Übelkeit, Erbrechen, **Nierenversagen, Schock**.	30–90 %
Gelbfiebervirus	Afrika, Südamerika durch Stechmücken	**oft asymptomatisch**, **sonst 2 Phasen**: zuerst **hohes Fieber,** Schüttelfrost, Myalgien, **rel. Bradykardie**. Dann Genesung/Besserung. Evtl. 2. Phase: Fieber, Bradykardie, **Blutungsneigung**, **Ikterus**, **Nephritis**, Enzephalopathie.	10–20 %
Hantaviren	weltweit, auch in Deutschland durch Mäuse, Ratten; **nicht von Mensch zu Mensch**	**oft asymptomatisch**, evtl. u. a. grippale Symptome, **Pneumonie**, **renales Syndrom mit Nierenversagen**, neurologische Symptome, **Fieber und Blutungsneigung, Schock** möglich.	< 5 %
Lassavirus	v. a. Westafrika durch v. a. Nagetiere, Mensch zu Mensch	**oft asymptomatisch oder leichter Verlauf.** Möglich ist ein schwerer Verlauf mit **Gesichtsödemen**, **Pleuritis**, **Perikarditis, Fieber, Blutungsneigung, Multiorganversagen, Schock.**	15–30 %
Marburgvirus	Afrika, 1967 in Marburg durch importierte Laboraffen durch v. a. Affen, Nil-Flughunde	**grippale Symptome, Erbrechen, Durchfall, Fieber und Blutungsneigung bis hin zum Schock**.	20–25 %
Chikungunya-Virus	Afrika, Asien, Mittel- und Südamerika, teilweise Südeuropa durch Affen, Nagetiere, Stechmücken	hohes Fieber, Schmerzen, leichte Blutungsneigung, Exanthem, **meist folgenlose Heilung**; selten Tod durch VHF	meist Ausheilung
Dengue-Virus	Tropen und Subtropen, Affen, von Mensch zu Mensch durch Stechmücken	**oft asymptomatisch**, klassisches Denguefieber mit plötzlich hohem Fieber, Hautausschlag, Kopf- und Gliederschmerzen. Schwere Verläufe mit VHF, Schock, Tod.	meist Ausheilung, bei VHF 1–5 %

! Cave

Ansteckungsgefahr

Besteht bei einem Patienten der Verdacht auf ein VHF, muss der Wartebereich **gesperrt** und es müssen Handschuhe, Mundschutz und **Schutzkleidung** angezogen werden. Die Praxis ist anschließend sofort zu **desinfizieren**. Das Gesundheitsamt muss im Zuge der **Meldepflicht** verständigt werden.

Diagnostik, Therapie und Prophylaxe

Der Heilpraktiker darf bei Verdacht keine gezielten Untersuchungen auf die Erkrankung oder den oder die Erreger vornehmen. Der Patient muss an einen Arzt überwiesen werden. Dieser sollte Kontakt mit einem tropenmedizinischen Institut aufnehmen.

Es existiert keine kausale Therapie, die Therapie erfolgt symptomatisch. Der Patient muss isoliert werden.

Fazit – Das müssen Sie wissen

Virale hämorrhagische Fieber (VHF)

VHF werden durch verschiedene Viren ausgelöst, u. a. Chikungunya-, Dengue-, Ebola-, Gelbfieber-, Hanta-, Lassa-, Marburg-Viren. Hantaviren kommen in Deutschland vor. VHF und Viren werden in **§§ 6, 7 und 34 IfSG** genannt.

Symptome: je nach Virustyp **unterschiedlich**, von leichten grippalen Symptomen bis hin zum Tod. Typischerweise plötzlich **hohes Fieber** mit **starker Blutungsneigung** (Blutungen in Haut, Schleimhäute, innere Organe, Nasenbluten), **Schmerzen** und **Organentzündungen**. Komplikationen: **Schock, Multiorganversagen, Tod.**

Der Heilpraktiker hat Meldepflicht und Behandlungsverbot.

6.1.2 Milzbrand (Anthrax)

Definition

Milzbrand

Milzbrand (Anthrax) ist eine Infektion mit Sporen des Bakteriums **Bacillus anthracis**.

HP-Praxis

IfSG – Milzbrand

§ 6: Milzbrand; **Meldepflicht** bei Verdacht, Erkrankung, Tod (VET).

§ 7: Erreger Bacillus anthracis; Meldepflicht für Labore bei Erregernachweis

§ 24: Behandlungsverbot für Heilpraktiker

Vorkommen und Infektionsweg

Milzbrand ist eine weltweite **Zoonose** von Nutz- und Wildtieren, in Deutschland aber selten. Bacillus anthracis bildet überlebensfähige **Sporen**, die auch gegen Hitze und Desinfektionsmittel sehr resistent sind. Sporen finden sich v. a. in erkrankten Tieren (Weidetiere wie Schafe und Rinder, die diese über den Boden aufnehmen) bzw. deren Kot sowie in tierischen Produkten (z. B. Wolle).

Menschen infizieren sich entweder durch

- Kontakt mit Tieren oder Tierprodukten (Häute, Felle, Wolle, Haare, rohes Fleisch, Milch) über kleinste Hautverletzungen: **Hautmilzbrand**, oder
- Fleischverzehr: **Magen-Darm-Milzbrand**, oder
- Staubinhalation: **Lungenmilzbrand** oder (selten)
- **Injektionsmilzbrand** durch kontaminierte Injektion (z. B. bei Drogensüchtigen).

Eine Übertragung von Mensch zu Mensch findet normalerweise nicht statt.

Pathophysiologie

Sporen des Bakteriums finden sich v. a. in erkrankten **Tieren** bzw. deren **Kot** sowie in Tierprodukten. Die Sporen gelangen in den Körper und entwickeln sich dort zu Bakterien, welche das **Milzbrandtoxin (Anthraxtoxin)** bilden. Dieses führt zur lokalen Infektionskrankheit. Die **Inkubationszeit** beträgt **Stunden bis 6 Tage**, selten auch länger.

Symptome, Komplikationen und Prognose

Man unterscheidet 4 Formen des Milzbrands:

Hautmilzbrand. Dies ist die **häufigste Form**. Die Sporen dringen durch kleine Hautverletzungen in den Körper ein. Innerhalb von Stunden bis wenigen Tagen entwickelt sich eine Papel (Pustula maligna), die sich über eine oder mehrere blutig-seröse Bläschen zu einem **Ulkus mit schwarzer Kruste** entwickelt, dem sog. **„Milzbrand-Karbunkel"** (▶ **Abb. 6.1**). Das Ganze ist **schmerzlos**. Typischerweise entstehen ein Ödem und eine zugehörige Lymphknotenschwellung. Durch das Toxin kann hohes Fieber auftreten. Es besteht v. a. die Gefahr von **Milzbrand-Meningitis, Lungenmilzbrand** und **Milzbrandsepsis**. Hautmilzbrand ist gut behandelbar durch Antibiotika, unbehandelt besteht eine **Letalität von 10–40 %.**

Abb. 6.1 Hautmilzbrand.

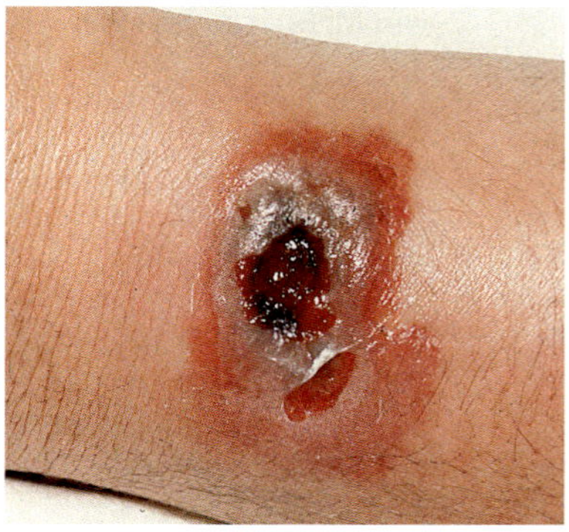

Beginnendes **Milzbrandkarbunkel** mit zentraler Ulzeration und schwärzlicher Schorfbildung, die von einem konfluierenden Pustelsaum umgeben ist. *Abb. aus: Schäfer J, Scherbaum H, Fleck R et al. Anthrax. In: Arastéh K, Baenkler H, Bieber C et al., Hrsg. Duale Reihe Innere Medizin. 4., überarbeitete Auflage. Thieme; 2018*

Magen-Darm-Milzbrand. Entsteht durch die Aufnahme von Bakterien oder Sporen v. a. über infiziertes Fleisch. Es entwickelt sich eine **blutige Gastroenteritis** mit Geschwüren an Magen und Darm und Nekrose von Darmlymphknoten. Die Geschwüre können perforieren und zu einer lebensgefährlichen Peritonitis führen. Es besteht die Gefahr einer Sepsis. Fortgeschrittener Magen-Darm-Milzbrand ist mit Antibiotika schwer zu therapieren und hat eine **hohe Letalität**.

Lungenmilzbrand. Wird ausgelöst durch das Einatmen von sporenhaltigem Staub. Zunächst entwickeln sich unspezifische grippale Symptome, die nach 1–3 Tagen durch Toxinfreisetzung in eine **schwere blutige „atypische" Pneumonie** mit hohem Fieber und häufig mit Mediastinitis übergehen. Durch Sepsis, Lungen- und Herz-Kreislauf-Versagen ist Lungenmilzbrand **meist sehr schnell tödlich.**

Injektionsmilzbrand. Entsteht durch verunreinigte Nadeln. Es entwickelt sich eine Weichteilinfektion der Haut, evtl. mit systemischen Symptomen. Injektionsmilzbrand ist sehr selten.

Diagnostik, Therapie und Prophylaxe

Der Heilpraktiker hat **Behandlungsverbot**. Wegen der hohen Ansteckungsgefahr kommen für die Diagnostik nur Speziallabore mit besonderen Sicherheitsvorkehrungen infrage.

Ein unkomplizierter Hautmilzbrand wird mit oralen **Antibiotika** therapiert. Bei Verdacht auf Ausbreitung oder bei einer anderen Form des Milzbrandes werden Antibiotika intravenös verabreicht. Die Toxinproduktion kann durch Medikamente verhindert werden.

Zur Prophylaxe steht eine **Impfung für Risikogruppen** zur Verfügung. Außerdem sollte kein ungeschützter Kontakt mit Infektiösen stattfinden.

Fazit – Das müssen Sie wissen

Milzbrand (Anthrax)

Infektion mit Sporen des Bakteriums **Bacillus anthracis**; Aufnahme der Sporen v. a. durch direkten Kontakt mit erkrankten Tieren (v. a. Weidetiere wie Schafe, Rinder) oder durch Verzehr von infiziertem Fleisch. Häufigste Form ist der **Hautmilzbrand**: Bildung eines schmerzlosen Ulkus mit schwarzer Kruste (Milzbrand-Karbunkel). Durch Streuung der Erreger kann es zu Meningoenzephalitis oder Sepsis kommen. Sehr selten sind **Lungen-** bzw. **Darmmilzbrand**. Diagnostik in Speziallaboren, Therapie: hoch dosiert Antibiotika. Strenge Hygienevorschriften einhalten.
Der Heilpraktiker hat Meldepflicht und Behandlungsverbot.

6.1.3 Pest

Definition

Pest

Die Pest (= „Seuche") ist eine akute Infektionskrankheit, die durch das Bakterium **Yersinia pestis** hervorgerufen wird. Primär ist sie eine Zoonose von Ratten und anderen Nagetieren und wird v. a. durch den **Rattenfloh** auf Menschen übertragen. Unbehandelt ist sie meist tödlich.

HP-Praxis

IfSG – Pest

§ 6: Pest; **Meldepflicht** bei Verdacht, Erkrankung und Tod (VET)
§ 7: Erreger Yersinia pestis; Meldepflicht für Labore bei Erregernachweis
§ 24: Behandlungsverbot für Heilpraktiker
§ 30: Quarantänepflicht bei **Lungenpest**
§ 34: Gemeinschaftseinrichtungen dürfen nicht betreten werden („**Schulverbot**"). Dies gilt auch für Mitbewohner/Angehörige, die in derselben Wohnung leben.

Vorkommen und Infektionsweg

Die Pest kommt noch vor v. a. in ländlichen Regionen von Südamerika, Südafrika, Asien, Russland und Madagaskar.

Die Pest ist ursprünglich eine **Zoonose** von **Ratten** und anderen Nagetieren. Yersinia pestis wird durch Flöhe, von Mensch zu Mensch durch Kontakt (z. B. Wundsekrete) oder Tröpfcheninfektion übertragen.

Pathophysiologie, Symptome, Komplikationen und Prognose

Je nach Infektionsweg und Verlauf werden 4 Formen unterschieden:

- **Beulen- bzw. Bubonenpest**: häufigste Pestform, übertragen durch Flohbiss oder Kontakt mit Sekret (tierische Sekrete, beim Menschen z. B. Buboneneiter). Plötzlicher Beginn mit **hohem Fieber** und **schwerem Krankheitsgefühl,** Entstehung von schmerzhaften, großen, schwarzblau verfärbten **Lymphknotenentzündungen (sog. Bubonen)**, die bluten, eitern, ulzerieren, nekrotisieren und aufplatzen können. Oft sind die Leistenlymphknoten betroffen. Die **Letalität** liegt **unbehandelt bei 50 %,** behandelt bei 10 %. Es besteht die Gefahr einer Pestsepsis.
- **Lungenpest**: Wird Yersinia pestis eingeatmet (z. B. durch Tröpfcheninfektion), entwickelt sich eine (eher seltenere) primäre Lungenpest. Eine sekundäre Lungenpest ist eine Komplikation der Beulenpest. Die Lungenpest verläuft als **stürmische „atypische" Pneumonie mit blutigem Husten**, Lungenödem, Kreislaufversagen. Unbehandelt ist sie innerhalb weniger Tage **fast immer tödlich.**
- **Pestsepsis**: Als Komplikation bei Beulen- oder Lungenpest kann sich eine Pestsepsis mit schwerer Blutungsneigung entwickeln. Pestsepsis ist **fast immer innerhalb weniger Stunden tödlich.**
- **abortive Pest**: Die abortive Pest ist eine **milde Verlaufsform** mit nur leichtem Fieber und leichter Lymphknotenschwellung. Nach überstandener Krankheit besteht lange Immunität.

Inkubationszeit. Die Inkubationszeit beträgt bei **Flohbiss 1–7 Tage**, bei **Tröpfcheninfektion nur 1–3 Tage**.

! Cave

Quarantänepflicht

Bei **Lungenpest** ist der Auswurf **hochansteckend**. Deshalb besteht auch Quarantänepflicht.

Diagnostik, Therapie und Prophylaxe

Die Diagnose geschieht über Erregernachweis im Blut, im Lymphknotensekret oder im Auswurf. Lungenpest ist quarantänepflichtig, Erkrankte mit Beulenpest sollten aber ebenfalls isoliert werden.

Eine **Therapie** mit Antibiotika (z. B. Aminoglykoside, Fluorchinolone, Cotrimoxazol) muss unverzüglich, auch ohne Laborbestätigung, begonnen werden. Eine **Impfung** gegen Beulenpest ist in Deutschland nicht verfügbar, der Schutz besteht nur 3 Monate und die Impfung ist schlecht verträglich. Erkrankte sollten gemieden, Ratten und Flöhe bekämpft werden.

Fazit – Das müssen Sie wissen

Pest

Akute, unbehandelt meist **tödlich** verlaufende Infektionskrankheit (in Deutschland extrem selten), hervorgerufen durch das Bakterium **Yersinia pestis** (Übertragung von der Ratte auf den Menschen über den Stich infizierter **Flöhe**). Bei der **Beulen**- bzw. **Bubonenpest** schwellen die Lymphknoten in der Umgebung der Stichstelle schmerzhaft an; Patienten bekommen Fieber, ggf. eine Sepsis. Bei der **Pestsepsis** entwickelt sich eine schwere, oft tödliche Gerinnungsstörung. Die **Lungenpest** geht mit einer blutigen Pneumonie mit hochansteckendem Auswurf einher. Die **abortive Pest** verläuft milde.

Therapie: Antibiotika.

Der Heilpraktiker hat Meldepflicht und Behandlungsverbot.

6.1.4 Weitere organübergreifende Infektionskrankheiten in § 6 IfSG

Folgende Infektionskrankheiten des § 6 IfSG können auch mehrere Organe betreffen, werden aber im jeweiligen Lernmodul des Hauptorgans besprochen. Hier erfolgt nur eine kurze Vorstellung.

HP-Praxis

IfSG – Weitere organübergreifende Infektionskrankheiten in § 6

§ 6: Meldepflicht bei Verdacht, Erkrankung und Tod (VET)
§ 7: Meldepflicht für Labore bei Erregernachweis
§ 24: Behandlungsverbot für Heilpraktiker
§ 34: „Schulverbot" bei Diphtherie, Masern, Meningokokkeninfektion, Mumps, Röteln, Windpocken

Clostridioides-difficile-Infektion

Die Clostridioides-difficile-Infektion (CDI) wird ausführlich im Lernmodul 9 „Ernährung und Verdauung" besprochen.

HP-Praxis

IfSG – Clostridioides-difficile-Infektion

§ 6: Clostridioides-difficile-Infektion mit klinisch schwerem Verlauf; **Meldepflicht bei Erkrankung und Tod.** Da der Heilpraktiker einen „klinisch schweren Verlauf" nicht feststellt, kommt er zur Meldung normalerweise nicht in Frage.
§ 24: Behandlungsverbot für Heilpraktiker

CDI kommt v. a. als **Durchfallerkrankung** im Zusammenhang mit **Antibiotikatherapie nosokomial** vor. Hierbei kann neben wässrigen, faulig riechenden Durchfällen und Bauchschmerzen auch eine sog. pseudomembranöse Kolitis entstehen. Auch Fieber ist möglich. Als Komplikationen können Ileus, toxisches Megakolon, Darmperforation und **Sepsis** mit Absiedlungen in anderen Organen auftreten.

Diphtherie

Diphtherie wird ausführlich in Lernmodul 17 „Pädiatrie und Geriatrie" besprochen, ungefähr 50 % der Erkrankten sind Kinder. Sie ist aufgrund der Schutzimpfung in Mitteleuropa eher selten.

Das Diphtheriebakterium **Corynebacterium diphtheriae** wird durch Schmier- und Tröpfcheninfektion übertragen. Häufig werden die **Atemwege** befallen, es kommt zu einer **Intoxikation** der Schleimhäute mit Bildung von typischen **Pseudomembranen.** Selten ist die **Wunddiphtherie** durch Wundinfektion (z. B. Nabeldiphtherie des Säuglings), sie äußert sich in schmierigen Belägen. Das Diphtherie-Toxin kann ins Blut übertreten und Herz, Nerven, Gefäße und Niere schädigen (toxisch-maligne Diphtherie). Dann kommt es zur systemischen Diphtherie. Symptome sind **hohes Fieber, unstillbares Erbrechen** und durch Ausbildung eines Halsödems (**Cäsarenhals**) Atemwegsobstruktion mit Gefahr des Erstickungstodes.

Hämolytisch-urämisches Syndrom (HUS)

HUS wird ausführlich in Lernmodul 8 „Atmung, Lunge, Blut, Immunsystem" besprochen.

Das Hämolytisch-urämische Syndrom (HUS) betrifft v. a. Kleinkinder und ist die Komplikation einer infektiösen blutigen Gastroenteritis mit enterohämorrhagischen Escherichia coli (EHEC). Diese bilden das Shigatoxin, welches die Kapillarendothelien schädigt. Ergebnis ist eine mikroangiopathische **hämolytische Anämie** durch Verlust von Erythrozyten, eine **Urämie** durch Schädigung der Glomeruli der Niere und eine Blutungsneigung (**Hämorrhagie**) durch Verbrauchskoagulopathie.

Meningokokken-Meningitis und -Sepsis

Meningokokken-Meningitis wird in Lernmodul 12 „Nervensystem" besprochen.

Ursache ist die Infektion mit dem Bakterium Neisseria meningitidis (Meningokokken). 2/3 der Fälle verlaufen als **primär eitrige Meningitis**, 1/3 der Fälle mit **Sepsis**. Auch die Sepsis ist nach § 6 IfSG meldepflichtig. Insbesondere bei Kindern kann das gefürchtete **Waterhouse-Friderichsen-Syndrom** auftreten (Komplikation bei Meningokokkensepsis) mit Verbrauchskoagulopathie, Haut- und Schleimhautblutungen und akuter Niereninsuffizienz. Es kann bis zum tödlichen Multiorganversagen und septischen Schock kommen.

Mumps (Parotitis epidemica, Ziegenpeter, Wochentölpel)

Mumps wird ausführlich im Lernmodul 17 „Pädiatrie und Geriatrie" besprochen.

Am häufigsten erkranken Schulkinder, Jungen häufiger als Mädchen. Aber auch Erwachsene sind betroffen (u. a. kein oder nachlassender Impfschutz, keine Immunität). Nach durchgemachter Erkrankung besteht i. d. R. eine lebenslange Immunität.

Mumps wird durch das Mumpsvirus ausgelöst, das durch Tröpfchen oder Schmierinfektion übertragen wird. Nach einem grippalen Prodromalstadium kommt es zur Entzündung der Ohrspeicheldrüse (**Parotitis**) mit hohem Fieber, Hamsterbacken, charakteristischem Abheben des Ohrläppchens und Schmerzen beim Kauen und Sprechen. Mumps dauert ca. 1 Woche. Als Komplikation kann das Virus **andere Drüsen** befallen (Speicheldrüsen, Tränendrüsen, Leber, Pankreas etc). Eine gefürchtete Komplikation bei Jungen, die Mumps während oder nach der Pubertät bekommen, ist die Hodenentzündung (**Orchitis**). Es besteht die Gefahr der Sterilität.

Tuberkulose

Tuberkulose wird ausführlich im Lernmodul 8 „Atmung, Lunge, Blut, Immunsystem" besprochen.

Tuberkulose ist eine **chronische Infektion** mit Mykobakterien (Mycobacterium tuberculosis, africanum). Der häufigste Übertragungsweg ist aerogen durch Tröpfcheninfektion oder Staubinhalation, möglich sind aber auch Kontakt (Hauttuberkulose) oder Milch (Mycobacterium bovis, Magen-Darm-Tuberkulose). Die Erkrankung betrifft meist die Lunge. In der Lunge bildet sich ein kleiner Infektionsherd, das Immunsystem kann in den meisten Fällen die Bakterien abkapseln und ein Granulom bilden (Tuberkel). Brechen die Bakterien aus (im Alter oder bei Immunschwäche) kommt es zur **Postprimärtuberkulose** der Lunge. Werden die Bakterien nicht abgekapselt und breiten sich sofort aus, entsteht eine **Primärtuberkulose**. Symptome der Tuberkulose sind Fieber, Nachtschweiß, Gewichtsverlust, Brustschmerzen, Husten mit evtl. blutigem parmesanartigem Auswurf und ein schlechtes Allgemeinbefinden.

Zoonotische Influenza

Zoonotische Influenza wird ausführlich im Lernmodul 8 „Atmung, Lunge, Blut, Immunsystem" besprochen.

Zoonotische Influenza wird ausgelöst durch Influenzaviren, die eigentlich bei Tieren vorkommen, v. a. Vögeln = aviäre Influenza (Vogelgrippe) und Schweinen = porcine Influenza (Schweinegrippe). Sie lösen beim Menschen **Grippe-ähnliche Symptome** aus. Zusätzlich können bei zoonotischer Influenza **gastrointestinale Symptome** (Übelkeit, Erbrechen, Durchfall) auftreten. Differenzialdiagnostisch muss an (normale humane) Influenza gedacht werden. Bei zoonotischer Influenza besteht Meldepflicht bei VET. Bei humaner Influenza hat der Heilpraktiker Behandlungsverbot, aber keine Meldepflicht.

Kinderkrankheiten mit Hautausschlag in § 6 IfSG

Die klassischen Kinderkrankheiten mit Hautausschlag sind Masern, Röteln, Scharlach, Windpocken, Ringelröteln und Exanthema subitum (3-Tage-Fieber). In § 6 IfSG sind Masern, Röteln und Windpocken genannt. Die Kinderkrankheiten werden ausführlich in Lernmodul 17 „Pädiatrie und Geriatrie", ggf. auch in Lernmodul 16 „Erkrankungen rund um Schwangerschaft und Geburt" besprochen.

Bei unzureichender Immunität können auch Erwachsene erkranken. Nach überstandener Erkrankung besteht i. d. R. eine lebenslange Immunität.

Masern (Morbilli)

Masern sind eine der ansteckendsten Krankheiten des Menschen und werden durch das Masernvirus (Morbilli-Virus) verursacht. Es erkranken i. d. R. Vorschul- und Schulkinder, aber auch Erwachsene. Die Übertragung geschieht durch Tröpfcheninfektion.

Masern beginnen mit einem Prodromalstadium: **„verheult, verrotzt, verquollen"** mit mäßigem Fieber. Im Mund zeigen sich weiße Flecken (**Koplik-Flecken)**. Nach 3–5 Tagen fällt das Fieber für 1 Tag ab und steigt dann wieder bis auf 40 °C an (**Dromedarfieber**). Das jetzt erscheinende **Masernexanthem** ist makulopapulös, beginnt kleinfleckig, wird dann aber **großfleckig und konfluierend**. Es beginnt **hinter den Ohren**. Es besteht **kaum Juckreiz**. Die **Lymphknoten am Hals** sind geschwollen.

Eine gefürchtete Komplikation bei 1 von 1000 Kindern ist die Entzündung des Gehirns (**Meningoenzephalitis;** Letalität von 10–20 %). Weitere Komplikationen sind: Masern-Pneumonie, Mittelohrentzündung, Otitis media, Pseudokrupp, Durchfälle und Bauchschmerzen sowie eine seltene, aber fast immer tödliche **subakute sklerosierende Panenzephalitis** (SSPE).

Röteln (Rubella)

Der Erreger der Röteln ist das Rötelnvirus (Rubella-Virus). Postnatale (erworbene) Rötelninfektionen verlaufen meist mild. Die Übertragung geschieht über Tröpfchen oder Schmierinfektion. Gefürchtet ist die **Röteln-Embryopathie**, wenn die Mutter in der Schwangerschaft zum 1. Mal mit dem Rötelnvirus infiziert wird. Es besteht die Gefahr des Aborts.

30–50 % der Erkrankungen bei Kindern verlaufen symptomlos. Ansonsten entsteht nach einem kurzen grippalen **Prodromalstadium** das **Rötelnexanthem**, das **mittelfleckig** erscheint und **hinter den Ohren** beginnt. Typisch ist die Schwellung der **Nacken-Lymphknoten**. Es besteht **kaum Juckreiz**.

Komplikationen sind äußerst selten. Möglich sind eine Meningoenzephalitis oder Sekundärinfektionen (z. B. Pneumonie, Myokarditis, Otitis media).

Windpocken (Varizellen)

Das Varizella-Zoster-Virus (VZV, humanes Herpesvirus 3, HHV-3) kann 2 verschiedene Krankheitsbilder verursachen: **Windpocken** (Varizellen) bei Erstinfektion und Herpes zoster (**Gürtelrose**) bei Reaktivierung.

Die meisten Kinder unter 15 Jahren erkranken an Windpocken (sofern sie nicht geimpft sind). Das Virus wird aerogen über Tröpfchenkerne übertragen. Auch der Hautausschlag, Speichel und die Konjunktivalflüssigkeit sind infektös.

Nach einem (bei Kindern) **oft fehlenden grippalen Prodromalstadium** entwickelt sich das **Windpockenexanthem.** Es kann überall beginnen und aus wenigen bis vielen Effloreszenzen bestehen. Diese durchlaufen eine typische Reihenfolge: **Fleck-Papel-Bläschen-Pustel-Kruste**, auf der Haut sind alle Stadien gleichzeitig zu sehen: **„buntes Bild"** oder **„Sternenhimmel"**. Es besteht (im Gegensatz zu Masern, Röteln, Scharlach) **heftiger Juckreiz**. Die Lymphknoten am Hals-Nacken sind **perlschnurartig** geschwollen.

Die häufigsten Komplikationen sind **bakterielle Sekundärinfektionen durch Kratzen**. Aber auch Otitis media, Pneumonie, Meningoenzephalitis, selten Embryopathie und selten Sepsis sind möglich. Die typischste Spätkomplikation im Alter oder bei Immunschwäche ist **Herpes zoster** (Gürtelrose), da das Virus in Spinal- (oder Hirnnerven-)Ganglien bestehen bleibt.

6.2 Organübergreifende Infektionskrankheiten nach § 7 IfSG

6.2.1 Namentliche Meldepflicht für Labore § 7(1)

§ 7 (1) IfSG listet in alphabetischer Reihenfolge Erreger auf, für die nachweisende **Labore** eine **namentliche Meldepflicht** haben.

Arboviren

Definition

Arboviren

Arboviren sind Viren, die sich in Mücken, Zecken, Vögeln, Säugetieren vermehren und **durch Mücken oder Zecken übertragen** werden. Zu den Arboviren gehören u. a. Chikungunyavirus, Dengue-Virus, FSME-Virus, Gelbfiebervirus, West-Nil-Virus und Zikavirus.

Der Mensch ist nur in Ausnahmefällen Virusreservoir.

HP-Praxis

IfSG – Arboviren

§ 6: FSME (Frühsommer-Meningoenzephalitis), **virusbedingtes hämorrhagisches Fieber**; **Meldepflicht** bei Verdacht, Erkrankung und Tod (VET)
§ 7: **Chikungunyavirus**, **Dengue-Virus**, **FSME-Virus**, **Gelbfiebervirus**, **West-Nil-Virus**, **Zika-Virus** und sonstige Arboviren; Meldepflicht für Labore bei Erregernachweis
§ 24: Behandlungsverbot für Heilpraktiker

Chikungunya-Virus (CHIKV)

Vorkommen und Infektionsweg

CHIKV verursacht das **Chikungunya-Fieber** und kommt v. a. in Indien, Südostasien und Afrika endemisch vor, seit einigen Jahren auch in Mittel- und Südamerika. In Deutschland gibt es importierte Fälle. Die Übertragung geschieht v. a. durch die **Asiatische Tigermücke** (Stegomyia oder Aedes albopictus) und die **Gelbfiebermücke** (Stegomya aegypti oder Aedes aegypti). Meist folgenlose Ausheilung, selten kann es zu VHF kommen.

Pathophysiologie, Symptome, Komplikationen

Die Inkubationszeit beträgt meist 2–7 Tage. Danach kommt es zu **hohem Fieber** (40 °C), **Kopf-, Muskel- und Gelenk-Schmerzen**, sodass die Menschen oft nur gebückt laufen können. Zusätzlich kann ein **Hautausschlag** mit **Petechien** und leichten **Schleimhautblutungen** vorkommen.

Nach 1–2 Wochen klingt die Erkrankung im Allgemeinen folgenlos ab, selten kann sie lange dauern. Als seltene und gefährliche Komplikation kann ein **VHF** mit Organentzündungen und tödlichen Verläufen vorkommen.

Diagnostik, Therapie und Prophylaxe

PCR oder Serologie liefern die Diagnose. Eine starke Druckschmerzhaftigkeit der Handgelenke ist ein typisches Zeichen. Da eine kausale Therapie nicht existiert, wird symptomatisch behandelt. Die Prophylaxe besteht aus dem Schutz vor den Mücken und ihrer Bekämpfung.

Dengue-Virus

Vorkommen und Infektionsweg

Das Dengue-Virus verursacht das **Dengue-Fieber** und kommt in den Tropen und Subtropen endemisch vor. Erregerreservoire sind Affen, Menschen und Stechmücken. Die Übertragung geschieht v. a. durch. Aedes-Moskitos; insbesondere die **Asiatische Tigermücke** und die **Gelbfiebermücke.** Eine Übertragung durch kontaminierte Bluttransfusionen ist möglich.

Pathophysiologie

Das Virus befällt und vermehrt sich primär in Zellen des Immunsystems. Die Erstinfektion ist meist symptomlos. Es kann sich aber ein VHF entwickeln. Die Inkubationszeit beträgt meist **3–14 Tage**.

Symptome, Komplikationen und Prognose

Die **Erstinfektion** verläuft **meist symptomlos** oder sehr mild mit grippalen Symptomen. Seltener kommt es zur Dengue-Trias: **hohes Fieber** (40 °C), **Kopf-, Gelenk- und Glieder-Schmerzen**, **Exanthem**. Nach 7 Tagen klingt die Erkrankung meist ab. Als Komplikation kann ein **hämorrhagisches Denguefieber (DHF)** auftreten mit starker Blutungsneigung, aus dem sich (selten) ein **Dengue-Schock-Syndrom (DSS)** mit einer Letalität von bis zu 50 % entwickeln kann.

Diagnostik, Therapie und Prophylaxe

Nachgewiesen wird das Virus im Serum oder Plasma oder mittels PCR. Eine kausale Therapie ist nicht möglich, es wird symptomatisch behandelt. Die Prophylaxe besteht aus dem Schutz vor den Mücken und ihrer Bekämpfung.

Fazit – Das müssen Sie wissen

Chikungunya-Virus und Dengue Virus

Chikungunya- und Dengue-Virus gehören beide zu den Arboviren und werden v. a. durch Steckmücken (v. a. Gattung Aedes) übertragen.

Chikungunya-Virus

Erreger des **Chikungunya-Fiebers**. Symtpome: **Fieber, Gelenkschmerzen, Hautausschläge,** leichte **Blutungsneigung**. Die Erkrankung heilt meist nach 1–2 Wochen folgenlos aus. Seltene, aber gefährliche Komplikation: **virales hämorrhagisches Fieber**.

Dengue-Virus

Erreger des **Dengue-Fiebers**. Symptome: meist symptomlose oder harmlose (grippale) **Erstinfektion**. Klassische Dengue-Trias: **hohes Fieber, Hautausschläge,** Kopf-, Gelenk-, Glieder-**Schmerzen**. Komplikation: **hämorrhagisches Denguefieber** (DHF), selten Dengue-Schock-Syndrom (DSS; hohe Letalität).
Bei beiden Erkrankungen hat der Heilpraktiker **Behandlungsverbot** (Arbovirus) und ab **Verdacht auf virales hämorrhagisches Fieber (VHF) Meldepflicht.**

West-Nil-Virus (WNV)

Vorkommen und Infektionsweg

Das West-Nil-Virus kommt weltweit vor. Vor allem Vögel werden infiziert, aber auch Säugetiere (v. a. Pferde) und Menschen. Es verursacht das **West-Nil-Fieber**. Die Übertragung geschieht durch **verschiedene Stechmücken** (u. a. durch die Asiatische Tigermücke). Möglich sind auch Übertragungen durch Organ- und Blutspenden sowie während der Schwangerschaft.

Pathophysiologie

Das Virus gelangt über die Haut in die Lymphknoten und kann sich von dort systemisch ausbreiten. Bei Überwindung der Blut-Hirn-Schranke können Neuronen und Gliazellen befallen werden. Die Inkubationszeit beträgt **2–14 Tage**.

Symptome, Komplikationen und Prognose

80 % der Infektionen verlaufen **symptomlos**. 20 % entwickeln **grippale Symptome mit Fieber**, evtl. mit Hautausschlag. Als Komplikation kann sich (selten) eine lebensgefährliche **Meningoenzephalitis** entwickeln mit einer Letalität von bis zu 40 %.

Diagnostik, Therapie und Prophylaxe

Das Virus kann im Serum, Blut oder Liquor u. a. durch PCR oder Antikörper nachgewiesen werden. Es gibt keine speziellen Medikamente. Die Therapie erfolgt symptomatisch. Die Prophylaxe besteht aus dem Schutz vor den Mücken und ihrer Bekämpfung.

Zika-Virus

Vorkommen und Infektionsweg

Das Zika-Virus findet sich in Ländern der Tropen und Subtropen, mittlerweile auch in Süd- und Mittelamerika sowie im Süden der USA. Es verursacht das **Zika-Fieber**. Bislang sind als Erregerreservoire Affen und Menschen bekannt.

Die Übertragung geschieht durch Aedes-Moskitos (v. a. die **Asiatische Tigermücke** und die **Gelbfiebermücke**). Auch die sexuelle Übertragung, die Übertragung durch Stillen sowie über kontaminierte Blutprodukte sind möglich. Infizierte schwangere Frauen können das Virus über die Plazenta auf das ungeborene Kind übertragen.

Pathophysiologie, Symptome, Komplikationen und Prognose

Bei einer Infektion in der Schwangerschaft kann es zu einer **Embryopathie mit Mikrozephalie** kommen (▸ **Abb. 6.2**). Auch Fehl- oder Frühgeburten sind möglich. Trotz vieler Forschungen ist vieles noch unbekannt. Die Inkubationszeit ist noch nicht genau bekannt, sie beträgt **wahrscheinlich 3–14 Tage**.

Abb. 6.2 Mikrozephalie.

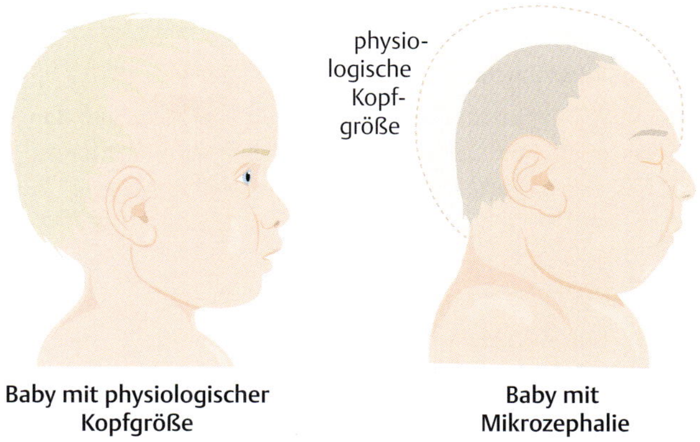

Mikrozephalie bei Zikavirus-Embryopathie.

Die Erkrankung verläuft **oft symptomlos** oder relativ mild und kurz mit leichtem **Fieber, Hautauschlag, Konjunktivitis, Kopf-, Gelenk- und Muskelschmerzen**. Nach wenigen Tagen heilt die Krankheit **meist folgenlos** aus. In seltenen Fällen wurde im Anschluss an die Krankheit von **Guillain-Barré-Syndrom** (periphere Nervenentzündungen) mit Todesfolge berichtet.

Diagnostik, Therapie und Prophylaxe

In den ersten Tagen lässt sich das Zika-Virus im Blut und im Urin direkt nachweisen, später über eine Antikörper-Diagnostik oder PCR.

Es gibt keine speziellen Medikamente. Die Therapie erfolgt symptomatisch. Die Prophylaxe besteht aus dem Schutz vor den Mücken und ihrer Bekämpfung. Schwangere sollten Reisen in Ausbruchsgebiete meiden. Bei Sexualkontakten sollten Kondome benutzt werden.

Fazit – Das müssen Sie wissen

West-Nil-Virus (WNV) und Zika-Virus

Beide Viren gehören zu den Arboviren und werden durch Stechmücken, v. a. der Gattung Aedes, übertragen. Weitere Übertragungsmöglichkeiten: kontaminierte Bluttransfusionen, Übertragungen in der Schwangerschaft, beim Zika-Virus auch sexuelle Kontakte.

West-Nil-Virus

Erreger des **West-Nil-Fiebers**. Vor allem Fieber und grippale Symptome bei ca. 20 % der Infizierten. Selten: lebensgefährliche **Meningoenzephalitis**.

Zika-Virus

Häufig symptomlose Erkrankung; Symptome: mildes Fieber, Hautausschlag, Konjunktivitis sowie Kopf- und Gliederschmerzen. Bei Erkrankung in der frühen Schwangerschaft Übertritt des Virus auf den Fötus → schwere Fehlbildungen beim Kind (oft **Mikrozephalie**).
Der Heilpraktiker hat bei beiden Erkrankungen **keine Meldepflicht,** aber **Behandlungsverbot** (Arbovirus).

Läuse-Rückfallfieber (Borrelia recurrentis)

Definition

Läuse-Rückfallfieber

Läuse-Rückfallfieber ist eine Infektion mit dem Bakterium **Borrelia reccurentis**. Dieses wird durch **Kleiderläuse** übertragen. Die Erkrankung äußert sich durch **Fieber-Anfälle.**

HP-Praxis

IfSG – Läuse-Rückfallfieber

§ 7: Borrelia recurrentis
§ 24: Behandlungsverbot für Heilpraktiker

Borrelien

Erkrankungen durch Borrelien

Borrelien sind Spirochäten (spiralförmige, aktiv bewegliche Bakterien). Es gibt ca. 40 verschiedene Arten, Heilpraktiker sollten die folgenden 3 Arten kennen:

- Borrelia burgdorferi: **Lyme-Borreliose**
- Borrelia recurrentis: **Läuse-Rückfallfieber**
- Borrelia duttonie: **Zecken-Rückfallfieber**

Nur Borrelia reccurentis ist in § 7 aufgeführt, d. h., nur bei Läuse-Rückfallfieber hat der Heilpraktiker Behandlungsverbot. Zecken-Rückfallfieber und Lyme-Borreliose dürfen von Heilpraktikern behandelt werden, dies gilt allerdings nicht für alle Bundesländer. In einigen ist z. B. Borrelia burdorferi in die Meldepflicht aufgenommen worden, der Heilpraktiker hat Behandlungsverbot.

Vorkommen und Infektionsweg

Läuse-Rückfallfieber wird durch **Kleiderläuse** übertragen. Kleiderläuse können unter schlechten hygienischen Zuständen auftreten, z. B. wenn Körper und Kleidung nicht gewaschen werden können (z. B. in Massenquartieren oder Flüchtlingslagern, in Krisengebieten). Übertragen werden sie durch Kontakt (Körper, Kleider).

Kleiderläuse finden sich auf der Kleidung und saugen Blut in freien Hautbereichen. Dort entwickeln sich juckende Papeln und kleine blaue Hämatome (Taches bleues). Die Borrelien werden nicht durch den Biss der Laus übertragen, sondern durch Eindringen von Flüssigkeit der Laus (erregerhaltige Hämolymphe) beim Kratzen und Zerquetschen der Laus.

Pathophysiologie

Vom Eindringort breiten die Borrelien sich über Blut- und Lymphgefäße im gesamten Körper aus und führen zu einer **Bakteriämie**. Das Immunsystem reagiert mit Abwehr und Phagozytose. Dieses erzeugt **hohes Fieber**. Nach ca. 1 Woche kehren Borrelien von außerhalb der Blutgefäße ins Blut zurück, um sich weiter zu vermehren. Dies führt zu einer erneuten Abwehrreaktion mit Fieberanfall. **Dieser Vorgang wiederholt sich bei Läuse-Rückfallfieber meist 1- bis 2-mal**, bei Zecken-Rückfallfieber bis zu 10-mal. Die Inkubationszeit beträgt ca. **½ bis 2 Wochen**.

HP-Praxis

Läuse- oder Zecken-Rückfallfieber?

Anhand der Symptomatik sind diese beiden Formen nicht zu unterscheiden. Läuse-Rückfallfieber verläuft oft schwerer, dafür mit weniger Fieber-Rückfällen. Da ein Heilpraktiker ohne Untersuchung keine Unterscheidung treffen kann, hat er **in beiden Fällen zunächst Feststellungs- und Behandlungsverbot**.

Symptome, Komplikationen und Prognose

Nach der Inkubationszeit kommt es plötzlich zu **schnellem Fieberanstieg mit Schüttelfrost** auf bis zu 40/41 °C. Es entwickelt sich ein **schweres Krankheitsbild** mit Kopf-, Glieder- und Rückenschmerzen, Übelkeit, Erbrechen, Leber- und Milzschwellung, evtl. Ikterus. Typisch sind auch Benommenheit und Nasenbluten durch Thrombopenie aufgrund der Bakteriämie. Manchmal tritt auch ein petechiales Exanthem auf.

Nach ca. 1 Woche fällt das Fieber schnell ab mit Schweißausbrüchen, um nach ca. 1 Woche erneut aufzutreten. Die erneuten Fieber-Rückfälle sind aufgrund einer zunehmenden Immunität schwächer.

HP-Praxis

Differenzialdiagnose

Bei plötzlich hohem Fieber mit Schweißausbrüchen und schwerem Krankheitsgefühl muss v. a. auch an **Malaria, Gelbfieber, Leptospirose** oder **Fleckfieber** gedacht werden.

Mögliche Komplikationen sind Entzündungen des Herzens mit Kreislaufversagen, der Nieren mit akutem Nierenversagen, von Lunge, Hirnhäuten und Nerven sowie Blutungsneigung. Bei der Antibiotikatherapie können Endotoxine beim Bakterienzerfall eine sog. **Jarisch-Herxheimer-Reaktion** mit septischem Schock auslösen. Die **Letalität** beträgt bei **unbehandeltem** Läuse-Rückfallfieber **30–40 %,** mit Antibiotika 1–3 %.

Diagnostik, Therapie und Prophylaxe

Der Verdacht ergibt sich aus den anamnestischen und klinischen Hinweisen. Die Diagnose wird gesichert über eine **mikroskopische Untersuchung** des Blutes: entweder durch Dunkelfeldmikroskopie (Spirochäten sind im Dunkelfeldmikroskop gut sichtbar) oder in einem angefärbten Blutausstrich im normalen Mikroskop.

Zur Therapie kommen **Antibiotika** (Tetrazykline, Penicillin) zum Einsatz. An die mögliche Jarisch-Herxheimer-Reaktion (s. o.) muss gedacht werden. Deshalb sollte die Therapie im Krankenhaus stattfinden.

Vorbeugend sind Hygiene, Insektizide und **Läusebekämpfung** (Unterkünfte, Lager, Kleidung, Wäsche) wichtig. Bei Läusebefall muss die Wäsche bei mindestens 60 °C gewaschen oder desinfiziert werden. Auch ein Einfrieren bei −18 °C in gut verschlossenen Plastiksäcken für mindestens 2 Tage tötet die Läuse ab. Eine **Impfung gibt es nicht**. Eine Reinfektion nach kurzer Zeit ist möglich.

Fazit – Das müssen Sie wissen

Läuse-Rückfallfieber

Erreger ist das Bakterium **Borrelia recurrentis,** Überträger sind **Kleiderläuse**. Symptome: plötzliches **hohes Fieber mit Schüttelfrost und schwerem Krankheitsgefühl** über ca. 1 Woche sowie Benommenheit, Nasenbluten, Petechien, Leber- und Milzschwellung mit Ikterus. Danach schneller Abfall des Fiebers unter Schweißausbrüchen, nach ca. 1 Woche erneuter Fieberanstieg. Insgesamt **meist 1–2 Fieberrückfälle**.
Therapie: Antibiotika; wenn möglich stationär aufgrund einer potenziellen Jarisch-Herxheimer-Reaktion. Es besteht nur kurzzeitige Immunität. Bekämpfung von Läusen als Prophylaxe. Ausgeschlossen werden müssen: Zecken-Rückfallfieber (nicht im IfSG), Malaria, Gelbfieber, Fleckfieber (auch durch Kleiderläuse übertragen) und Leptospirose.
Borrelia recurrentis steht in § 7 IfSG, Labore haben Meldepflicht bei Erregernachweis.
Der Heilpraktiker hat **keine Meldepflicht,** aber **Behandlungsverbot.**

Brucellose (Brucella sp.)

Definition

Brucellose

Brucellose ist eine **Zoonose** von **Haus- und Nutztieren,** die direkt oder indirekt auf den Menschen übertragen werden kann. Ausgelöst wird sie durch verschiedene **Bakterien** der Gattung **Brucella**. Sie befallen v. a. **lymphatische Organe**.

HP-Praxis

IfSG – Brucellose

§ 7: Brucella sp.
§ 24: Behandlungsverbot für Heilpraktiker

Vorkommen und Infektionsweg

Nur einige Brucellen sind menschenpathogen, dazu gehören u. a. Brucella abortus bei Rindern (Erkrankung beim Menschen = **Morbus Bang**), Brucella mellitensis bei Schafen und Ziegen (Erkrankung beim Menschen = Maltafieber), Brucella suis bei Schweinen (Erkrankung beim Menschen = Schweinebrucellose).

Die Übertragung erfolgt meist über **Lebensmittel** (Fleisch, nicht pasteurisierte **Milch**) oder **Kontakt** mit infizierten Tieren. Eine Übertragung von Mensch zu Mensch ist sehr selten.

Pathophysiologie

Brucellosen verlaufen zyklisch. Die Brucellen dringen über Haut und Schleimhäute (Magen-Darm-Trakt, Atemwege, Augen, Haut) in den Körper ein und werden dort von Fresszellen phagozytiert. Sie überleben häufig und gelangen mit den Fresszellen in die Lymphknoten. Von dort können sie sich hämatogen in fast alle Organe ausbreiten. Primär betroffen sind die lymphatischen Organe **Milz, Leber** und **Lymphknoten**. In diesen Organen bilden sich entzündliche Granulome, sog. **Bang-Granulome**. Bei Ausbleiben einer Antibiotikatherapie kann es als Komplikation zu **Organentzündungen** kommen. Die Inkubationszeit beträgt **5–60 Tage**.

Symptome, Komplikationen und Prognose

Der Beginn ist schleichend (M. Bang) oder plötzlich (Maltafieber). Es treten Müdigkeit, Nachtschweiß, Gewichtsabnahme, Kopf-, Muskel- und Gelenks**schmerzen**, **Lymphknoten-, Leber- und Milzschwellung** auf. Hohes Fieber wechselt wellenförmig ab mit fieberfreien Intervallen: **undulierendes Fieber**. Dabei bestehen eine **relative Bradykardie** und **Leukopenie**.

Es werden folgende Verläufe unterschieden:

- **subklinisch**: 90 % der Infektionen verlaufen symptomlos.
- **akute Brucellose**: Die Erkrankung dauert 1–3 Wochen.
- **subakute Brucellose**: Langer Verlauf über 3– 2 Monat.
- **chronische Brucellose**: Dauer über 1 Jahr

Als Komplikation können die Brucellen über das Blut in **fast alle Organe streuen** (z. B. Herz, Lunge, Gehirn, Nerven, Blut, Milz, Geschlechtsorganen) und dort zu **granulomatösen Entzündungen** führen.

Die **Letalität** ist unbehandelt **sehr gering** (< 2 %). Häufigste Todesursache ist die Endokarditis.

Diagnostik, Therapie und Prophylaxe

Für eine sichere Diagnose sind labortechnische Nachweise wie Kulturen (Blut, Urin, Lymphknotenmaterial, Knochenmark) und Antikörpernachweis (Blut oder Liquor) nötig.

Weil die Erreger intrazellulär persistieren und deshalb zu hohen Rezidivraten führen können, kommen i. d. R. **längerdauernde Kombinationstherapien mit verschiedenen Antibiotika** zum Einsatz (z. B. Doxycyclin plus Rifampicin oder Streptomycin).

Präventive Maßnahmen sind die **Bekämpfung der Brucellose bei Tieren** und **Meidung von Infektionsquellen.** Dazu gehört auch das Pasteurisieren der Milch sowie Verzicht auf rohes Fleisch und Milch aus Endemiegebieten. Bei beruflicher Exposition sind arbeitshygienische Maßnahmen anzuwenden (Handschuhe, Schutzkleidung etc.)

Fazit – Das müssen Sie wissen

Brucellosen

Zoonosen, hervorgerufen durch Bakterien der Gattung Brucella, die v. a. durch Nutztiere auf den Menschen übertragen werden: Rinder → Morbus Bang, Ziegen und Schafe → Maltafieber, Schweine → Schweinebrucellose. Übertragung meist durch Kontakt oder Verzehr von rohem Fleisch oder Rohmilch.
Brucellen führen zu **granulomatösen (knotigen) Entzündungen** v. a. in **lymphatischen Organen** (Lymphknoten, Milz, Leber). Streuung über den Blutkreislauf in andere Organe.
Symptome: wellenförmiges (**undulierendes**) **Fieber,** unspezifische Krankheitssymptome wie Kopf-, Muskel-, Gelenksschmerzen, Müdigkeit, Nachtschweiß und Gewichtsabnahme, **relative Bradykardie und Leukopenie**. Meist symptomlos.
Brucella sp. steht in § 7 IfSG, Labore haben Meldepflicht bei Erregernachweis.
Der Heilpraktiker hat **keine Meldepflicht,** aber **Behandlungsverbot.**

Tularämie (Francisella tularensis)

Definition

Tularämie

Tularämie (Hasenpest) ist eine seltene **Zoonose** v. a. von **Hasen und Nagetieren,** verursacht durch das Bakterium **Francisella tularensis**. Sie kann auf den Menschen übertragen werden und hat Ähnlichkeit mit der Pest (Lymphknotenentzündungen).

HP-Praxis

IfSG – Tularämie

§ 7: Francisella tularensis
§ 24: Behandlungsverbot für Heilpraktiker

Infektionsweg

Eintrittsstelle ist meist die **Haut** durch **Kontakt** mit infizierten Tieren oder **Vektoren** (Insektenstiche, Zeckenbisse etc.). Auch die Augenbindehaut kann Eintrittsstelle sein, selten der **Magen-Darm-Trakt** durch Verzehr von ungenügend erhitztem infiziertem Fleisch oder infiziertes Wasser oder die Lunge über Staubinhalation. Eine Übertragung von Mensch zu Mensch ist nicht bekannt.

Pathophysiologie, Symptome, Komplikationen und Prognose

Die Erkrankung beginnt oft mit **hohem Fieber und Schüttelfrost**. An der Eintrittsstelle entsteht ein **Primärkomplex**: ein relativ kleines **Geschwür** mit zugehöriger **Lymphknotenentzündung**. Die Lymphknoten können ähnlich wie bei der Pest groß und eitrig zerstört werden. Je nach Eintrittspforte spricht man von

- **äußerer Tularämie**: **80 % Haut, v. a. Hände**; selten Auge (einseitige Konjunktivitis, regionale Lymphknotenentzündung) oder Mund-Rachen-Bereich (Geschwüre im Mund, Lymphknotenentzündung im Kiefer-Hals-Bereich).
- **innerer Tularämie**: Lunge (mit Lungensymptomen, Hiluslymphknoten-Entzündung) oder Magen-Darm-Trakt (Gastroenteritis-Symptome).

Durch hämatogene Streuung kann eine Generalisierung erfolgen mit Endokarditis, Meningitis, Leber- und Nierenversagen, Sepsis.

Bei rechtzeitiger Therapie gibt es nur selten Todesfälle. **Unbehandelt** besteht eine **Letalität von bis zu 60 %.** Die Inkubationszeit beträgt **1–14, meist 3–5 Tage**.

Diagnostik, Therapie und Prophylaxe

Der Erreger kann durch Kulturen nachgewiesen werden, weitere Nachweise sind Nukleinsäure-Verfahren (PCR) und Antigen-Nachweise. Erst ab der 2. Woche ist ein Blutnachweis (Hämagglutinationstest) möglich

Die **Therapie** erfolgt durch **Antibiotika**. Nach überlebter Krankheit entwickelt sich eine lange Immunität.

Zur Vorbeugung sind v. a. für beruflich Exponierte (Jäger, Tierärzte u. Ä.) Schutzmaßnahmen (Kleidung, Handschuhe, Atemmaske etc.) empfohlen. Fleisch von Hasen und Wildtieren sollte nur gut durchgegart verzehrt werden. Es gibt eine Impfung, die aber in Deutschland nicht zugelassen ist.

Fazit – Das müssen Sie wissen

Tularämie

Seltene **Zoonose v. a. von Hasen und Nagetieren**, verursacht durch das Bakterium **Francisella tularensis**. Übertragung durch die Aufnahme von infiziertem Wasser oder Fleisch, das ungenügend erhitzt wurde, oder durch Staubinhalation.
Symptome: zu Beginn **hohes Fieber und Schüttelfrost**, an der Eintrittsstelle **Geschwür** mit zugehöriger regionärer **Lymphknotenentzündung**. Die Lymphknoten können ähnlich wie bei der Pest sehr groß und eitrig zerstört werden. **Äußere Tularämie:** Haut (80 %), Augen oder Mund/Rachen betroffen; **innere Tularämie** (selten): Lunge oder Verdauungstrakt betroffen. Lebensgefährliche Komplikation: **hämatogene Streuung** in viele Organe mit Meningitis, Herz-, Leber-, Nierenversagen und Sepsis.
Therapie: **Antibiotika**. Unbehandelt besteht eine Letalität von bis zu 60 %.
Francisella tularensis steht in § 7 IfSG, Labore haben Meldepflicht bei Erregernachweis.
Der Heilpraktiker hat **keine Meldepflicht,** aber **Behandlungsverbot.**

Gelbfieber (Gelbfiebervirus)

Definition

Gelbfieber

Das Gelbfiebervirus wird v. a. durch Aedes-**Stechmücken** übertragen und kommt in **tropischen Gebieten Afrikas und Südamerikas** vor. Es führt zu hohem Fieber, Hepatitis mit Ikterus, Nephritis und Blutungsneigung.

HP-Praxis

IfSG – Gelbfieber

§ 6: Virale hämorrhagische Fieber; Meldepflicht bei Verdacht, Erkrankung und Tod (VET).
§ 7: Gelbfiebervirus; Meldepflicht für Labore bei Erregernachweis.
§ 24: Behandlungsverbot für Heilpraktiker.

Vorkommen und Infektionsweg

Erregerreservoire des Gelbfiebervirus sind v. a. Affen. Eine Übertragung erfolgt v. a. vektoriell durch **Aedes-Mücken**. Die direkte Übertragung von Mensch zu Mensch ist nur durch **Blutkontakt** möglich. Je nach Ort und Art der Infektion spricht man auch von Dschungel-Gelbfieber (Affe-Mücke-Mensch) oder Stadt-Gelbfieber (Mensch-Mücke-Mensch).

Pathophysiologie

Der klinische Verlauf kann **sehr unterschiedlich** sein: von häufig asymptomatisch über mild bis tödlich. Kommt es zu Symptomen, ist der Verlauf zyklisch: 3–4 Tage grippales **Prodromalstadium**, danach sog. **„toxische Phase“**. Bei vielen Menschen heilt die

Krankheit nach dem Prodromalstadium aus. Die Inkubationszeit beträgt **3–6 Tage**.

Symptome, Komplikationen und Prognose

Gelbfieber verläuft in vielen Fällen **asymptomatisch**. Gelbfieber beginnt mit **plötzlich hohem Fieber**, relativer Bradykardie, Kopf-, Kreuz- und Gliederschmerzen, Übelkeit, Erbrechen. Nach 3–4 Tagen fällt das Fieber. Bei vielen Menschen tritt eine Genesung ein. Bei ca. 15 % kommt es nach 1–2 Tagen erneut zu einem mäßigen Fieberanstieg, der sog. **„toxischen Phase"**. Gelbfieber hat eine **2-gipfelige Fieberkurve: erst hoch, danach mäßig**. Im toxischen Organstadium besteht weiterhin relative Bradykardie. Es kommt zu **Hepatitis mit Ikterus, Blutungsneigung** (durch die Leberschädigung) und **Nephritis**.

Die Gesamtletalität wird mit 10–20 % angegeben. Die tödlichen Komplikationen sind nach 1–2 Wochen: **Leberkoma, Nierenkoma, Herz-Kreislauf-Versagen** und **Enzephalopathie**.

Zusatzinfo

Ähnliche Symptome – Leptospirose

Leptospirose sollte als Differentialdiagnose mitbedacht werden, da sie ähnliche Symptome verursacht: **2-gipfelige Fieberkurve** (erst hoch, dann mäßig), **Hepatitis mit Ikterus**, **Nephritis**. Ggf. **Blutungsneigung** und **Enzephalitis**.

Diagnostik, Therapie und Prophylaxe

Hinweise ergeben sich aus der **Reiseanamnese** und der typischen **Symptomatik**. In der **Blutuntersuchung** sind die Leber- und Nierenwerte erhöht, die Thrombozyten vermindert und die Gerinnungswerte pathologisch. Weiterhin werden Antikörpernachweis und Virusnachweis genutzt.

Die Patienten werden **intensivmedizinisch** versorgt. Es gibt keine ursächliche (Virus-) Therapie, die Therapie erfolgt **symptomatisch**.

Die Prophylaxe umfasst eine **Reiseimpfung** (Lebendimpfstoff, mindestens 10 Tage vor Reisebeginn durchzuführen, nur in von der WHO zugelassenen Impfstellen möglich, hält nach WHO lebenslang) und eine angemessene **Expositionsprophylaxe** gegen die Mücken. Darüber hinaus wird die **Vektorbekämpfung** mittels Insektiziden versucht.

Fazit – Das müssen Sie wissen

Gelbfieber

Erreger ist das **Gelbfiebervirus**, das v. a. durch **Aedes-Mücken** übertragen wird. Der Verlauf ist häufig **asymptomatisch**.
Symptome: **hohes Fieber** und relative **Bradykardie**. Danach häufig Ausheilung. Bei schwerer Erkrankung **Hepatitis** (mit Ikterus), **Blutungsneigung** und **Nephritis**. Es gibt eine Impfung.
Gelbfiebervirus steht in § 7 IfSG, Labore haben Meldepflicht bei Erregernachweis.
Der **Heilpraktiker** hat **Behandlungsverbot** und sollte den Verdacht auf Gelbfieber **melden** (VHF).

Leptospirosen (Humanpathogene Leptospira sp.)

Definition

Leptospirose

Leptospirose ist eine **Zoonose** von verschiedenen **Wild- und Nutztieren**, Erreger sind (je nach Tier) verschiedene Bakterien der Gattung **Leptospira**. **M. Weil** ist in Deutschland die gefährlichste Form. Humanpathogen ist die Spezies Leptospira interrogans.

HP-Praxis

IfSG – Leptospirose

§ 7: Humanpathogene Leptospira sp.; Meldepflicht für Labore bei Erregernachweis
§ 24: Behandlungsverbot für Heilpraktiker

Vorkommen und Infektionsweg

Leptospiren sind in Deutschland selten. Erregerreservoir der Leptospiren sind v. a. Nagetiere (**Ratten**, Mäuse), die selbst nicht erkranken. Die Infektion geschieht v. a. durch Kontakt mit ausgeschiedenem **Urin** (Wasser, Seen etc.). Eintrittspforten sind (verletzte) Haut und Schleimhäute. Leptospirose gilt als Berufskrankheit von Kanalarbeitern, Bergleuten Reisbauern, Schlachthofpersonal, Metzgern, Veterinären, Tierhaltern, Laborpersonal etc.

Zusatzinfo

Gelbfieber

Gelbfieber hat sehr ähnliche Symptome wie die Leptospirose, v. a. wie **M. Weil**.

Pathophysiologie, Symptome, Komplikationen und Prognose

Der klinische Verlauf kann **sehr unterschiedlich** sein: von milden grippalen Symptomen bis zu tödlichen Verläufen. Häufig verläuft die Erkrankung in **2 Stadien**: 1 Woche „septikämisch" mit **plötzlich hohem Fieber (39–40 °C)** mit Kopf-, Gelenk- und Muskelschmerzen. Häufig sind auch Konjunktivitis, gastrointestinale Symptome und manchmal ein Exanthem. Nach einigen Tagen fällt das Fieber ab und die Krankheit heilt bei 90 % aus. Ansonsten kommt es bei ca. 10 % der Erkrankten (v. a. bei M. Weil) nach 2–3 Tagen erneut zu einem Fieberanstieg, der sog. **„Immunphase"**, die bis zu 30 Tage dauern kann. In dieser Phase kommt es zur Antikörperproduktion und Leptospiren-Ausscheidung über den Urin. Das Fieber ist in dieser Phase nur mäßig hoch, Leptospirose hat eine **2-gipfelige Fieberkurve**: erst hoch, dann mäßig. Es kommt zur **Leberfunktionsstörung** mit Ikterus, zu **Nephritis** und zur **Meningitis**. Bei schwerem Verlauf (**Morbus Weil**) kann die **Letalität bis zu 30 %** betragen. Komplikationen sind neben einer 4 Wochen lang andauernden Konjunktivitis v. a. **Nieren- und Leberversagen, Blutungsneigung** (durch Thrombopenie bei Leberversagen) und **pulmonale Hämorrhagien** mit respiratorischer Insuffizienz. Die Inkubationszeit beträgt **1–2 Wochen**.

Diagnostik, Therapie und Prophylaxe

Die Erreger können in Blut, Liquor und Urin nachgewiesen werden. Ab Ende der 1. Krankheitswoche Antikörpernachweis.

Die Therapie erfolgt mit **Antibiotika** (Penicillin, Amoxicillin, Doxycyclin). Risikogruppen wird eine **Expositionsprophylaxe** empfohlen (wasserdichte Schutzkleidung, Handschuhe, Schutzbrille). Hunde sollten regelmäßig gegen Leptospirose geimpft werden.

Fazit – Das müssen Sie wissen

Leptospirose

Leptospirosen sind **Zoonosen** von Wild- und Nutztieren (insb. Nagetiere); die Erreger sind Bakterien der Gattung **Leptospira**. Die Übertragung geschieht durch Kontakt mit Urin (z. B. kontaminiertes Wasser) über kleine Hautverletzungen und Schleimhäute.

Leptospirose verläuft häufig biphasisch mit 2-gipfliger Fieberkurve. Zunächst sog. „septikämischen Phase" mit **plötzlich hohem Fieber (39–40 °C)**, Kopf-, Gelenk- und Muskelschmerzen, evtl. Konjunktivitis und gastrointestinalen Symptomen, Exanthem. Fieberabfall nach einigen Tagen, die Krankheit heilt meist aus. Bei ca. 10 %, v. a. bei Morbus Weil, nach 2–3 Tagen erneuter Fieberanstieg („Immunphase") mit mäßigem Fieber, ggf. Leberfunktionsstörung mit Ikterus und Nephritis (evtl. mit Nierenversagen), Meningitis. Nach 3–4 Wochen klingen die Symptome ab.

Humanpathogene Leptospira sp. stehen in § 7 IfSG, Meldepflicht für Labore bei Erregernachweis.

Der Heilpraktiker hat **Behandlungsverbot.**

Listeriose (Listeria monozytogenes)

Definition

Listeriose

Listeriose ist eine Infektionskrankheit durch das Bakterium **Listeria monocytogenes** mit hoher Durchseuchungsrate. Gefährlich ist v. a. die **Embryopathie**.

HP-Praxis

IfSG – Listeriose

§ 7: Listeria monocytogenes. Die Meldepflicht für Labore nur bei direktem Nachweis aus Blut, Liquor oder anderen normalerweise sterilen Substraten sowie aus Abstrichen von Neugeborenen (Embryopathie).

§ 24: Behandlungsverbot für Heilpraktiker

Vorkommen und Infektionsweg

Listeria monocytogenes ist weit verbreitet und kommt im Erdreich, im Wasser, auf Pflanzen und in Nahrungsmitteln tierischen und pflanzlichen Ursprungs vor.

Die Übertragung geschieht hauptsächlich über **rohe Lebensmittel**, wie Rohmilch, Rohmilchprodukte (z. B. Käse), Butter, rohes ungenügend erhitztes Fleisch, Rohwurst, rohen Fisch (Räucherlachs), gedüngten Salat, Gemüse etc. Pasteurisierung tötet die Listerien zuverlässig ab, bei Kühlschranktemperaturen hingegen können sie sich noch vermehren.

In der **Schwangerschaft** kann das Bakterium eine **intrauterine Infektion des Fötus** mit septischer Frühgeburt oder sogar Abort verursachen.

Pathophysiologie

Listerien können die Magensäure überstehen und werden von den Zellen der Darmschleimhaut aufgenommen. Von dort verbreiten sie sich hämatogen und lymphogen in andere Organe. Die Inkubationszeit kann **3 Tage bis 3 Monate** betragen.

Symptome, Komplikationen und Prognose

Bei der Symptomatik können 4 Formen unterschieden werden:

- **Erwachsene mit gutem Immunsystem**: Hier verläuft die Infektion **meist symptomlos**. Ansonsten vorübergehende **Gastroenteritis** und/oder **grippale Symptomatik.**
- **Immungeschwächte**: Bei Säuglingen, älteren Menschen, chronisch Kranken, AIDS-Patienten oder Organtransplantierten mit Immunsuppressiva kann die Listerose zu einer lebensgefährlichen Krankheit werden. Symptome sind **grippal, Erbrechen und Durchfall,** eitrige **Meningoenzephalitis** und **Sepsis** mit Absiedlungen (anderen Organbeteiligungen).
- **Schwangere**: Sie haben ein ca. 10-mal höheres Infektionsrisiko. Bei Schwangeren verläuft die Infektion **oft** auch **symptomlos** oder grippal. Es können (selten) **Harnwegs- und Gebärmutterentzündungen** auftreten.
- **Embryopathie**: Bei diaplazentarer Infektion kann es zu **Fehlgeburt** oder **Frühgeburt** kommen. Oft entstehen **Meningoenzephalitis** mit körperlicher und geistiger Behinderung, **Hepatitis** mit Ikterus, **Pneumonie** und Hautausschläge.

Diagnostik, Therapie und Prophylaxe

Der **kulturelle Erregernachweis** (z. B. aus Blut oder Liquor) sichert die Diagnose. Die Infektion wird **antibiotisch** (Amoxicillin, Ampicillin) behandelt.

Prophylaxe. Schwangere und Immungeschwächte sollten u. a. auf folgende Lebensmittel verzichten:

- Rohfleischerzeugnisse (z. B. Hackepeter) und Rohwurst (z. B. Salami)
- rohen Fisch sowie geräucherte und marinierte Fischerzeugnisse
- vorgeschnittene verpackte Blattsalate (Blattsalate selbst frisch zubereiten)
- Rohmilchprodukte

Fazit – Das müssen Sie wissen

Listeriose

Erreger: Listeria monoytogenes, Übertragung v. a. über kontaminierte (rohe) **Lebensmittel**. Infektion meist symptomlos bei **Immunkompetenten**, ggf. Gastroenteritis, evtl. grippal. Bei **Immungeschwächten** Meningoenzephalitis und Sepsis. Bei **Schwangeren** Übertragung auf das Ungeborene, Gefahr der Fehlgeburt, Frühgeburt, Meningoenzephalitis, Hepatitis, Pneumonie.

Therapie: Antibiotika. Schwangere und Immungeschwächte: kein Verzehr roher Lebensmittel bzw. diese gut waschen und frisch verzehren.
Listeria monocytogenes steht in § 7 IfSG, Labore haben Meldepflicht bei Erregernachweis.
Der Heilpraktiker hat **keine Meldepflicht,** aber **Behandlungsverbot.**

Lepra (Mycobacterium leprae)

Definition

Lepra

Lepra ist eine **chronische** Infektionskrankheit, ausgelöst durch **Mycobacterium leprae**. Sie zeigt sich v. a. an **Haut, Nerven** und evtl. inneren Organen. Sie führt häufig zu Verstümmelungen.

HP-Praxis

IfSG – Lepra

§ 7: Mycobacterium leprae
§ 24: Behandlungsverbot für Heilpraktiker

Vorkommen und Infektionsweg

Lepra (früher „Aussatz") ist eine der ältesten Krankheiten und kam früher weltweit vor. Heute existiert sie noch endemisch in tropischen und subtropischen Gebieten.

Die Übertragung geschieht v. a. durch **Tröpfcheninfektion von Mund- und Nasensekret**. Lepra ist nur schwach ansteckend, deshalb ist für die Übertragung ein **langfristiger enger Kontakt** mit einem Infizierten nötig.

Pathophysiologie

Mykobakterien sind säurefest. Sie überleben in Makrophagen und können sich dort vermehren. Mycobacterium leprae befällt neben den **Makrophagen** auch die **Schwann-Zellen** des Nervensystems. Die Nerven können absterben, dadurch gehen u. a. Kälte- und Schmerzempfinden verloren. Verletzungen bleiben unbemerkt und infizieren sich. Durch die Sensibilitätsstörung, die Infektion und die schlechte Versorgung können Körperbereiche absterben.

Nach einem uncharakteristischen Frühstadium (**indeterminierte Lepra**) kommt es je nach Immunstatus zu einer der folgenden Lepraformen:

- **tuberkuloide Lepra:** bei geringer Bakterienzahl und guter Immunitätslage
- **lepromatöse Lepra:** bei hoher Bakterienzahl und schlechter Immunitätslage
- **Borderline-Lepra:** bei schwankender Immunitätslage

Die Inkubationszeit liegt **zwischen 6 Monaten und 10 Jahren.**

Abb. 6.3 Typische Hauterscheinungen bei Lepra.

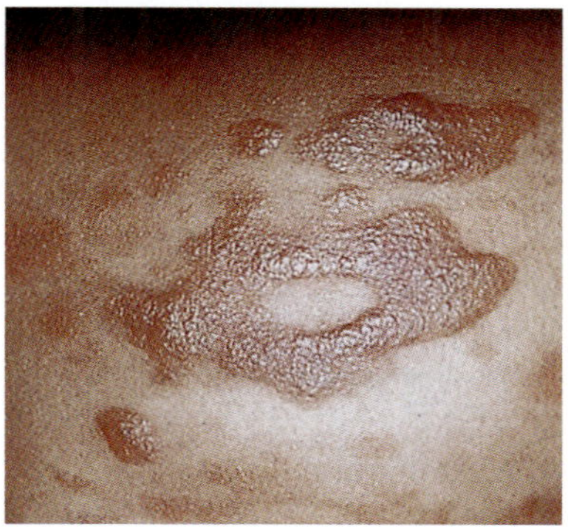

Borderline-lepromatöse Lepra: charakteristisch konfigurierte, flach erhabene, bräunlich-rötliche, zentral abgeheilte, scharf begrenzte Herde am Stamm eines 60-jährigen Mannes. *Abb. aus: Bahmer F. Lepra. In: Moll I, Hrsg. Duale Reihe Dermatologie. 8. vollständig überarbeitete Auflage. Thieme; 2016*

Symptome, Komplikationen und Prognose

Die Symptome variieren je nach Lepraform:

- **indeterminierte Lepra**: **depigmentierte Stellen** auf der Haut, **Sensibilitätsstörungen**. Diese Form kann ausheilen oder sich zur tuberkuloiden oder lepromatösen Form entwickeln.
- **tuberkuloide Lepra**: **asymmetrisch, scharf begrenzte**, raue und evtl. leicht erhabene **Flecken** auf der **Haut**. **Knotige Nervenverdickungen**. Sensibilitätsstörungen mit **herabgesetztem Schmerzempfinden** und **Lähmungen**. Verletzungen werden ggf. nicht bemerkt.
- **lepromatöse Lepra**: schwerste, aber seltene Form der Lepra. Symmetrische, unscharf begrenzte Flecken auf der Haut, typisch **knollige Knoten** (**Leprome**), die meist im Gesicht beginnen: **Löwengesicht**. **Verstümmelungen** möglich durch geschädigte Nerven. Im Endstadium ggf. Erblindung durch befallene Schleimhäute und **Zerfall der inneren Organe**. Tod meist durch Sekundärinfektion.
- **Borderline-Lepra**: Die Symptomatik schwankt je nach Immunitätslage zwischen der tuberkuloiden und der lepromatösen Lepra (► **Abb. 6.3**).

Diagnostik, Therapie und Prophylaxe

Wegweisend sind die Anamnese sowie die charakteristische Symptomatik. Mykobakterien können mit der **Ziehl-Neelson-Färbung** nachgewiesen werden, es gibt einen Antikörpertest.

Lepra gilt heute als heilbar. Die Therapie besteht aus einer Kombinationstherapie mit **mehreren Antibiotika über Monate bis Jahre**. Eine Isolation der Erkrankten ist nicht mehr notwendig.

Enger Kontakt mit infizierten Personen sollte gemieden oder es sollten Schutzmaßnahmen getroffen werden: ausreichende Hygiene, fachgerechte Abfallentsorgung. Die WHO empfiehlt bei Menschen, die Kontakt mit einem Lepra-Kranken hatten, eine Postexpositionsprophylaxe (PEP).

Fazit – Das müssen Sie wissen

Lepra

Erreger ist **Mycobacterium leprae**, übertragen durch **Tröpfcheninfektion von Mund- und Nasensekret**. Die Ansteckung ist gering; Inkubationszeit: Monate bis Jahre.
Symptome: an der **Haut** (je nach Verlaufsform) **Flecken bis Knoten**; an den **Nerven Verdickungen, Sensibilitätsstörungen** (auch: Schmerzempfinden ↓), **Lähmungen**. Durch die Sensibilitätsstörung werden Verletzungen ggf. nicht bemerkt → Infektionen und **Verstümmelungen**. Befall der inneren Organe im Endstadium.
Frühstadium: **indeterminierte Lepra**. Daraus entwickelt sich je nach Immunitätslage:

- **tuberkuloide Lepra:** bei geringer Bakterienzahl und guter Immunitätslage
- **lepromatöse Lepra:** bei hoher Bakterienzahl und schlechter Immunitätslage
- **Borderline-Lepra:** bei schwankender Immunitätslage

Meist Kombinationstherapie mehrere Antibiotika über Monate bis Jahre.
Mycobacterium leprae steht in § 7 IfSG, Labore haben Meldepflicht bei Erregernachweis.
Der **Heilpraktiker** hat **keine Meldepflicht,** aber **Behandlungsverbot.**

MRSA

Definition

MRSA

MRSA (**Methicillin-resistenter Staphylococcus aureus)** ist das Bakterium Staphylococcus aureus, das eine Resistenz gegen Beta-Laktam-Antibiotika ausgebildet hat. MRSA verursachen v. a. nosokomiale **antibiotikaresistente Haut- und Schleimhautinfektionen** mit tiefen Entzündungen, die zu Sepsis, toxischem Schocksyndrom und Multiorganversagen führen können.

HP-Praxis

IfSG – MRSA

§ 7: Staphylococcus aureus, Methicillin-resistente Stämme; Meldepflicht für Labore nur für den Nachweis aus Blut oder Liquor
§ 24: Behandlungsverbot für Heilpraktiker

Vorkommen und Infektionsweg

Staphylokokken sind Bakterien, die natürlicherweise auf Haut und Schleimhäuten von Mensch und Tier vorkommen können. Methicillin-resistente Staphylococcus-aureus-Stämme sind resistent gegen bestimmte Antibiotika, die bei Staphylokokken-Infektionen eine hohe Wirksamkeit besitzen. MRSA hat eine besondere Bedeutung als Erreger von Krankenhausinfektionen (**nosokomiale Infektionen**), tritt aber auch im ambulanten Bereich auf (cMRSA = community acquired MRSA). Da Staphylococcus aureus fakultativ pathogen ist, gibt es **gesunde MRSA-Träger**. Nach Aufnahme in eine stationäre Einrichtung und potenzielle Übertragung durch die Hände (Desinfektionsmaßnahmen!) kann es bei Abwehrgeschwächten oder Patienten mit Wunden zu einer Infektion kommen.

Pathophysiologie

Der Mensch ist das Hauptreservoir für Staphylococcus aureus, aber auch Tiere können betroffen sein. Beim Menschen ist bevorzugt der **Nasen-Rachen-Raum** (NNR) besiedelt. Durch die Staphylokokken-Toxine können Hautentzündungen und ein **toxisches Schocksyndrom (TSS)** auftreten.

Die **Inkubationszeit** beträgt bei oral aufgenommenem **Staphylokokken-Toxin 2–6 Stunden**, bei Infektion mit den **Bakterien 4–10 Tage**. Eine endogene Infektion kann Monate nach der Besiedelung entstehen.

Symptome, Komplikationen und Prognose

Die Erkrankungen reichen von **Haut- und Weichteilinfektionen** (z. B. Furunkel, Wundinfektionen) und **Abszessbildungen** in den meisten Körperregionen, **Lungenentzündungen** und **NRR-Infektionen** (z. B. Otitis media, Sinusitis, Parotitis) bis hin zu systemischen Infektionen und zur **Sepsis**. Über die **hämatogene Streuung** können Endokarditis oder Meningitis entstehen.

Das **toxische Schocksyndrom (TSS),** ausgelöst durch Bakterientoxine (v. a. Staphylococcus aureus, aber auch β-hämolysierende Streptokokken der Gruppe A) führt zu einem schweren Krankheitsbild mit hohem Fieber, Hautausschlag, Kopf- und Muskelschmerzen, Übelkeit, Erbrechen und Durchfall, Blutdruckabfall bis hin zum Schock und zur Gefahr des **Multiorganversagens**.

Diagnostik, Therapie und Prophylaxe

Die Diagnose wird durch eine Erregerbestimmung mit Resistenzbestimmung durchgeführt, oft über einen Abstrich. Bei Nachweis im Blut- oder Liquor besteht Meldepflicht für die Labore.

Therapiert wird mit **Reserveantibiotika**. Die Betroffenen werden isoliert. Es müssen strenge Hygienemaßnahmen beachtet werden. Antibiotika nicht übermäßig oder unsachgemäß einsetzen.

Fazit – Das müssen Sie wissen

MRSA

MRSA (Methicillin-resistenter Staphylococcus aureus) ist ein Staphylokokken-Stamm (Staphylococcus aureus), der gegen gängige Antibiotika resistent ist. Er besiedelt bei vielen Menschen den Nasenrachenraum und die Haut und wird v. a. über die Hände übertragen. MRSA verursacht **nosokomiale** Infektionen. Die Erkrankungen reichen von Haut- und Weichteilinfektionen, Abszessbildungen, Lungenentzündungen bis hin zu schweren systemischen Infektionen wie Sepsis, toxischem Schocksyndrom und Multiorganversagen.
Therapie: Reserveantibiotika. Sehr wichtig ist die Prophylaxe: Hygiene, Isolation, sachgemäßer Antibiotikaeinsatz.
Der Heilpraktiker hat **keine Meldepflicht,** aber **Behandlungsverbot.**

Enterobacteriaceae und Acinetobacter mit Carbapenem-Nichtempfindlichkeit

Definition

Carbapeneme

Carbapeneme sind **Reserveantibiotika** mit strenger Indikation. Carbapeneme sind bei fast allen pathogenen (grampositiven und gramnegativen) Bakterien wirksam (außer bei Chlamydien und Mykoplasmen).

Zu den Carbapenemen gehören Imipenem, Meropenem, **Doripenem** und Ertapenem. Carbapenem-nichtempfindliche Bakterien sind resistent gegen Carbapeneme (und andere Antibiotika) und deshalb heute kaum noch zu therapieren!

HP-Praxis

IfSG – Enterobacteriaceae und Acinetobacter spp. mit Carbapenem-Nichtempfindlichkeit

§ 7: direkter Nachweis von **Enterobacterales** bei Nachweis einer Carbapenemase-Determinante oder mit verminderter Empfindlichkeit gegenüber Carbapenemen außer bei natürlicher Resistenz; Meldepflicht für Labore nur **bei Infektion** oder **Kolonisation**

Direkter Nachweis von **Acinetobacter spp.** bei Nachweis einer Carbapenemase-Determinante oder mit verminderter Empfindlichkeit gegenüber Carbapenemen außer bei natürlicher Resistenz; Meldepflicht für Labore nur bei **Infektion** oder **Kolonisation**.

§ 24: Behandlungsverbot für Heilpraktiker

HP-Praxis

Behandlungsverbot

Ein Heilpraktiker kann (und darf) Erkrankungen durch Enterobacteriaceae und Acinetobacter spp. mit Carbapenem-Nichtempfindlichkeit nicht nachweisen und kann daher diesen Tatbestand auch nicht kennen. Deshalb darf er so lange behandeln, bis der Verdacht auftaucht oder der Patient eine ärztliche Diagnose hat.

Bei **infektiöser Gastroenteritis** besteht in jedem Fall **Meldepflicht** und **Behandlungsverbot** nach § 6 und § 24.

Vorkommen und Infektionsweg

Enterobacteriaceae. Enterobacteriaceae sind **Darmbakterien**, die auch in der **Umwelt** (Boden, Wasser) vorkommen. Einige **sind pathogen** und können eine Gastroenteritis auslösen. Zu den Enterobacteriaceae gehören u. a. Klebsiella, Enterobacter, Escherichia coli, Proteus, Salmonellen, Shigellen, Yersinien. **Klebsiella, Enterobacter** und **Escherichia coli** sind die häufigsten pathogenen Arten.

Acinetobacter. Acinetobacter sind Bakterien, die in der **Umwelt** (Boden, Wasser) und in **Nahrungsmitteln** (Salat, Gemüse) vorkommen. Bei manchen Menschen sind sie Bestandteil der **Hautflora**. Acinetobacter können Krankheiten beim Menschen hervorrufen (fakultativ pathogen). **Acinetobacter baumannii** hat mit 80 % den größten Anteil an diesen Infektionen.

Aufgrund ihrer Umweltresistenz und der Ausbildung von Antibiotika-Resistenzen sind sie zunehmend als Erreger **nosokomialer Infektionen** von Bedeutung. Eine Übertragung kann über Hände, Bettwäsche, Instrumente, Beatmungsgeräte, Luftbefeuchter etc. erfolgen.

Pathophysiologie

Enterobacteriaceae. Etwa 50 % der nosokomialen Infektionen gehen auf Enterobakterien zurück. Bei Abwehrschwäche oder Antibiotikatherapie können sie sich ausbreiten und sog. opportunistische Infektionen hervorrufen. Beim Bakterienzerfall können Endotoxine entstehen, die zur Jarisch-Herxheimer-Reaktion oder zum septischen Schock (S. 127) führen können. Die Inkubationszeit ist je nach Erkrankung und Bakterium unterschiedlich. Bei einer infektiösen Gastroenteritis ist sie i. d. R. sehr kurz (Stunden bis wenige Tage).

Acinetobacter. Die Ausbreitung von Acinetobacter-Bakterien im menschlichen Körper ist nur unter bestimmten Umständen möglich. Eine Infektion betrifft deswegen i. d. R. abwehrgeschwächte Menschen (Ältere, AIDS, nach Organtransplantationen etc.) Die Inkubationszeit ist je nach Bakterium und Organ unterschiedlich, sie beträgt meist mehrere Tage.

Symptome, Komplikationen und Prognose

Enterobacteriaceae. Pathogene Enterobacteriaceae sind häufig Ursache einer **Gastroenteritis** (E. coli, Salmonellen, u.v.m.). Sie können aber auch **Harnwegsinfektionen** (E. coli), **chronische Bronchitis**, **Pneumonie** (E. coli, Klebsiellen, Proteus, Morganella u. a.), Shigellenruhr (Shigellen) und **Wundinfektionen** verursachen. Komplikationen können Cholangitis, Peritonitis, Meningitis oder Sepsis sein.

Acinetobacter. Sie verursachen eine Vielzahl von Infektionen (bis hin zur **Sepsis**), häufig Atemwegsinfektionen (Tracheobronchitis, **Pneumonie**) mit einer Letalität von bis zu 50 %, zudem **Wundinfektionen, Harnwegsinfektionen** und seltener **Meningitis** nach Gehirnoperationen oder Schädelhirntrauma.

Diagnostik

Enterobacteriaceae. Nachweis aus Stuhlproben, evtl. auch aus Blut, Urin, Galle, Bronchialsekret, Liquor oder Wundabstrichen.

Acinetobacter. Kultivierung aus Trachealsekret, Wund- und Hautabstrichen.

Therapie und Prophylaxe

Bei Enterobacteriaceae und Acinetobacter spp. mit Carbapenem-Nichtempfindlichkeit stehen nur wenige Antibiotika mit eingeschränkter Wirksamkeit und z. T. erheblichen Nebenwirkungen (z. B. Nephro- oder Neuro-Toxizität) zur Verfügung. Daher meist **Kombinationstherapie**.

Vor allem in Krankenhäusern sind **strenge Hygienemaßnahmen** (bis hin zur evtl. räumlichen Isolierung der Betroffenen) erforderlich.

Fazit – Das müssen Sie wissen

Enterobacteriaceae und Acinetobacter spp. mit Carbapenem-Nichtempfindlichkeit

Enterobacteriaceae gehören zur natürlichen Darmflora des Menschen und können **Harnwegsinfektionen** (E. coli), chronische **Bronchitis** und **Pneumonie** (E. coli, Klebsiellen, Proteus, Morganella u. a.) Shigellenruhr (Shigellen) und **Wundinfektionen** verursachen. Häufig: **Gastroenteritis** (E. coli, Salmonellen u.v.m.).
Acinetobacter kommen in der Umwelt und u. U. auf der Haut des Menschen vor. Betroffen sind i. d. R. abwehrgeschwächte Menschen, insbesondere durch **Acinetobacter baumannii**. Häufig: Atemwegsinfektionen (Tracheobronchitis, **Pneumonie**), **Wundinfektionen, Harnwegsinfektionen,** seltener **Meningitis** bis hin zur **Sepsis**.
Carbapeneme sind Reserve-Antibiotika. Beide Erreger sind gegen diese Antibiotika resistent. Aufgrund dieser Resistenz sind sie häufig Auslöser **nosokomialer Infektionen**.
Der Heilpraktiker hat **keine Meldepflicht**, aber **Behandlungsverbot**.

Weitere organübergreifende Infektionskrankheiten in § 7(1) IfSG

Folgende Infektionskrankheiten des § 7(1) IfSG können mehrere Organe betreffen, werden aber im jeweiligen Lernmodul des Hauptorgans besprochen. Hier erfolgt nur eine kurze Beschreibung.

HP-Praxis

IfSG – Weitere organübergreifende Infektionskrankheiten in § 7(1)

§ 7: Jeweilige Erreger werden benannt.
§ 24: Behandlungsverbot für Heilpraktiker
§ 34: „Schulverbot" bei folgenden Krankheiten: EHEC-Enteritis, Hib-Meningitis, Shigellose

Adenoviren-Konjunktivitis

Adenoviren können eine Vielzahl von Erkrankungen auslösen, v. a. Erkrankungen der **Atemwege** sowie **Gastroenteritis** und **Konjunktivitis**. Adenoviren werden ausführlich in den Lernmodulen 8 „Atmung, Lunge, Blut Immunsystem" und Lernmodul 13 „Sinnesorgane" besprochen.

Adenoviren sind nach § 7 IfSG nur bei direktem Nachweis im Konjunktivalabstrich für nachweisende Labore meldepflichtig. Die zugehörige Erkrankung ist die **Adenoviren-Konjunktivitis** (**Keratoconjunctivitis epidemica**). Adenoviren sind hochinfektiös und Adenoviren-Konjunktivitis kommt häufig epidemisch und nosokomial vor. Die Viren werden durch Schmier- oder Tröpfcheninfektion oder über Gegenstände (Handtücher, Augentropfen etc.) ins Auge übertragen. Die Augenentzündung beginnt plötzlich mit Rötung, Schwellung (wallartig um die Hornhaut herum), Schmerzen, starkem Tränenfluss, Lidödemen und Lymphknotenschwellung vor dem Ohr. Die Konjunktivitis dauert ca. 2–4 Wochen. Komplikationen sind tiefergehende Augenentzündungen (z. B. Iridozyklitis) und bleibende Hornhautinfiltrate.

Der Heilpraktiker hat **Behandlungsverbot**!

Escherichia-coli-Erkrankungen

EHEC (§ 7), HUS (§ 6) und sonstige darmpathogene Stämme von EC (§ 7). Zu den Escherichia-coli-Erkrankungen zählen Erkrankungen durch enterohämorrhagische Escherichia coli (EHEC) und sonstige darmpathogene Stämme von Escherichia coli (EC). Das hämolytisch-urämische Syndrom (HUS) ist eine Komplikation der EHEC-Gastroenteritis. Escherichia coli (EC) werden ausführlich im Lernmodul 9 „Ernährung und Verdauung" besprochen, HUS im Lernmodul 8 „Atmung, Lunge, Blut, Immunsystem".

Enterohämorrhagische Escherichia coli (EHEC) und andere darmpathogene Stämme von Escherichia coli (EC) bilden **Toxine**, die die Darmwand schädigen (Shigatoxine), und können **schwere blutige Durchfälle** auslösen. Als lebensbedrohliche Komplikation kann das **enteropathische hämolytisch-urämische Syndrom (HUS)** auftreten. Symptome des HUS sind eine akute Nierenfunktionsstörung, Blutarmut (Anämie) durch den Zerfall roter Blutkörperchen und Hautblutungen (durch Thrombozytopenie).

Am häufigsten treten EHEC-Erkrankungen bei Kindern unter 5 Jahren auf.

HP-Praxis

IfSG – EC, EHEC, HUS

§ 6: infektiöse Gastroenteritis; Meldepflicht bei Verdacht und Erkrankung (**VE**) **in 2 Fällen:**

- wenn die Person im Lebensmittelgewebe arbeitet (42 IfSG) und
- wenn 2 oder mehr Personen mit epidemischem Zusammenhang auftreten.

§ 6: HUS; Meldepflicht bei Verdacht, Erkrankung und Tod (**VET**).
§ 7(1): Escherichia coli: EHEC und **Escherichia coli: sonstige darmpathogene Stämme;** meldepflichtige Erregernachweise für Labore
§ 24: Behandlungsverbot für Heilpraktiker für EHEC-Erkrankungen

Haemophilus influenzae

Haemophilus influenzae wird ausführlich im Lernmodul 8 „Atmung, Lunge, Blut, Immunsystem" besprochen, Typ b zusätzlich im Lernmodul 13 „Sinnesorgane" (Meningitis).

Übertragen wird Haemophilus influenza über Tröpfcheninfektion oder direkten Kontakt. Es werden bekapselte und unbekapselte Bakterien unterschieden, gegen den Kapseltyp b (Hib) gibt es eine Impfung, die als Standardimpfung von der STIKO im Säuglings- und Kleinkindalter empfohlen wird.

Hib – Erkrankungen:

- **fieberhafte Nasen-Rachen-Raum-Infekte**: Sinusitis, Otitis media, Bronchitis, Pneumonie
- **bakterielle Sekundärinfektionen nach Influenza** (mit Pneumonie-Gefahr)
- **Pseudokrupp:** (Laryngitis subglottica)
- **Epiglottitis**: einer der gefährlichsten Kindernotfälle mit Erstickungsgefahr
- **Meningitis:** Letalität unbehandelt 60–90 %, behandelt > 5 %)
- **Sepsis** mit Absiedlungen (Knochen, Gelenke, Herz)

6.2.2 Nichtnamentliche Meldepflicht für Labore § 7(3)

In § 7(3) IfSG sind 6 Erreger genannt, bei denen **Labore** eine **nichtnamentliche Meldepflicht haben**. Diese 6 Erreger sind Treponema pallidum (Syphilis/Lues), HIV (AIDS), Echinococcus sp. (Hunde- und Fuchsbandwurm), Plasmodium sp. (Malaria), Toxoplasma gondii bei konnataler Infektion (Toxoplasmose-Embryopathie) und Neisseria gonorrhoeae mit verminderter Empfindlichkeit gegen Azithromycin, Cefixim oder Ceftriaxon (Gonorrhö). In diesem Kapitel werden die Echinokokken, Malaria und Toxoplasmose besprochen. Syphilis und Gonorrhö werden ausführlich im Lernmodul 10 „Urogenitalsystem", HIV im Lernmodul 8 „Atmung, Lunge, Blut, Immunsystem" besprochen.

Echinokokkose (Echinoccocus sp.)

Definition

Echinokokkose

Echinokokkose ist eine mit Zystenbildung einhergehende Infektion mit dem **Hundebandwurm** oder dem **Fuchsbandwurm**.

HP-Praxis

IfSG – Echinokokkose

§ 7(3): Echinococcus sp.; nichtnamentliche Meldepflicht für Labore bei Erregernachweis
§ 24: Behandlungsverbot für Heilpraktiker

Vorkommen und Infektionsweg

Echinokokken sind **Bandwürmer**, die 4–7 mm lang sind und verschiedene Tiere als Wirte und Zwischenwirte befallen (S. 70). In Deutschland kommen vor:

- **Echinococcus granulosus** (Hundebandwurm, Erkrankung: zystische Echinokokkose)
- **Echinococcus multilocularis** (Fuchsbandwurm, Erkrankung: alveoläre Echinokokkose)

Die von Hund, Fuchs oder Katze ausgeschiedenen **Wurmeier** werden vom Menschen durch Kontakt, kontaminierte Erde oder Verzehr von Bodenfrüchten, Waldbeeren oder Pilzen **oral aufgenommen**. Eine Übertragung von Mensch zu Mensch besteht nicht.

Pathophysiologie

Im Darm entwickeln sich die Eier zu Larven, die durch die Darmwand ins Blut und über **den Blutkreislauf zur Leber** gelangen, in seltenen Fällen auch in andere Organe wie **Lunge**, Gehirn, Nieren, Milz (▶ **Abb. 3.5**).

Zystische Echinokokkose (Hundebandwurm). Die Larven des Hundebandwurmes führen zu wenigen **langsam größer werdenden** flüssigkeitsgefüllten **Zysten** v. a. in der **Leber (70 %)** (▶ **Abb. 6.4**) oder in der **Lunge (20 %).** Die Zysten wachsen **verdrängend** und können **jahrelang symptomlos** bleiben.

Alveoläre Echinokokkose (Fuchsbandwurm). Die Larven des Fuchsbandwurms führen zu **vielen kleinen Zysten** (deshalb „alveolär" und „mulitlocularis") v. a. in der **Leber (95 %)**, evtl. zusätzlich **Lunge (20 %)**. Die Zysten sind **infiltrativ zerstörerisch** und können nach einigen Jahren zur Leberzirrhose und Tod führen.

Inkubationszeit. Die Inkubationszeit kann **bis zu 15 Jahre** umfassen.

Symptome, Komplikationen und Prognose

Die Echinokokkose bleibt **jahrelang symptomlos**. Symptome entstehen bei starker Verdrängung (Hundebandwurm) oder Zerstörung (Fuchsbandwurm) durch die Zysten, bakterieller Sekundärinfektion, Fistelbildung, oder Zystenruptur.

- **Leber**: Meist treten nur **unspezifische rechte Oberbauchbeschwerden** auf. Weitere Lebersymptome können Ikterus, Müdigkeit, Übelkeit sein. Durch Verdrängung kann es zu **Gallenstau** kommen. Platzt eine Zyste, kann dies eine **allergische Reaktion** auslösen, im schlimmsten Fall einen anaphylaktischen Schock.
- **Lunge**: Die Zysten bleiben lange symptomlos. Später kommt es zu **Brustschmerzen**, (blutigem) **Husten**, Atemnot, Pneumonie oder Pleuritis.

Abb. 6.4 Echinokokkose.

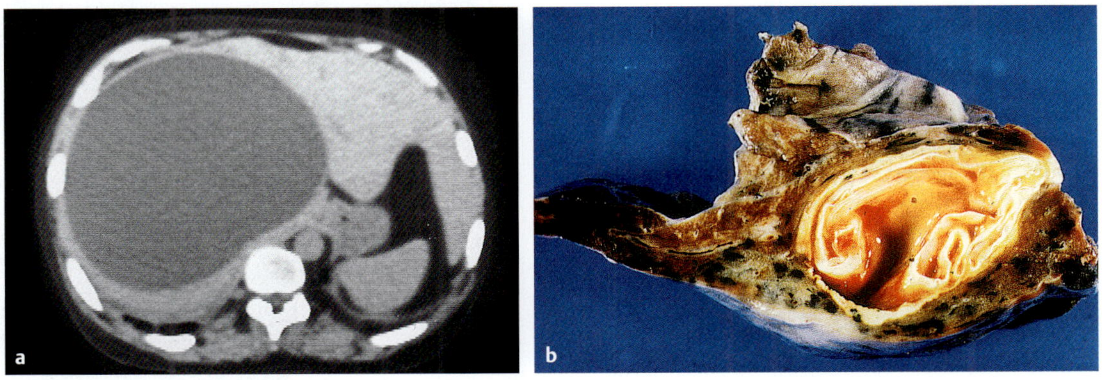

a Die CT-Abdomen-Aufnahme zeigt eine große Echinokokkuszyste im rechten Leberlappen. *Abb. aus: Scherbaum H, Fleck R, Hengstmann J. Helminthen-Infektionen. In: Arastéh K, Baenkler H, Bieber C, Brandt R, Chatterjee T, Dill T, Ditting T, Duckert M, Eich W et al., Hrsg. Duale Reihe Innere Medizin. 4., überarbeitete Auflage. Thieme; 2018*

b Aufgeschnittenes Operationspräparat der Lunge mit Echinokokkuszyste. *Abb. aus: H, Fleck R, Hengstmann J. Helminthen-Infektionen. In: Arastéh K, Baenkler H, Bieber C, Brandt R, Chatterjee T, Dill T, Ditting T, Duckert M, Eich W et al., Hrsg. Duale Reihe Innere Medizin. 4., überarbeitete Auflage. Thieme; 2018*

- **Weitere Organe:** bei Ausbreitung über die Lunge hinaus sind die Symptome vom jeweiligen Organ abhängig und sehr verschieden.

Eine Infektion mit dem Hundebandwurm heilt häufig ohne Therapie aus, die Zysten können durch Operation entfernt werden. Eine alveoläre Echinokokkose (Fuchsbandwurm) führt unbehandelt zum Tod.

Diagnostik

Die Zysten stellen sich im Abdomenultraschall oder CT (Leber) bzw. im Thorax-CT (Lunge) dar. Die Diagnose wird durch Antikörpernachweis gesichert. Im Blut sind ggf. die eosinophilen Granulozyten erhöht (**Eosinophilie**).

Therapie und Prophylaxe

Zystische Echinokokkose (Hundebandwurm). Die Zysten können häufig **operativ entfernt** werden. Alternativ wird die Zyste punktiert, die Flüssigkeit aspiriert und eine Lösung zum Abtöten der Larven injiziert und wieder abgezogen. Unterstützend wird monatelang ein Anthelminthikum (Wurmmittel) verabreicht.

Alveoläre Echinokokkose (Fuchsbandwurm). Hier sind die Zysten **meist inoperabel**. **Anthelminthika** werden in diesen Fällen lebenslang verabreicht.

Eine Impfung gibt es nicht. Hunde (und Katzen) sollten regelmäßig **entwurmt** werden. Frei wachsende bodennahe Nahrungsmittel sollten vor dem Essen **gut gewaschen** werden.

Fazit – Das müssen Sie wissen

Echinokokkose

Echinokokkose ist eine mit Zystenbildung einhergehende Infektion mit dem **Hunde- oder Fuchsbandwurm**. Die mit dem Kot ausgeschiedenen Eier gelangen durch Kontakt oder Verzehr infizierter Lebensmittel in den menschlichen Darm und von dort über den Blutkreislauf zur **Leber**, **seltener in die Lunge**, noch seltener in andere Organe. Die Inkubationszeit beträgt bis zu 15 Jahre.

- **Hundebandwurm (Echinococcus granulosus, Erkrankung: zystische Echinokokkose)**. Eine oder mehrere große Zysten, die verdrängend wachsen. Symptome erst spät, oft uncharakteristisch und abhängig von der Zystenlokalisation (Bauchbeschwerden, Ikterus oder Brustschmerzen, Husten, Atemnot etc.). Ggf. allergische Reaktionen bis hin zum anaphylaktischen Schock durch Platzen von Zysten. Gute Prognose, Therapie: Operation.
- **Fuchsbandwurm (Echinococcus multilocularis, Erkrankung: alveoläre Echinokokkose):** Viele **kleine zerstörerische Zysten.** Symptome erst sehr spät, Zysten wachsen infiltrativ in die Leber (schwerwiegenderer Verlauf!); ggf. Streuung in andere Organe (meist Lunge oder Gehirn). Ggf. lebenslange anthelminthische Behandlung.

Echinococcus sp. steht in § 7 (3) IfSG, Labore haben **nichtnamentliche** Meldepflicht.

Der Heilpraktiker hat **keine Meldepflicht,** aber **Behandlungsverbot.**

Malaria (Plasmodium sp.)

Definition

Malaria

Malaria ist eine in den Tropen und Subtropen sehr häufige Infektionskrankheit, die durch **parasitäre Einzeller (Protozoen)** der Gattung **Plasmodium** hervorgerufen wird. Plasmodien werden durch die Anophelesmücke übertragen. Malaria ist gekennzeichnet durch wiederkehrende (rezidivierende) **Fieberanfälle**, **Leberschädigung** und **Hämolyse**.

HP-Praxis

IfSG – Malaria

§ 7(3): Plasmodium sp.; nichtnamentliche Meldepflicht für Labore bei Erregernachweis

§ 24: Behandlungsverbot für Heilpraktiker

Vorkommen und Infektionsweg

Malaria ist weltweit **eine der häufigsten Infektionskrankheiten** mit jährlich ca. 200 Millionen Neuerkrankungen und ca. ½ Million Toten jährlich. Die meisten davon sind Kinder. Sie ist v. a. in **Endemiegebieten** der Tropen und Subtropen verbreitet, 90 % davon in Afrika. In Deutschland treten jährlich ca. 500 Fälle durch Reisen auf.

Die Erreger der Malaria sind verschiedene Plasmodien, die durch die **weibliche Anophelesmücke** (v. a. **abends** und **nachts**) übertragen werden (▶ **Abb. 6.5**). Sehr seltene Übertragungsmöglichkeiten sind Bluttransfusionen, Nadeln oder diaplazentare Übertragung. Plasmodien gehören zu den Protozoen und sind intrazelluläre Parasiten. Die für den Menschen wichtigsten sind:

- Plasmodium **falciparum**: führt zu Malaria **tropica**
- Plasmodium **vivax** und **ovale**: führen zu Malaria **tertiana**
- Plasmodium **malariae**: führt zu Malaria **quartana**
- Plasmodium **knowlesi** (selten)

Abb. 6.5 Anophelesmücke.

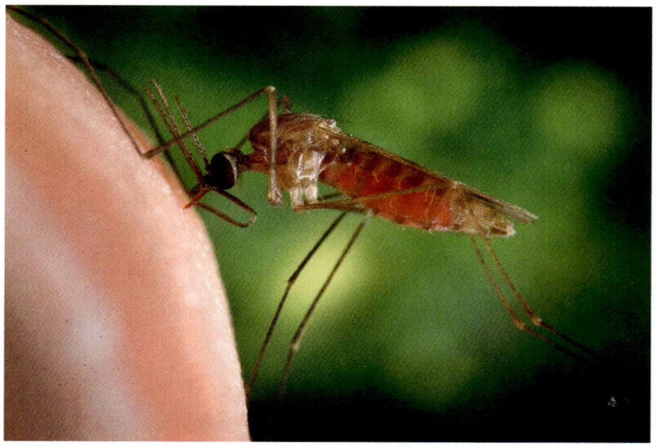

Anophelesmücke (Anopheles gambiae) bei der Blutmahlzeit. Die rote Farbe des Abdomens wird durch das aufgenommene Blut hervorgerufen. Die Anophelesmücke sticht im typischen 30–45°-Winkel. *Quelle: CDC/ James Gathany*

Malaria tropica ist die gefährlichste und mit 80 % häufigste Form der Malaria. Auch Mischinfektionen können vorkommen.

Pathophysiologie

Alle Plasmodien durchlaufen einen charakteristischen Entwicklungszyklus: Die **weibliche Anophelesmücke** ist der Anfangs- und Endwirt, in ihr geschieht die geschlechtliche Vermehrung. Der **Mensch ist Zwischenwirt**, in ihm geschieht die ungeschlechtliche Vermehrung. Im Laufe des Entwicklungszyklus liegen Plasmodien in verschiedenen Stadien vor.

- **Leber**: Durch den Stich der Mücke gelangen die Plasmodien in den Körper und nisten sich zuerst in den Leberzellen ein und vermehren sich. Von dort werden sie in die Blutbahn freigesetzt und befallen die Erythrozyten.
- **Erythrozyten**: In den Erythrozyten vermehren sie sich weiter. Befallene Erythrozyten sind weniger verformbar und können dadurch kleine Blutgefäße (v. a. bei M. tropica) verstopfen und zu **Mikroembolien** v. a. in Gehirn, Niere und Lunge führen. Wenn infizierte Erythrozyten platzen und Entwicklungsstadien der Plasmodien (sog. Merozoiten) frei werden, kommt es zu hohem Fieber und akuter Hämolyse. Die Merozoiten befallen weitere Erythrozyten, sodass die Fieberschübe wiederkehrend (rekurrierend) auftreten.

Je nach Malariaform unterscheiden sich die Verläufe und die Inkubationszeiten. Malaria tropica (Pl. falciparum): 1–2 Wochen, Malaria tertiana (Pl. vivax und ovale): 2–3 Wochen; Malaria quartana (Pl. malariae): 2–5 Wochen. Bei allen Formen sind längere Inkubationszeiten (Jahre) möglich.

Symptome, Komplikationen und Prognose

Zunächst kommt es zu unspezifischen **grippeähnlichen Symptomen** mit Krankheitsgefühl, Fieber, Kopf- und Gliederschmerzen. Bei allen Formen kann es zu Leber- und Milzschwellung kommen. Nach einigen Tagen bis 1 Woche kommt es zu den typischen Fieberschüben.

Malaria tertiana und quartana. Die Fieberanfälle sind regelmäßig: **schneller Fieberanstieg mit Schüttelfrost, 1 Tag hohes Fieber (40 °C), schneller Fieberabfall mit Schweißausbrüchen**. Bei Malaria tertiana wiederholt sich das Fieber **alle 3 Tage** (1 Tag Fieber, 1 Tag fieberfrei, 3. Tag Fieber), bei Malaria quartana **alle 4 Tage** (1 Tag Fieber, 2 Tage fieberfrei, 4. Tag Fieber). Malaria tertiana und quartana sind nur selten tödlich, allerdings kann es jahrelang (bei Malaria quartana extrem selten jahrzehntelang) zu Rückfällen kommen.

Malaria tropica. Das Fieber ist **unregelmäßig** oder **kontinuierlich** (Kontinuafieber). Es kann zu einer massiven **hämolytischen Anämie** mit **Ikterus** kommen. Bei schwerer Verlaufsform sind durch Mikroembolien u. a. Schädigungen der Niere (akutes Nierenversagen), der Lunge (akutes Lungenversagen) sowie neurologische Symptome (Krampfanfälle, Bewusstseinsstörungen bis zum Koma) und Multiorganversagen möglich. Die starke Hämolyse kann eine Hämoglobinurie auslösen, die den Harn dunkel färbt (Schwarzwasserfieber).

! Cave!

Schwangerschaft

Kinder und Schwangere sind besonders gefährdet. Es kann durch die mütterliche Anämie und die Funktionseinschränkung der infizierten Plazenta auch zu Entwicklungsstörungen des Kindes oder zu einer Frühgeburt kommen.

Fazit – Das müssen Sie wissen

Malaria – Pathophysiologie und Symptome

Infektionskrankheit, die v. a. in tropischen und subtropischen Regionen weit verbreitet ist. Erreger sind bestimmte Protozoen (Plasmodien, 5 verschiedene Arten); Übertragung durch die weibliche Anophelesmücke.

Beim Menschen werden zuerst die **Leberzellen** befallen, danach die **Erythrozyten**. Die befallenen Erythrozyten gehen zugrunde und setzen die Erreger in die Blutbahn frei, die sofort wieder neue Erythrozyten befallen → **hohes Fieber mit Schüttelfrost**, nachträglich **schneller Fieberabfall mit Schweißausbrüchen**. Kinder und Schwangere sind besonders gefährdet.

Bei **Malaria tertiana** und **quartana** läuft der Entwicklungszyklus in den Erythrozyten synchronisiert ab, sodass die **typischen Fieberrhythmen** – bei Malaria tertiana alle 48 h, bei Malaria quartana alle 72 h – auftreten. Lange Zeit sind Rückfälle möglich. Symptomatik und Komplikationsrate fallen bei diesen beiden Formen insgesamt geringer aus.

Bei **Malaria tropica (gefährlichste Malariaform)** ist der Fieberverlauf **unregelmäßig** (evtl. kontinuierlich). Innerhalb weniger Tage kann es zu tödlichen **Komplikationen** kommen. Durch die **starke hämolytische Anämie** von bis zu 30 % der Erythrozyten kann es einerseits zur Hämoglobinurie (**Schwarzwasserfieber**) kommen, die zu akutem Nierenversagen führt, andererseits zu lebensgefährlichen **Mikroembolien** in vielen Organen (Gehirn, Lunge, Herz etc.). Die Letalität beträgt bei M. tropica unbehandelt ca. 20 %.

Diagnostik

Bei Patienten mit Fieber ist die **Reiseanamnese** besonders wichtig! Bei Verdacht auf Malaria muss durch den Arzt sofort das Blut des Patienten mikroskopisch auf Plasmodien untersucht werden: durch einen **„dünnen Tropfen“** (normaler Blutausstrich) und im bis zu 10-fach angereicherten sog. **„dicken Tropfen“** mit Giemsafärbung. Plasmodien beweisen das Vorliegen von Malaria (positives Testergebnis); bei **negativem** Ergebnis muss die Untersuchung **wiederholt** werden. Mit dem Malaria-Schnelltest können Parasitenantigene nachgewiesen werden.

Therapie und Prophylaxe

Malaria muss so **früh** wie möglich medikamentös behandelt werden, am besten stationär und in tropenmedizinischen Einrichtungen. Die Therapie ist abhängig vom **Erreger**, von der **Resistenzlage**, ggf. von bereits erfolgter Chemoprophylaxe und **dem klinischen Bild**. Eine mögliche Therapie besteht z. B. in der Gabe von Chinin (aus Chinarinde, z. B. Chloroquin) in Kombination mit Antibiotika (Doxycyclin).

Prophylaxe. Eine Impfung gibt es nicht. Um Malaria vorzubeugen, sollten sich Reisende in Risikogebieten sorgfältig vor Mücken schützen (**Expositionsprophylaxe**), z. B. durch Mückenschutzmittel (Repellents), imprägnierte Moskitonetze, lange helle Kleidung, und sich während der Dämmerung bzw. nachts möglichst nicht draußen aufhalten.

Je nach Dauer und Reisegebiet kommt eine Medikamenteneinnahme (**Chemoprophylaxe**) über die gesamte Reisedauer oder eine **Stand-by-Prophylaxe** (Medikamenteneinnahme bei Verdacht) in Frage. Die Stand-by-Medikation ist jedoch nur eine Notfallmaßnahme zur Überbrückung, es sollte auf jeden Fall ärztliche Hilfe gesucht werden.

Fazit – Das müssen Sie wissen

Malaria – Diagnose, Therapie und Prophylaxe

Diagnose: Bei Patienten mit Fieber ist eine **Reiseanamnese** besonders wichtig. Bei Verdacht auf Malaria muss der Arzt **sofort** Blut des Patienten **mikroskopisch** auf Plasmodien untersuchen (durch einen **„dünnen Blutausstrich“** und im **„dicken Tropfen“**).

Die **Therapie** muss so **früh** wie möglich medikamentös erfolgen.

Prophylaxe: Bei Aufenthalt in Risikogebieten **Expositionsprophylaxe**, z. B. durch Mückenschutzmittel (Repellents), imprägnierte Moskitonetze, lange helle Kleidung. In Gebieten mit **hohem Risiko** vorsorgliche Medikamenteneinnahme (**Chemoprophylaxe**). In Regionen mit **mittlerem Risiko** Medikamente zur notfallmäßigen Selbstbehandlung (**Stand-by-Medikation**).

Plasmopdium sp. steht in § 7 (3) IfSG, für Labore besteht **nichtnamentliche Meldepflicht.**

Der Heilpraktiker hat **keine Meldepflicht,** aber **Behandlungsverbot.**

Toxoplasmose (Toxoplasma gondii)

Definition

Toxoplasmose

Toxoplasmose ist eine Infektionskrankheit, die durch das Protozoon **Toxoplasma gondii** verursacht wird. Gefährlich ist die **Embryopathie**.

HP-Praxis

IfSG – Toxoplasmose

§ 7(3): Toxoplasma gondii; **nichtnamentliche Meldepflicht** für Labore nur bei Erregernachweis bei **konnatalen** (im Mutterleib erworbenen oder angeborenen) **Infektionen** (Embryopathie)

§ 24: Behandlungsverbot für Heilpraktiker

Vorkommen und Infektionsweg

Endwirte im Entwicklungszyklus der Toxoplasmen sind **Katzen** (▸ **Abb. 6.6**). Sie scheiden den Erreger mit ihrem **Kot in Form von Oozysten** aus. Der Mensch kann diese Oozysten **oral aufnehmen**, z. B. fäkal-oral oder mit der Nahrung (Salat, Beeren, Wasser), die mit erregerhaltiger Erde oder Katzenkot verschmutzt ist. Zwischenwirte im Entwicklungszyklus sind z. B. Schafe und Schweine. **Unzureichend gegartes Fleisch** kann somit ebenfalls zur Infektion des Menschen führen.

Bei **Erstinfektion der Mutter während der Schwangerschaft** kann es zur diaplazentaren (kongenitalen) Infektion des Fötus kommen (▸ **Abb. 6.7**). Auch bei Transplantationen können (selten) Parasiten übertragen werden.

Pathophysiologie

Nach Aufnahme der Oozysten werden aus ihnen sog. Tachyzoiten freigesetzt und im ganzen Körper verbreitet. Das Immunsystem reagiert mit **Bildung von Gewebezysten in vielen Organen**, am häufigsten in der Skelett- und Herzmuskulatur, im Gehirn und in den Augen. Diese Zysten können während der gesamten Lebensdauer des Wirtes persistieren und sich bei Immunschwäche reaktivieren, vorwiegend bei Immunkompression oder AIDS. Die Inkubationszeit beträgt meist **2–3 Wochen**.

Symptome, Komplikationen und Prognose

Bei **gesunden** Erwachsenen, die sich erstmals infizieren, verläuft die Erkrankung oft **unbemerkt oder seltener mild** mit leichtem Fieber, Müdigkeit und vergrößerten Lymphknoten.

Bei einer **Schwächung des Immunsystems** kann die Toxoplasmose durch **Reaktivierung** oder (seltener) Neuinfektion zu einer lebensgefährlichen Krankheit werden; v. a. **Enzephalitis**, **Pneumonie**, **Myokarditis**, **Hepatitis** und **Augenentzündungen** können auftreten, prinzipiell kann aber jedes Organ betroffen sein.

Bei Infektion des Embryos (**Embryopathie**) in der frühen Schwangerschaft kommt es häufig zu einer **Fehlgeburt**. Bei Infektion in späteren Schwangerschaftsstadien kann es zu **Frühgeburt**, **Meningoenzephalitis** mit **Mikrozephalie** (kleines Gehirn) oder **Hydrozephalus** (Wasserkopf) und weiteren Schäden des Säuglings kommen.

Diagnostik, Therapie und Prophylaxe

Die Diagnose erfolgt i. d. R. durch den Nachweis von **Antikörpern** (speziell IgM als Erstinfektion) und/oder **Erregern** im Patientenblut. Auch eine Lymphknotenbiospie kommt in Betracht.

Eine asymptomatische Infektion wird nicht therapiert. Bei Symptomen und/oder späterer Embryopathie wird eine Kombinationstherapie aus 2 Antibiotika (Pyrimethamin und Sulfadiazin) und Folinsäure (aktive Form der Folsäure) angewendet. Bei früher Embryopathie (bis zur 16. Woche) wird das Antibiotikum Spiramycin empfohlen.

Prophylaxe. Eine Impfung gibt es bisher nicht. Schwangere und Immungeschwächte sollten zur Vorbeugung folgende Maßnahmen befolgen:

- kein rohes, ungenügend erhitztes Fleisch (mind. 2 min gleichmäßig über 67 °C)
- rohes Gemüse oder Früchte gut waschen
- Hände waschen nach Kontakt mit potenziell Infiziertem (Erde, rohes Fleisch etc.)
- Katzentoiletten täglich mit heißem Wasser reinigen lassen (dies nicht selbst erledigen!)
- bei der Gartenarbeit Handschuhe tragen
- den Toxoplasmose-Antikörperstatus möglichst früh in der Schwangerschaft testen lassen

Abb. 6.6 Katze.

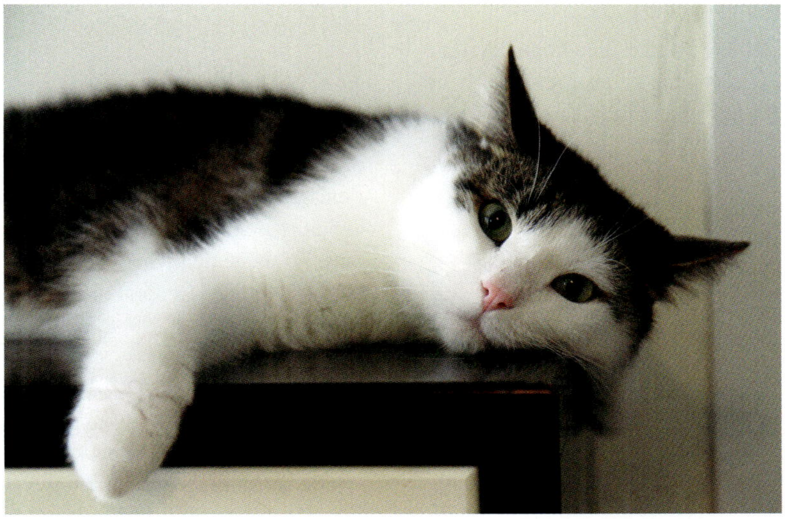

Katzenkot ist der Hauptübertragungsweg (neben ungenügend erhitztem Fleisch) für Toxoplasmose. Für immunkompetente Erwachsene ist eine Toxoplasmose-Infektion normalerweise symptomlos und ungefährlich. *Foto: K. Oborny, Thieme Group*

Fazit – Das müssen Sie wissen

Toxoplasmose

Toxoplasmose wird durch das **Protozoon Toxoplasma gondii** hervorgerufen. Übertragung über **Katzenkot** (u. a. verunreinigte Nahrung) und **rohes, ungenügend erhitztes Fleisch**.

Symptome: Bei **immunkompetenten** Erwachsenen Erstinfektion meist **unbemerkt** oder **mild** (leichtes Fieber, Müdigkeit, grippale Symptome, vergrößerte Lymphknoten). Toxoplasma gondii persistiert im menschlichen Körper und kann bei **Abwehrschwäche reaktiviert** werden (→ Gefahr von Befall von **Gehirn**, Herz, Lunge). **Gefährlich** (und anonym meldepflichtig) ist die diaplazentare **Embryopathie** bei **Erstinfektion** der Mutter in der **Schwangerschaft**.

Diagnostik: i. d. R. Nachweis von **Antikörpern** im **Patientenblut**.

Therapie: Bei immunkompetenten Patienten normalerweise keine Therapie erforderlich. Symptomatische Patienten und Schwangere erhalten **Antibiotika** und **Folinsäure**.

Schwangere und **Immungeschwächte** sollten vorsichtig beim Umgang mit Katzen, rohem Fleisch, Gemüse, Beeren und Erde sein.

Toxoplasma gondii steht in § 7 (3) IfSG, eine konnatale Infektion muss nichtnamentlich durch die Labore gemeldet werden.

Der Heilpraktiker hat **keine Meldepflicht,** aber **Behandlungsverbot.**

Abb. 6.7 Befund bei konnataler Toxoplasmose.

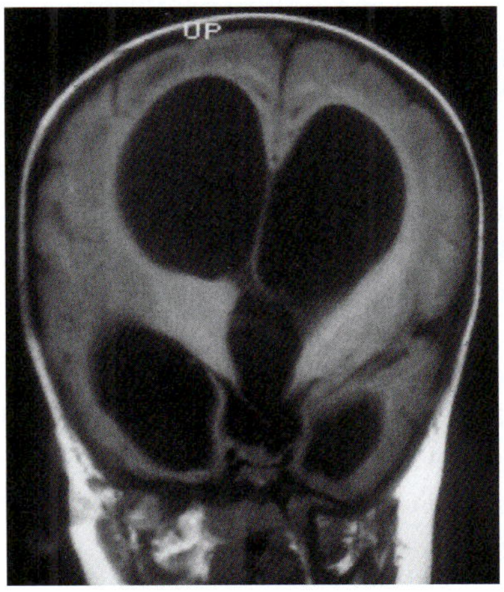

Starke Erweiterung des gesamten Ventrikelsystems (Hydrocephalus internus). *Abb. aus: Bialek R. Toxoplasmose. In: Gortner L, Meyer S, Hrsg. Duale Reihe Pädiatrie. 5., vollständig überarbeitete Auflage. Thieme; 2018*

Weitere organübergreifende Infektionskrankheiten in § 7(3)

AIDS wird im Lernmodul 8 „Atmung, Lunge, Blut, Immunsystem", Syphilis im Lernmodul 10 „Urogenitalsystem" ausführlich besprochen. Hier erfolgt nur eine kurze Zusammenfassung.

HP-Praxis

IfSG – Weitere organübergreifende Infektionskrankheiten in § 7(3)

§ 7(3): Treponema pallidum und HIV; nichtnamentliche Meldepflicht für Labore bei Erregernachweis
§ 24: Behandlungsverbot für Heilpraktiker

Syphilis (Treponema pallidum)

Syphilis (Synonym: Lues, harter Schanker) gehört zu den Geschlechtskrankheiten und wird durch das Bakterium Treponema pallidum verursacht. Syphilis ist eine chronische Infektionskrankheit, kommt nur beim Menschen vor und kann **sexuell**, über das **Blut** und **intrauterin von der Mutter auf das Kind übertragen werden (Lues connata)**. Syphilis ist eine chronische Infektionskrankheit und verläuft typischerweise in 3 (je nach Literatur auch 4) Stadien. Wenige Tage bis Wochen nach der Infektion bildet sich an der Eintrittsstelle (meist Geschlechtsorgan) ein sog. **Primäreffekt**; ein schmerzloses **Geschwür** mit hartem Rand und zugehöriger Lymphknotenschwellung (Leiste). Im **Sekundärstadium** breitet sich die Syphilis aus und macht sich durch allgemeine Symptome und Hauterscheinungen bemerkbar. Im **Spätstadium**, Jahre bis Jahrzehnte nach der Erstinfektion, kann es zu **Schäden des Gehirns, des ZNS und der Blutgefäße** kommen. Unter Neurosyphilis (Neurolues) werden alle Symptome, die sich am Nervensystem zeigen, zusammengefasst. Früher wurde dies als Quartärstadium bezeichnet.

Nach Stadium 2 kann es zu einer Jahre bis Jahrzehnte dauernden Latenzzeit kommen. Syphilis kann sowohl nach Stadium 1 als auch nach Stadium 2 komplett ausheilen. Syphilis kann durch Antibiotika geheilt werden.

HIV, HIV-Infektion und AIDS

Das „humane Immunschwäche-Virus" (HIV) führt unbehandelt zu einem fortschreitenden **Verlust der Immunabwehr**. Übertragen wird das Virus durch ungeschützten Geschlechtsverkehr, erregerhaltiges Blut sowie durch die infizierte Mutter auf ihr Kind während der Geburt oder beim Stillen, seltener während der Schwangerschaft.

2–6 Wochen nach der Infektion tritt bei ca. 20 % ein dem **Pfeiffer'schen Drüsenfieber ähnliches** Prodromalstadium auf mit der Trias Fieber, Angina tonsillaris, generalisierte Lymphknotenschwellung. Bei den meisten Erkrankten treten erst nach einer **Latenzzeit**, die (unbehandelt) etwa **10 Jahre dauern kann**, **opportunistische Infektionen** (u. a. Herpes zoster, Hefepilzerkrankungen, Virusinfektionen, bakterielle Infektionen) und **Krebserkrankungen** (v. a. **Kaposi-Sarkom**) auf. Im **Endstadium** wird die Erkrankung als **AIDS** (acquired immunodeficiency syndrome = erworbenes Immunschwächesyndrom) bezeichnet.

6.3 Organübergreifende Infektionskrankheiten nach § 34 IfSG

§ 34 ist der sog. „Schulparagraf". Er listet Krankheiten auf, bei denen Gemeinschaftseinrichtungen wie Kindergärten, Schulen, Ferienlager weder von Betreuten noch vom Personal betreten werden dürfen (gilt ab Verdacht). Das Verbot kann auch Menschen in einer Wohngemeinschaft betreffen. Der Leiter der Einrichtung hat Meldepflicht, Heilpraktiker haben Behandlungsverbot.

HP-Praxis

Behandlungsverbot nach § 34

Die meisten der Krankheiten sind auch in §§ 6 und 7 IfSG genannt, mit Ausnahme von 4 Krankheiten: **Borkenflechte**, **Scharlach**, **sonstige Streptococcus-pyogenes-Infektionen** und **Krätze**. Auch für diese 4 Erkrankungen hat der **Heilpraktiker Behandlungsverbot**.

Impetigio contagiosa (Borkenflechte) und **Scabies (Krätze)** werden ausführlich im Lernmodul 13 „Sinnesorgane" besprochen. Mehr zu **Scharlach** und **sonstigen Streptococcus-pyogenes-Infektionen** finden Sie im Lernmodul 17 „Pädiatrie und Geriatrie", zu Puerperalsepsis im Lernmodul 16 „Erkrankungen rund um Schwangerschaft und Geburt". Hier werden kurz organübergreifende Erkrankungen vorgestellt.

6.3.1 Scharlach und sonstige Streptococcus-pyogenes-Infektionen

Streptococcus pyogenes sind **β-hämolysierende Streptokokken der Gruppe A**. Da es verschiedene Stämme gibt, können unterschiedliche Krankheiten auftreten.

Angina tonsillaris

Durch Schmierinfektion oder Tröpfcheninfektion gelangen die Streptokokken in den Mund-Nasen-Rachen-Raum und können dort zu einer Entzündung des Rachens (**Pharyngitis) mit eitriger Mandelentzündung (Angina tonsillaris)** führen. Der Beginn ist plötzlich mit hohem Fieber, die Kieferwinkel-Lymphknoten sind geschwollen. Es bestehen Halsschmerzen und Schluckstörung. Bei Kindern können auch Übelkeit und Erbrechen auftreten.

Scharlach

Scharlach betrifft v. a. Kinder und beginnt mit Fieber, ggf. Erbrechen, Entzündung des Rachens (Pharyngitis) und der Gaumenmandeln (Angina tonsillaris). Die Kieferwinkel-Lymphknoten sind geschwollen. Am 1. oder 2. Tag breitet sich das **Scharlach-Exanthem** von den **Achseln und Leisten** über den Körper aus. Es ist **kleinfleckig, dicht gesät, schmirgelpapierartig**. Das Gesicht ist fiebergerötet, die Region um den Mund bleibt davon frei (**periorale Blässe)**. Ab dem 4. Tag zeigt sich die typische **Himbeer- oder Erdbeerzunge**. Das Exanthem **juckt kaum**. Nach ca. 1 Woche verschwindet das Exanthem, einige Tage später kommt es zu einer groblamelligen **Hauschuppung an Handflächen und Fußsohlen**. Mehrfache Erkrankungen an Scharlach sind möglich.

Impetigo contagiosa (Borkenflechte)

Die Borkenflechte oder Impetigo contagiosa ist eine **hochansteckende**, aber relativ ungefährliche Infektionskrankheit der **Haut**. Betroffen sind v. a. **Kinder**. Übertragen wird sie über Schmier- oder Tröpfcheninfektion (auch bei Nasen-Rachen-Infektionen) oder Kontaktinfektion (bei Borkenflechte). Verursacher sind Streptococcus pyogenes (häufiger) oder Staphylococcus aureus oder Mischinfektionen. Es bilden sich kleine (eher Streptokokken) oder große (eher Staphylokokken) **Bläschen** bzw. **Blasen mit honiggelbbraunen Krusten** v. a. im Gesicht und an den Händen. Der Ausschlag **juckt stark** und kann Narben hinterlassen.

Erysipel (Wundrose)

Das Erysipel ist eine wenig ansteckende bakterielle **Entzündung** der **Haut** und der **Unterhaut**. Verursacher ist meist Streptococcus pyogenes, aber auch andere Bakterien kommen in Frage. Die Infektion geschieht über **kleine Hautwunden** (z. B. Mykosen, Rhagaden, Geschwüre). Die Streptokokken breiten sich entlang der Lymphwege aus und führen v. a. am **Unterschenkel** und im **Gesicht** zu lokalen Entzündungen der Haut mit **Phlegmonen** (eitrigen Entzündungen im interstitiellen Bindegewebe). Das Hautareal ist gerötet (scharf begrenzt mit flammenförmigen Ausläufern), überwärmt und schmerzhaft. Meist bestehen Fieber und starkes Krankheitsgefühl. Komplikationen sind v. a. **Rezidive** mit evtl. Lymphödemen und **Elefantiasis**.

Puerperalsepsis (Kindbettfieber, Wochenbettfieber)

Puerperalsepsis ist eine Lokalinfektion mit großer Sepsisgefahr für die Mutter bei unhygienischen Geburten. Sie wird durch Eindringen von Erregern (2/3 Streptococcus pyogenes, 1/3 Staphylokokken und andere Bakterien) in die Geburtswunde verursacht. Sie ist auch heute noch lebensgefährlich, kommt in Deutschland aber so gut wie nicht mehr vor.

HP-Praxis

Behandlungsverbot bei Puerperalsepsis

Heilpraktiker haben bei Puerperalsepsis nach 2 Gesetzen Behandlungsverbot:

- **Infektionsschutzgesetz** (IfSG), § 34: Verdacht auf **Streptococcus-pyogenes-Infektion**
- **Hebammengesetz** (HebG): **Geburtshilfe** ist nur Ärzten, Hebammen und Entbindungspflegern erlaubt, der Zeitraum erstreckt sich bis auf das Ende des Wochenbetts.

Streptococcus-pyogenes-Komplikationen

Je nach Grunderkrankung können u. a. folgende Komplikationen auftreten:

- Peritonsillar-Abszess
- Streuung: Sinusitis, Otitis media, Bronchitis, Bronchopneumonie
- Sepsis mit Absiedlungen, z. B. Meningitis, Osteomyelitis
- toxisch: Myokarditis, Arthritis, Nephritis, im schlimmsten Fall das Streptokokken- Toxic Shock Syndrome (STSS) mit Schock und Multiorganversagen. Die Letalität beträgt 30 %.
- immunologisch: akutes rheumatisches Fieber und akute postinfektiöse Glomerulonephritis

6.4 Organübergreifende Infektionskrankheiten, die nicht im IfSG genannt sind

Neben den im IfSG genannten Infektionskrankheiten sind weitere Krankheiten prüfungsrelevant.

HP-Praxis

Behandlungserlaubnis

Infektionskrankheiten (oder Erreger), die nicht im IfSG genannt sind, darf ein Heilpraktiker behandeln. Achtung: immer mit evtl. Änderungen des IfSG, v. a. § 15 und bundeslandspezifischen Vorgaben abgleichen!

6.4.1 Pfeiffer-Drüsenfieber (infektiöse Mononukleose)

Definition

Pfeiffer-Drüsenfieber

Das Pfeiffer-Drüsenfieber (auch Pfeiffer'sches Drüsenfieber oder infektiöse Mononukleose) wird durch das humane Herpesvirus 4 (HHV-4) ausgelöst. Das HHV-4 ist auch als **Epstein-Barr-Virus** (EBV) bekannt.

Vorkommen und Infektionsweg

Das Epstein-Barr-Virus (EBV) kommt weltweit vor und hat eine **hohe Durchseuchungsrate**: Bis zum 30. Lebensjahr sind **mehr als 95 %** der Menschen infiziert.

EBV wird i. d. R. über den Speichel von Mensch zu Mensch übertragen, z. B. beim Küssen („kissing disease"), aber auch durch Tröpfcheninfektion (Husten, Sprechen, Niesen).

Pathophysiologie

Die Viren befallen **Schleimhautzellen in Mund und Rachen**. Von dort gelangen sie in B-Lymphozyten. Bei immunkompetenten Menschen vernichtet das Immunsystem die meisten EBV-infizierten Lymphozyten. In einigen B-Lymphozyten überleben (persistieren) die Viren jedoch lebenslang. Sie können (z. B. bei einer Schwächung des Immunsystems) **reaktiviert** werden und zu bestimmten Krebserkrankungen führen: Es wird u. a. ein Zusammenhang mit der Entstehung von malignen Lymphomen, wie Morbus Hodgkin, angenommen. Die Inkubationszeit beträgt **10–14 Tage** bei Jugendlichen und ca. **50 Tage** bei Erwachsenen.

Symptome, Komplikationen und Prognose

Bei kleinen Kindern verläuft die Infektion oft unbemerkt. Bei Erwachsenen finden sich die typischen Symptome nur in ca. 50 % der Fälle; das volle Krankheitsbild tritt meist bei Jugendlichen auf. Dazu gehört z. B. die klassische **Pfeiffer-Trias:**

- **hohes Fieber** (um die 39 °C), das bis zu 3 Wochen andauern kann
- **Angina tonsillaris** („Monozytenangina") mit Rachenentzündung (Pharyngitis), leicht abwischbaren Fibrinbelägen, evtl.

stecknadelgroßen Blutungen (Petechien) am Gaumen, Mundgeruch, behinderter Nasenatmung
- **generalisierte Lymphknotenschwellung** v.a. am Kopf-Hals-Bereich

Weitere Symptome wie Bauchschmerzen, Übelkeit und Schwindel können hinzukommen. Bei vielen Patienten kommt es außerdem zu einer Schwellung von Leber und Milz (**Hepatosplenomegalie**). Selten kann auch ein Masern- oder Röteln-ähnliches Exanthem auftreten. Nach ca. 2–3 Wochen heilt die Erkrankung **meist komplikationslos** aus. Bei Immungeschwächten können schwere Verläufe vorkommen.

Komplikationen sind selten, aber v.a. bei geschwächtem Immunsystem möglich: Es kann zu monatelangem Verlauf, **bakteriellen Sekundärinfektionen** der **Atemwege** mit Pneumonie oder Entzündungen der Organe (**Gehirn**, Herz, Niere, Leber) kommen. Auch Veränderungen des blutbildenden (hämatopoetischen) Systems sind möglich: Es können sich eine Blutarmut (**Anämie**) sowie eine Verminderung der Thrombozyten (**Thrombozytopenie**) oder bestimmter Leukozyten (**Granulozytopenie**) entwickeln.

Diagnostik und Therapie

Die Diagnose wird anhand von **EBV-Antikörpern** und dem typischen **Blutbild** gestellt: Erhöhung der Leukozytenzahl (**Leukozytose**) mit einem hohen Anteil **atypischer Lymphozyten** (Pfeiffer-Zellen).

Eine spezifische Therapie gegen EBV gibt es nicht. Die Therapie erfolgt **symptomatisch** (Schmerzstillung, Fiebersenkung, Bettruhe, **körperliche Schonung**). Bei Milzschwellung keinen Sport treiben (Vermeidung einer Milzruptur).

Fazit – Das müssen Sie wissen

Pfeiffer-Drüsenfieber (infektiöse Mononukleose)

Erreger: **Epstein-Barr-Virus** (EBV; auch humanes Herpesvirus 4); hohe Durchseuchungsrate; Übertragung meist über **Speichel**. Viren gelangen in **B-Lymphozyten**; einige Viren können dort lebenslang **persistieren** → **Reaktivierung** (z.B. bei geschwächtem Immunsystem) möglich. Möglicher Zusammenhang mit der Entstehung best. Krebserkrankungen vermutet (z.B. maligne Lymphome wie Morbus Hodgkin). Infektion häufig im Kindesalter, dann meist symptomlos.

Symptome: **hohes Fieber, Angina tonsillaris** und **generalisierte Lymphknotenschwellung** v.a. im Kopf-Hals-Bereich, häufig **Hepatosplenomegalie**. Mögliche Komplikation: **Milzruptur**, Meningoenzephalitis, **Veränderungen des blutbildenden Systems**.

Therapie: symptomatisch.

Der Heilpraktiker darf behandeln.

6.4.2 Kinderkrankheiten mit Hautausschlag

Auch Erwachsene können an typischen Kinderkrankheiten erkranken. Die hier kurz vorgestellten Kinderkrankheiten werden ausführlich in Lernmodul 17 „Pädiatrie und Geriatrie“, ggf. auch in Lernmodul 16 „Erkrankungen rund um Schwangerschaft und Geburt“ besprochen. Masern, Röteln und Windpocken finden Sie in kurzer Form bei den organübergreifenden Infektionen nach §6 IfSG (S.107).

Ringelröteln (Erythema infectiosum)

Ringelröteln (auch Erythema infectiosum, 5. Krankheit, Ohrfeigenkrankheit) werden durch das **Parvovirus B19** verursacht und befallen meist Kinder, selten Erwachsene. Die Erkrankung ist meist asymptomatisch, ansonsten zeigt sich ein typischer Hautausschlag mit geringen grippalen Beschwerden, selten Fieber. Das **Exanthem** beginnt **im Gesicht schmetterlingsförmig**, wobei (wie bei Scharlach) eine periorale Blässe besteht. An den **Extremitäten**-Streckseiten und am Gesäß zeigt sich ein **ring- und girlandenförmiges** Exanthem, das bis zu 7 Wochen lang flüchtig und wechselnd sein kann („**springende Herde**“). Meist dauert es aber nur 10 Tage. Das Exanthem **juckt** – im Gegensatz zu Masern, Röteln und Scharlach.

Komplikationen sind selten. Bei Mädchen und v.a. Erwachsenen können **Arthritis** und **Lymphknotenschwellungen** auftreten. Patienten mit geschwächtem Immunsystem können eine **Anämie** entwickeln. Bei Patienten mit Erkrankungen des blutbildenden Systems (z.B. hämolytische Anämie, Leukämie) kann es zu einer **aplastischen Krise** kommen: Das Knochenmark bildet vorübergehend keine roten Blutkörperchen mehr.

Gefährlich ist die Erstinfektion während der **Schwangerschaft**. Neben Fehlgeburt kann es zu aplastischer Anämie und Hydrops fetalis (Wasseransammlung im fetalen Gewebe) kommen.

Dreitagefieber (Exanthema subitum)

Exanthema subitum (Synonyme: Dreitagefieber, 6. Krankheit, Roseola infantum) wird durch das humane Herpesvirus 6 (**HHV-6**), selten auch **HHV-7** verursacht. Es erkranken v.a. **Säuglinge und Kleinkinder**. Da fast alle Kinder mit 3 Jahren Kontakt zu den Erregern hatten, erkranken ältere Kinder und Erwachsene fast nie. Bei Immunschwäche kann allerdings eine endogene Reinfektion stattfinden.

Typisch ist **hohes Fieber** über **3–5 Tage**, evtl. zusätzlich mit leichten grippalen und/oder „darmgrippalen“ Beschwerden. Danach erfolgt ein rascher Fieberabfall und es erscheint ein **blassrötliches, Röteln-ähnliches Exanthem für 1–3 Tage** v.a. am Stamm und im Nacken.

Die **Prognose ist sehr gut**. Die häufigste Komplikation sind **Fieberkrämpfe** bei Säuglingen und Kleinkindern. Äußerst selten ist (wie bei fast allen Herpesviren) auch eine **Meningoenzephalitis** möglich.

HP-Praxis

Behandlungserlaubnis

Ringelröteln und 3-Tage-Fieber stehen nicht im IfSG, der Heilpraktiker darf also behandeln.

6.5 Sepsis

Sepsis ist keine Infektionskrankheit, sondern eine lebensgefährliche Komplikation bei vielen Infektionskrankheiten.

Definition

Sepsis

Eine Sepsis (umgangssprachlich Blutvergiftung) ist eine lebensbedrohliche Organdysfunktion aufgrund einer fehlregulierten Körperantwort auf eine Infektion. Die Diagnose wird mithilfe des SOFA-Scores (in Notaufnahmen und Intensivmedizin) bzw. des quickSOFA-Scores gestellt .

Es wird unterschieden zwischen der **Sepsis** und dem **septischen Schock** (▶ **Tab. 6.2**). Mehr zum septischen Schock lesen Sie in Lernmodul 18 „Notfälle und kritische Situationen".

Von der Sepsis ist die **Bakteriämie** zu unterscheiden, bei der Bakterien im Blut nachweisbar sind, aber **keine** begleitenden klinischen **Sepsis-Symptome** vorliegen. Weiterhin unterscheidet man das **toxische Schock-Syndrom (TSS)**, bei dem ähnliche Symptome wie bei der Sepsis auftreten können bis hin zum Schock und Multiorganversagen. Das TSS wird nicht durch die Immunreaktion des Körpers verursacht, sondern direkt durch die Toxinwirkung.

6.5.1 Pathophysiologie

Zu den häufigsten **Erregern** zählen **Bakterien** (v. a. Staphylokokken, Escherichia coli, Streptokokken), aber auch **Pilze** (z. B. Candida albicans) und sehr selten **Viren** (z. B. Influenzaviren, VHF-Viren) oder **Parasiten**. Am häufigsten ist eine Sepsis bei bakteriellen Infektionen der Atemwege (v. a. Pneumonie), des Verdauungstrakts (z. B. Cholezystitis, Appendizitis) und des Urogenitaltrakts (z. B. Pyelonephritis).

Risikofaktoren für die Entstehung einer Sepsis sind v. a. **Immunschwäche**, hohes **Alter** und invasive Eingriffe bzw. größere **Operationen**.

Auslöser ist das Eindringen der Erreger oder Toxine von einem **Infektionsherd** aus in die **Blutbahn** (▶ **Abb. 6.8**). Die Immunantwort auf eine Infektion fällt bei einer Sepsis massiv aus. Es kommt zu einer **starken Entzündungsreaktion** und Freisetzung von Zytokinen und **gewebsschädigenden Substanzen**.

Dies schädigt u. a. das Kapillarendothel, sodass Flüssigkeit ins Interstitium austritt, sich **Ödeme** bilden und eine Blutungsneigung entsteht. Die Endothelschädigung aktiviert die Blutgerinnung und hemmt gleichzeitig die Fibrinolyse, sodass sich **Thromben** in den Kapillaren bilden. Durch Thrombozytenverbrauch (Verbrauchskoagulopathie) entsteht eine noch stärkere Blutungsneigung. Die Durchblutungsstörung verstärkt den **Sauerstoffmangel der Gewebe**.

Abb. 6.8 Verlauf der Sepsis.

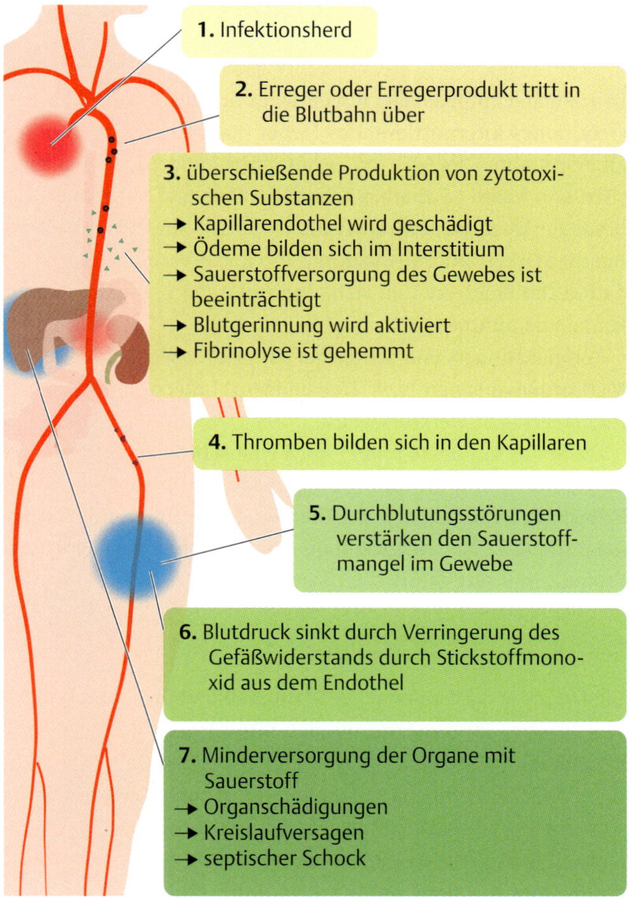

Abb. aus: I care Pflege. 2., überarbeitete Auflage. Thieme; 2020

Tab. 6.2 Sepsis und septischer Schock.

Formen	Diagnosestellung
Sepsis	In Notaufnahmen und in der Intensivmedizin wird die Sepsis mithilfe des SOFA-Scores („Sequential Organ Failure Assessment") festgestellt. Der **quickSOFA-Score** dient der schnellen Einschätzung außerhalb solcher Einrichtungen. Hier müssen 2 der folgenden Kriterien erfüllt sein: • **Bewusstseinsveränderung** (Glasgow-Koma-Skala < 15) • **Atemfrequenz ≥ 22** (Tachypnoe) • **systolischer Blutdruck ≤ 100 mmHg** (Hypotonie)
septischer Schock	Der septische Schock ist eine Komplikation der Sepsis. • **Sepsis** und **anhaltender systolischer Blutdruckabfall** von < 65 mmHg trotz Katecholamintherapie • Laktatserumkonzentration < 2 mmol/l nach Volumengabe

Vom geschädigten Gewebe ausgehend kann es zu sog. **septischen Absiedlungen** in andere Organe kommen. Dabei entstehen (neue) Herde mit hohen Bakterienkonzentrationen z. B. in der Lunge oder im Gehirn (= septische Herdenzephalitis).

Im Verlauf der systemischen Abwehrreaktion setzt das Endothel das gefäßerweiternde Stickstoffmonoxid (NO) frei, wodurch der Gefäßwiderstand und damit der **Blutdruck sinken**. Dies führt zu einer **Minderversorgung** der Organe mit **Sauerstoff**. Wird sie nicht rechtzeitig behoben, kommt es zu **Organschädigungen** (= schwere Sepsis) und rasch zum **Kreislaufversagen**, d. h. zum septischen Schock.

6.5.2 Symptome, Komplikationen und Prognose

Betroffene empfinden ein ausgeprägtes Krankheitsgefühl. Es entsteht **hohes intermittierendes Fieber** (kann bei Säuglingen und alten Patienten fehlen) mit Schüttelfrost und Schweißausbrüchen und **kaum tastbarem schnellem Puls** und **Tachypnoe**. Oft bestehen **Übelkeit und Erbrechen**. Typisch sind **Petechien** bis hin zu starker **Blutungsneigung** durch die Verbrauchskoagulopathie. Der Blutdruck fällt ab bis hin zum Schock. Die Betroffenen können **benommen** sein.

Komplikationen sind **septischer Schock** (Schockindex > 1) und **Multiorganversagen** (z. B. Lungenödem, Leberversagen, akutes Nierenversagen, Herzversagen).

Die Sepsis hat heute immer noch eine **sehr hohe Letalität**. Bei überlebter Sepsis bleiben häufig Organschäden zurück, v. a. **Schockniere** (Schädigung der Glomeruli und Tubuli mit Niereninsuffizienz) und **Schocklunge** (Schädigung der Blut-Luft-Schranke mit respiratorischer Insuffizienz).

6.5.3 Diagnostik

Die Diagnose wird anhand der **klinischen Symptomatik** gestellt. Wegweisend ist das Ergebnis des **SOFA-Scores** (**S**epsis-related **o**rgan **f**ailure **a**ssessment score, erfasst die wichtigsten Organdysfunktionen in Parametern). Laborwerte: erhöhte Leukozytenzahl (Leukozytose) mit Linksverschiebung oder verminderte Leukozytenzahl (Leukopenie), erhöhte Entzündungsparameter (CRP, BSG, Procalcitonin), Thrombozyten erniedrigt. Bei Blutdruck- und Pulsmessung zeigen sich eine **Tachykardie** und **Hypotonie**. Leber-, Nieren- und Gerinnungswerte sollten engmaschig kontrolliert werden. Möglichst frühzeitig sollte eine Kultur angelegt werden.

Wichtig ist die Suche nach dem Infektionsherd, die u. a. mittels bildgebender Diagnostik erfolgt.

6.5.4 Therapie und Prophylaxe

Die Patienten werden **intensivmedizinisch** betreut. Wichtig ist die **schnellstmögliche antimikrobielle Therapie** (nach Abnahme der Blutkulturen). Solange der Erreger unbekannt ist, wird intravenös ein **Breitbandantibiotikum** verabreicht. Der **Sepsisherd** sollte **saniert** werden (evtl. OP), ggf. wird eine **Schockbehandlung** durchgeführt.

Insbesondere bei nosokomialen Infektionen sind v. a. **Händedesinfektion** und möglichst steriles Arbeiten (z. B. bei Infusionen, Kathetern etc.) notwendig.

Fazit – Das müssen Sie wissen

Sepsis

Eine Sepsis ist eine **lebensbedrohliche Organdysfunktion** aufgrund einer fehlregulierten Körperantwort auf eine Infektion. Von einem Infektionsherd ausgehend werden **meist Bakterien**, aber auch andere Erreger oder Toxine **ins Blut** gestreut. Durch die starke Immunantwort kommt es zu **Gewebe- und Organschäden**. Es können sich **Absiedlungen** bilden, v. a. in Gehirn, Herz und Knochen.

Symptomatik: plötzlicher Krankheitsbeginn, hohes intermittierendes Fieber (kann bei Säuglingen und alten Patienten fehlen), Tachykardie und Tachypnoe, evtl. Übelkeit und Erbrechen, Benommenheit und Blutungsneigung. Bei septischem Schock drohen Verbrauchskoagulopathie und Multiorganversagen.

Diagnostik: möglichst frühzeitiger kultureller Erregernachweis (z. B. aus Blutkulturen, Urin, Liquor). Bildgebende Verfahren je nach vermutetem Ausgangsherd. Die **Therapie** findet auf der **Intensivstation** statt (antimikrobielle Therapie, Schockbekämpfung, Herdsanierung).

Transferbeispiel

Überprüfungssituation

Prüfer: „Ein Patient schildert Ihnen am Telefon folgende Symptome: plötzliches hohes Fieber, Kopf- und Gliederschmerzen, Atemnot, starkes Nasenbluten und Blut im Urin. Woran denken Sie?“

Prüfling: „Bis ‚Atemnot‘ dachte ich spontan an einen grippalen Infekt. Zusammen mit den Blutungen könnte es aber auf ein virales hämorrhagisches Fieber hinweisen.“

Prüfer: „Sie haben also den Verdacht ‚VHF‘. Was bedeutet das für Sie als Heilpraktiker?“

Prüfling: „Blutungen sind ja schon eine erhebliche Komplikation; ich verständige also sofort den Rettungsdienst. Dem Patienten sage ich, dass er sich bis zum Eintreffen von anderen Menschen fernhalten soll. Ich selbst habe natürlich ein Behandlungsverbot. Außerdem muss ich meinen Verdacht nach § 6 IfSG ans Gesundheitsamt melden.“

Prüfer: „Gut. Welche Viren können denn ein VHF auslösen?“

Prüfling: „Das Ebola-Virus, Lassa-Virus, Dengue-Virus und Gelbfiebervirus.“

Prüfer: „Ja, da fehlen aber noch 3 wichtige Vertreter. Denken Sie auch an eines, das in Deutschland vorkommt.“

Prüfling: „Ah, Sie meinen das Hantavirus. Das kann durch Mäuse und Ratten, aber nicht von Mensch zu Mensch übertragen werden. Eine Infektion verläuft zum Glück nur selten tödlich. Aber Sie fragten ja nach 3 weiteren Viren. Hm ... Ach jetzt: das Marburgvirus und das Chikungunya-Virus.“

Prüfer: „Sehr gut. Sie erwähnten Mäuse und Ratten. Wie nennt man eine Infektionskrankheit, die von Tieren übertragen wird.“

Prüfling: „Zoonose.“

Prüfer: „Können Sie mir ein paar weitere Beispiele dafür nennen?“

Prüfling: „Leptospirose, Tularämie, Brucellose, Milzbrand. Und auch die Pest ist ursprünglich eine Zoonose durch Ratten, wird aber auch von Mensch zu Mensch übertragen."

Prüfer: „Wie ist eine Übertragung von Mensch zu Mensch möglich?"

Prüfling: „In jedem Fall ist eine Infektion, die von Mensch zu Mensch übertragen wird, exogen und nicht endogen, da der Erreger nicht vom eigenen Körper stammt. Da gibt es einige Möglichkeiten. Beim direkten Kontakt, z. B. beim Küssen, beim Geschlechtsverkehr oder bei Kontakt mit Körperflüssigkeiten, Ausscheidungen oder auch Wundsekret. Als direkte Übertragung gilt auch die Tröpcheninfektion und die aerogene Übertragung. Außerdem kann die Übertragung indirekt erfolgen, d. h. über etwas ‚Zwischengeschaltetes'. Über Gegenstände, wie Türklinken, oder kontaminierte Lebensmittel, wenn z. B. eine infizierte Person Essen zubereitet und nicht hygienisch arbeitet. Auch die Übertragung über Stechmücken ist indirekt."

Prüfer: „Sie haben die direkte und indirekte Übertragung erklärt. Welche ‚Art' der Übertragung ist denn im Hinblick auf Ihre Praxis als Heilpraktikerin besonders wichtig?"

Prüfling: „Sie meinen wahrscheinlich die iatrogene Übertragung. Das ist eine Übertragung bei medizinischen Maßnahmen, wie Bluttransfusionen oder wenn nicht steril gearbeitet wird. Die korrekte Händedesinfektion ist hier besonders wichtig, da Hände die Infektionsquelle Nummer eins in der medizinischen Praxis sind. Und mir fällt noch die nosokomiale Infektion ein. Das sind Infektionen, die bei stationären oder ambulanten medizinischen Maßnahmen übertragen werden. Nach dem Infektionsschutzgesetz fallen Heilpraktikerpraxen auch unter den Begriff der ambulanten Einrichtungen."

Prüfer: „Wunderbar. Dann lassen Sie uns nun noch zu einem ganz anderen Thema kommen …"

Prüfung frei erfunden.

6.6 Vertiefungsfragen zu organübergreifenden Infektionen

Vertiefungsfragen

Frage 1

Dürfen Heilpraktiker eine Angina tonsillaris behandeln?

Musterlösung:

Das kommt auf den auslösenden Erreger an. Ist die Mandelentzündung zum Beispiel Folge einer Streptococcus-pyogenes- oder HIV-Infektion, besteht nach § 34 bzw. § 7 Behandlungsverbot. Wird sie im Rahmen des Pfeiffer-Drüsenfiebers durch das Epstein-Barr-Virus (EBV) ausgelöst, darf der Heilpraktiker behandeln.

Frage 2

Wie gehen Sie vor, wenn Sie bei einem Patienten den Verdacht auf eine Erkrankung mit Behandlungsverbot für Heilpraktiker haben?

Musterlösung:

Benötigt der Patient Erste Hilfe oder liegt ein Notfall vor? Wenn nein, hat er eine Erkrankung nach § 24 IfSG (eingeschlossen sexuell übertragbare Erkrankungen)? Dann besteht Behandlungsverbot. Bei Verdacht auf eine namentlich meldepflichtige Erkrankung gemäß § 6 Abs. 1 IfSG muss innerhalb von 24 Stunden eine Meldung an das zuständige Gesundheitsamt erfolgen. Bei Verdacht darf auch kein gezielter Nachweis mehr auf die Erkrankung erfolgen. Verweisen Sie den Patienten an einen Arzt (ggf. Krankenhaus) und stellen Sie sicher, dass der Patient den Arzt auch aufsucht und aufsuchen kann. Informieren Sie ggf. die Praxis, dass ein infektiöser Patient kommen wird. Rufen Sie ggf. einen Rettungswagen.

Sachverzeichnis